「足心道　足ツボ家庭健康術」

足心道本部
柴田當子
柴田和久

元就出版社

足心道・足ツボ家庭健康術

●目　次

●日常のつらい症状

●精神的な症状

●中高年の症状

●女性の悩み

●子どもの症状

コラム

足心道・足の観察図

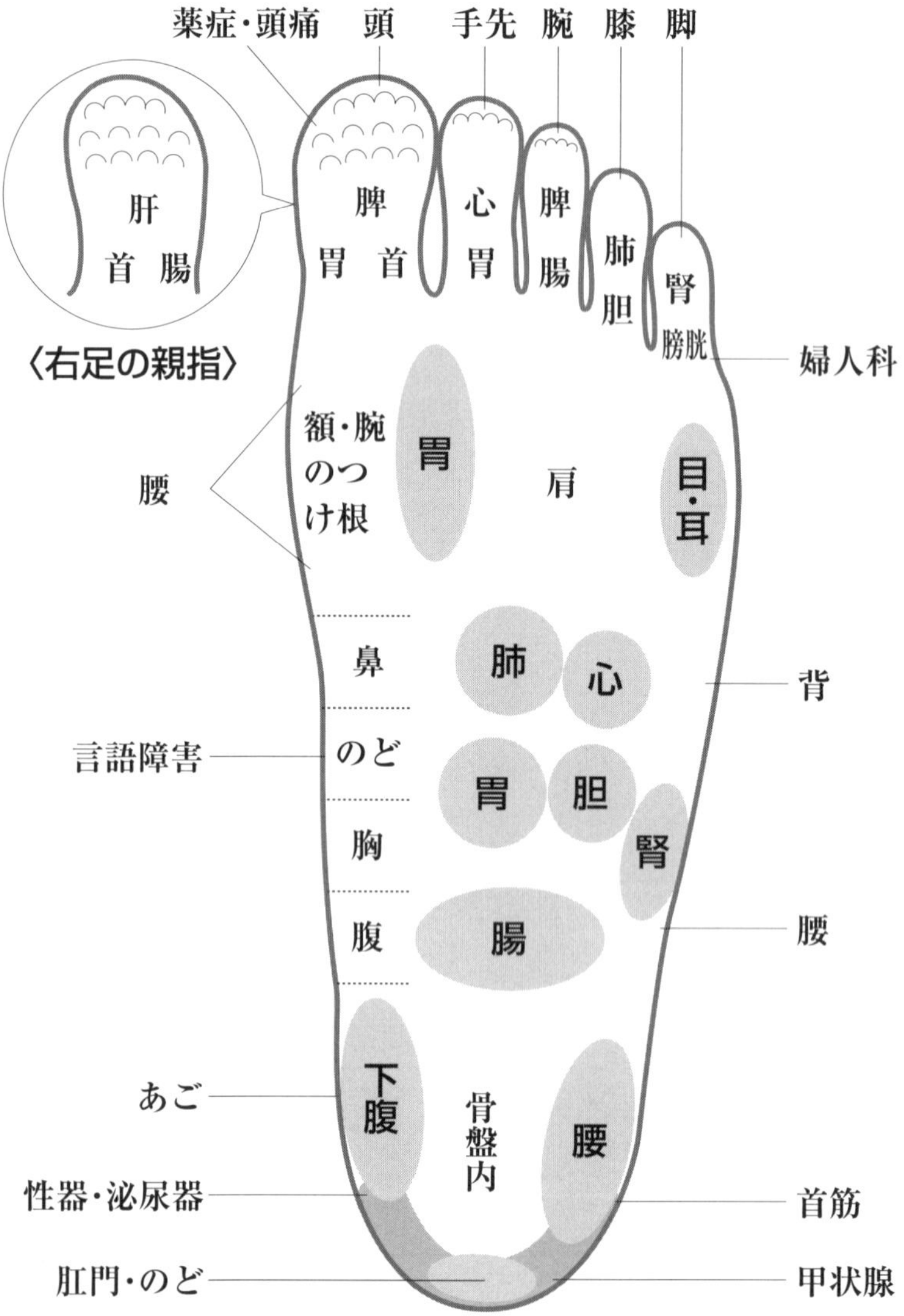
薬症・頭痛
頭
手先
腕
膝
脚
肝
首　腸
〈右足の親指〉
脾
胃　首
心
胃
脾
腸
肺
胆
腎
膀胱
婦人科
腰
額・腕
のつ
け根
胃
肩
目・耳
鼻
肺
心
背
言語障害
のど
胃
胆
腎
胸
腹
腸
腰
あご
下腹
骨盤内
腰
性器・泌尿器
首筋
肛門・のど
甲状腺

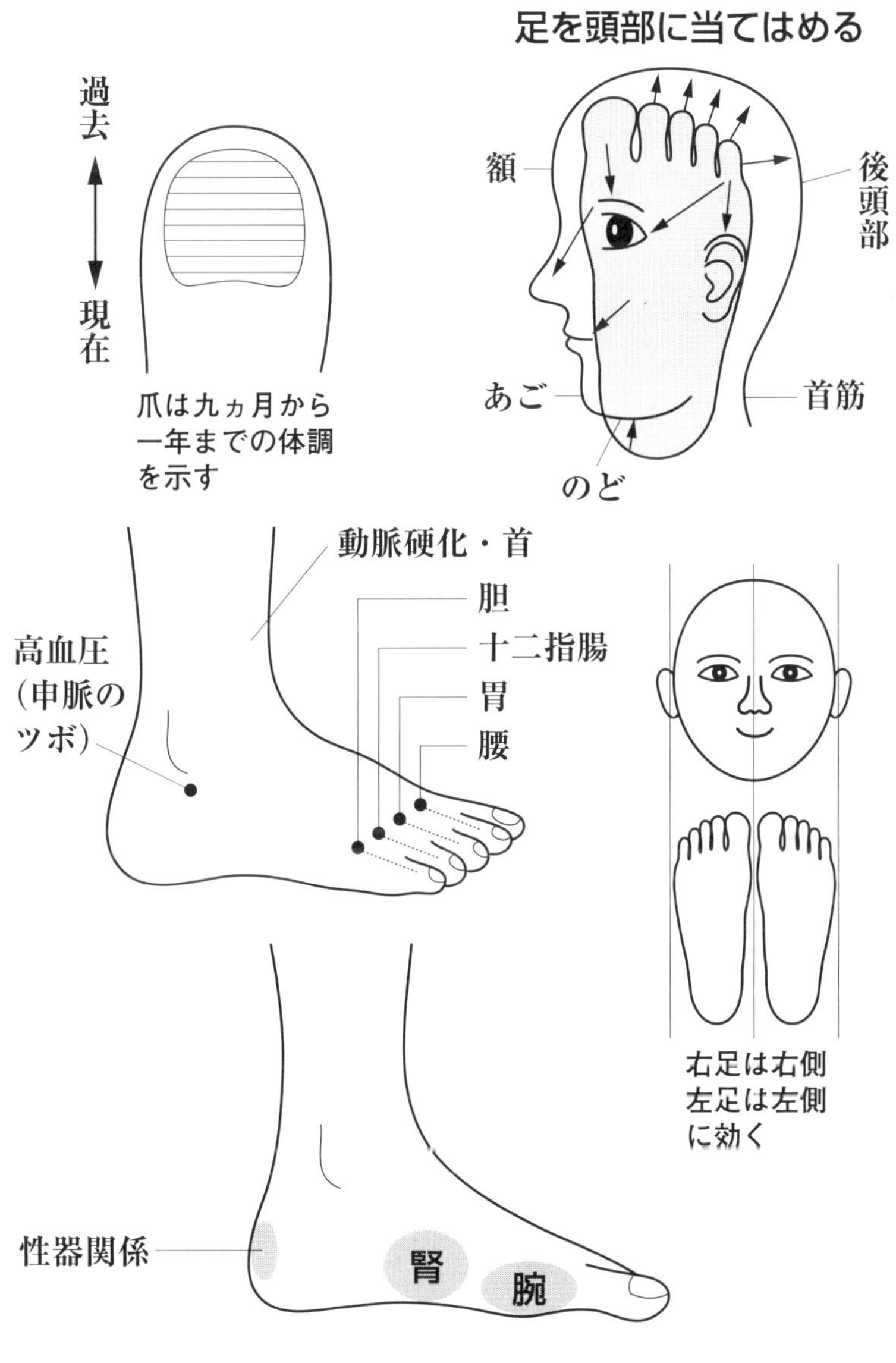
足を頭部に当てはめる
額
後頭部
あご
首筋
のど
過去
現在
爪は九ヵ月から
一年までの体調
を示す
動脈硬化・首
胆
十二指腸
胃
腰
高血圧
(申脈の
ツボ)
右足は右側
左足は左側
に効く
性器関係
腎
腕

本書にある経絡・足のツボ

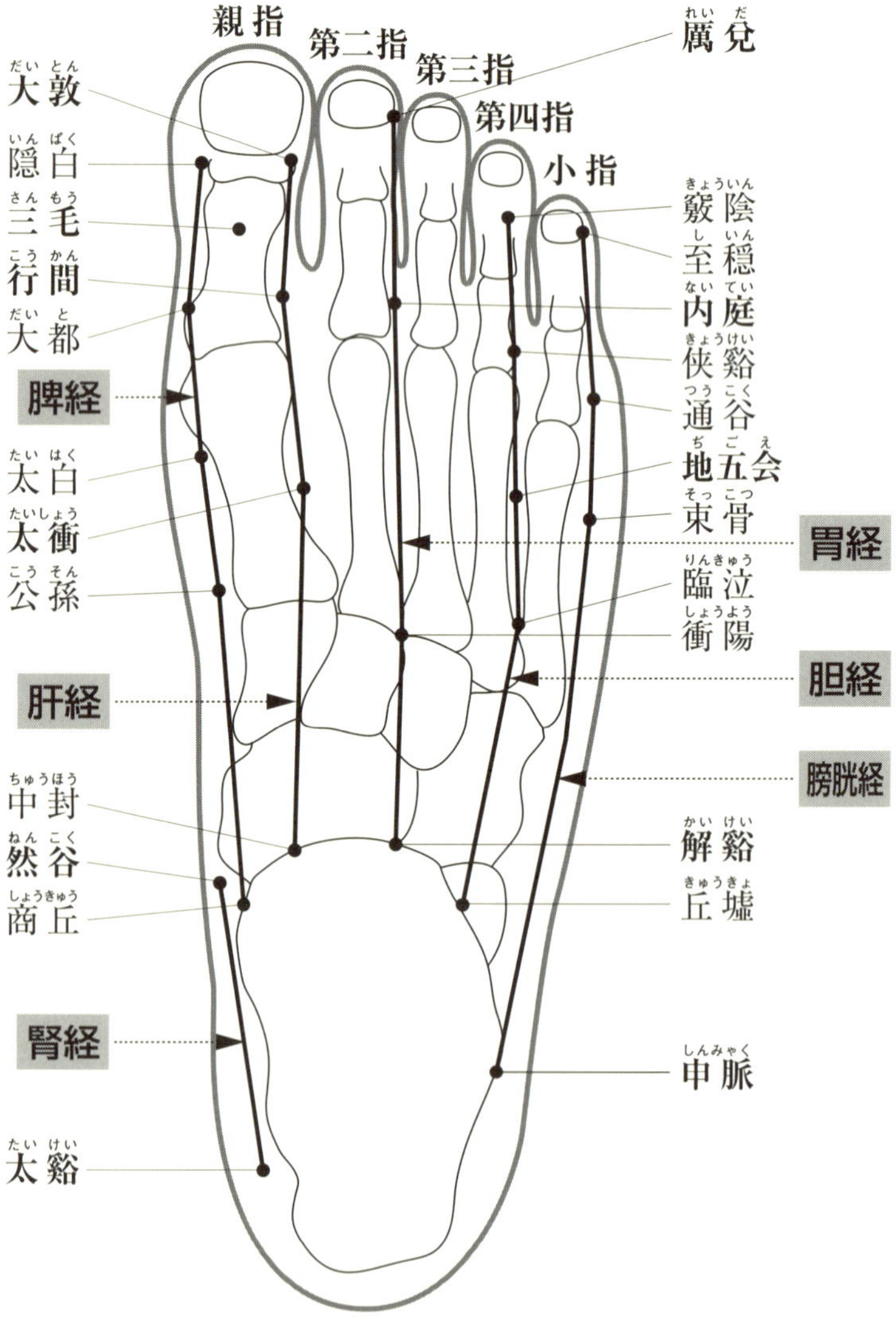

足の甲側

〔脚内側〕

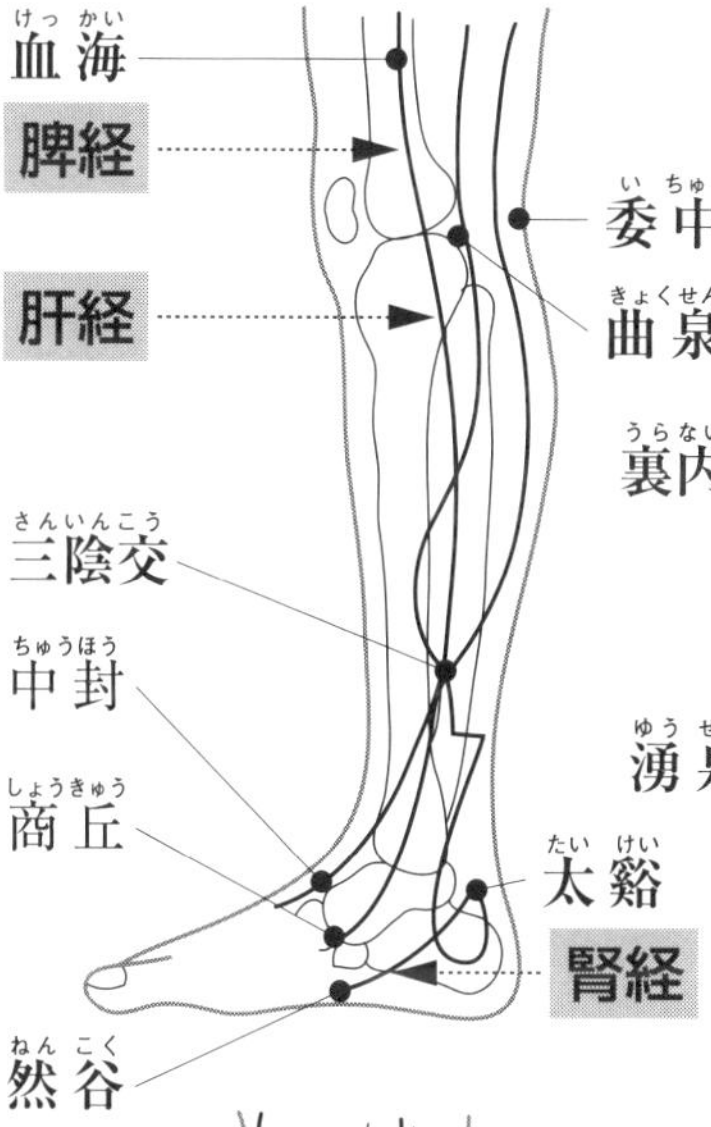

血海《けっかい》
脾経
委中《いちゅう》
肝経
曲泉《きょくせん》
三陰交《さんいんこう》
中封《ちゅうほう》
商丘《しょうきゅう》
太谿《たいけい》
腎経
然谷《ねんこく》

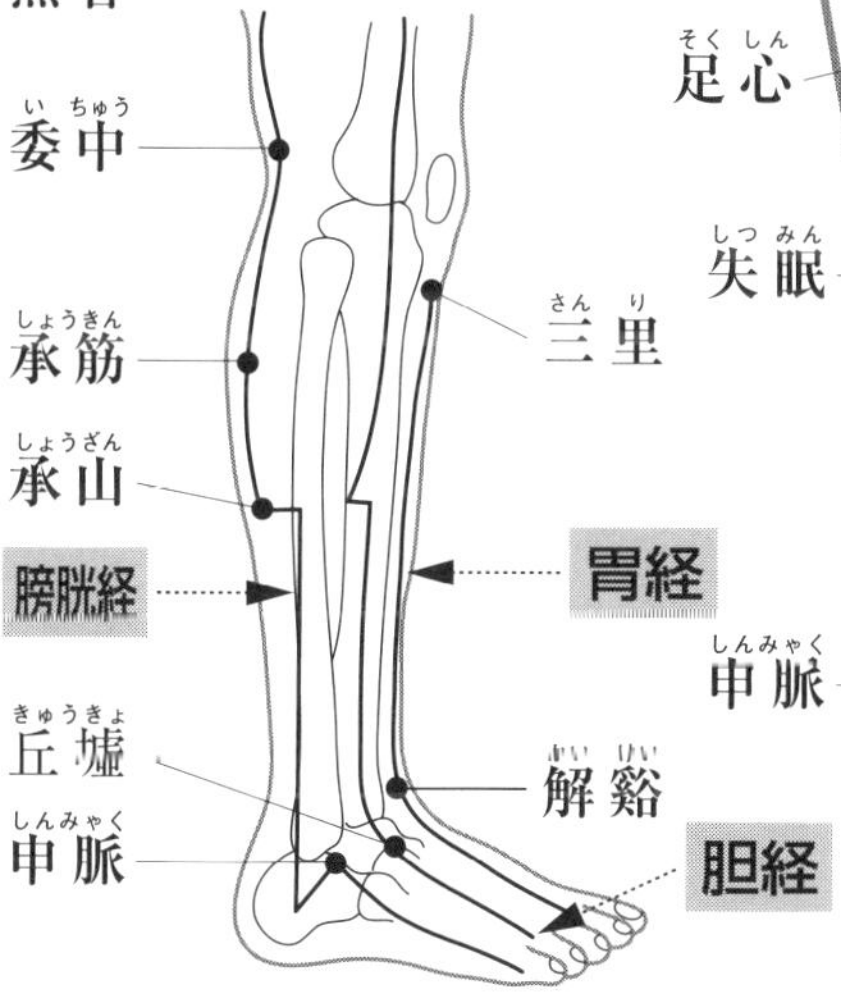

委中《いちゅう》
承筋《しょうきん》
三里《さんり》
承山《しょうざん》
膀胱経
胃経
丘墟《きゅうきょ》
解谿《かいけい》
申脈《しんみゃく》
胆経

〔脚外側〕

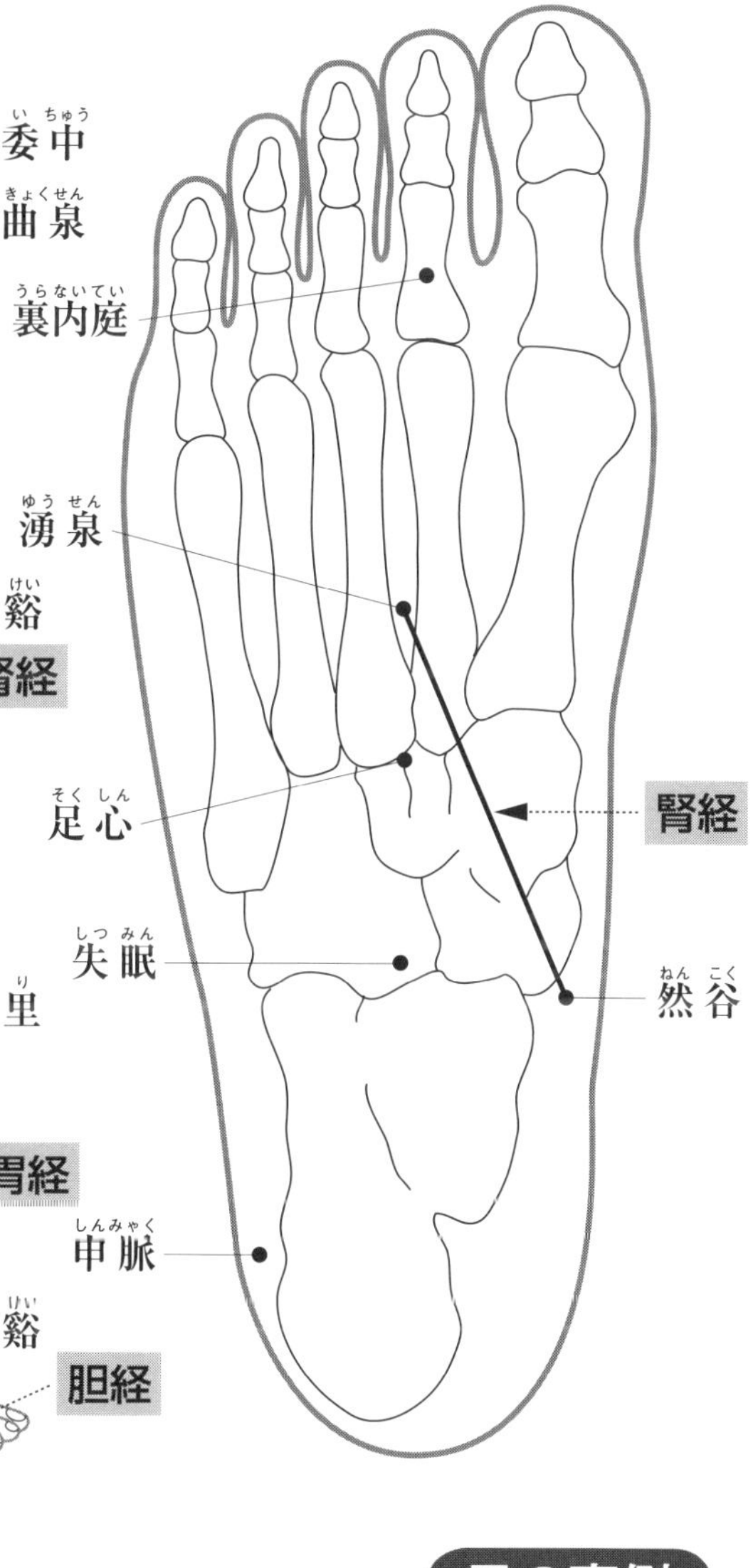

裏内庭《うらないてい》
湧泉《ゆうせん》
足心《そくしん》
腎経
失眠《しつみん》
然谷《ねんこく》
申脈《しんみゃく》

足の裏側

足心道・手の観察図

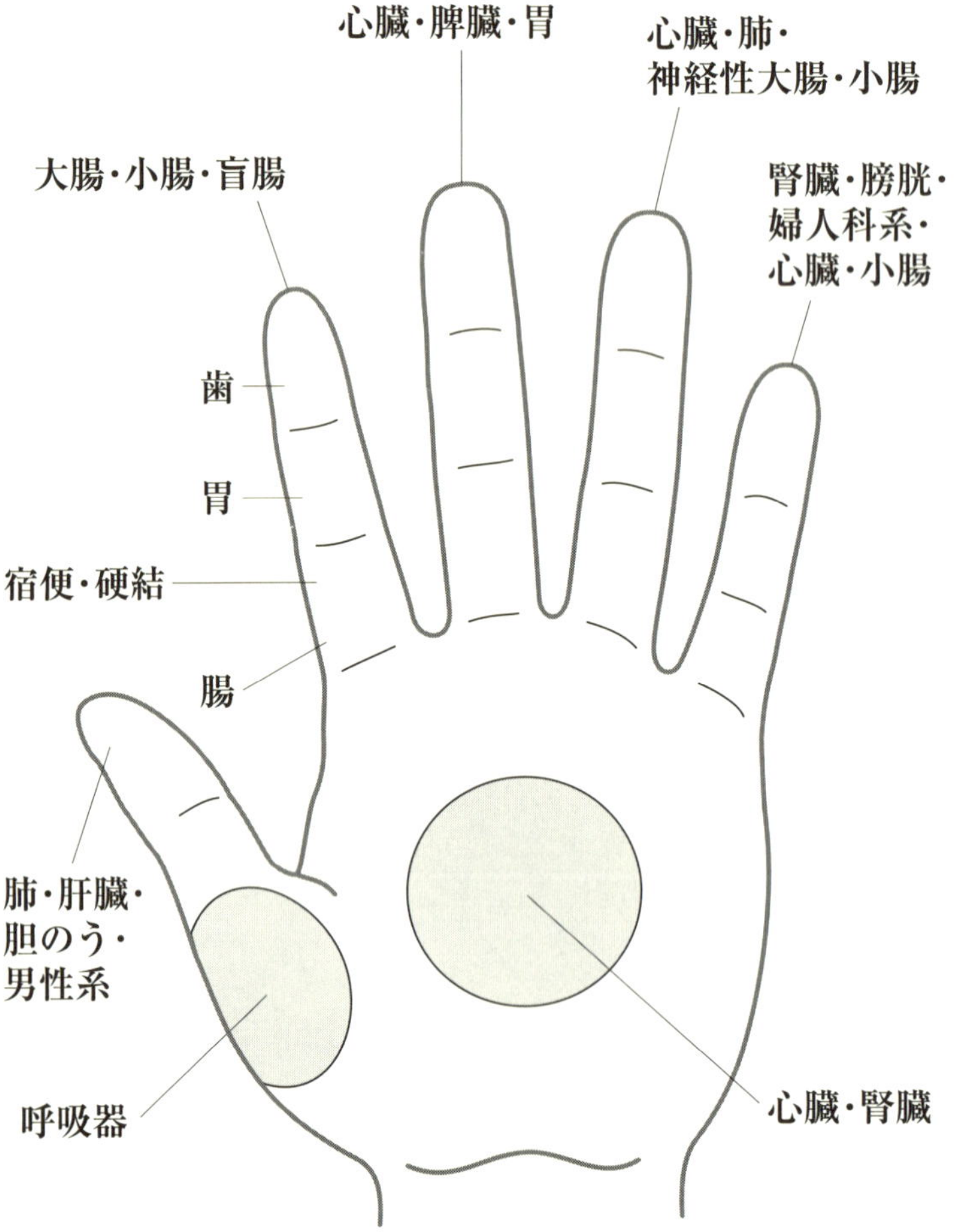
心臓・脾臓・胃
心臓・肺・
神経性大腸・小腸
大腸・小腸・盲腸
腎臓・膀胱・
婦人科系・
心臓・小腸
歯
胃
宿便・硬結
腸
肺・肝臓・
胆のう・
男性系
呼吸器
心臓・腎臓

手のツボ

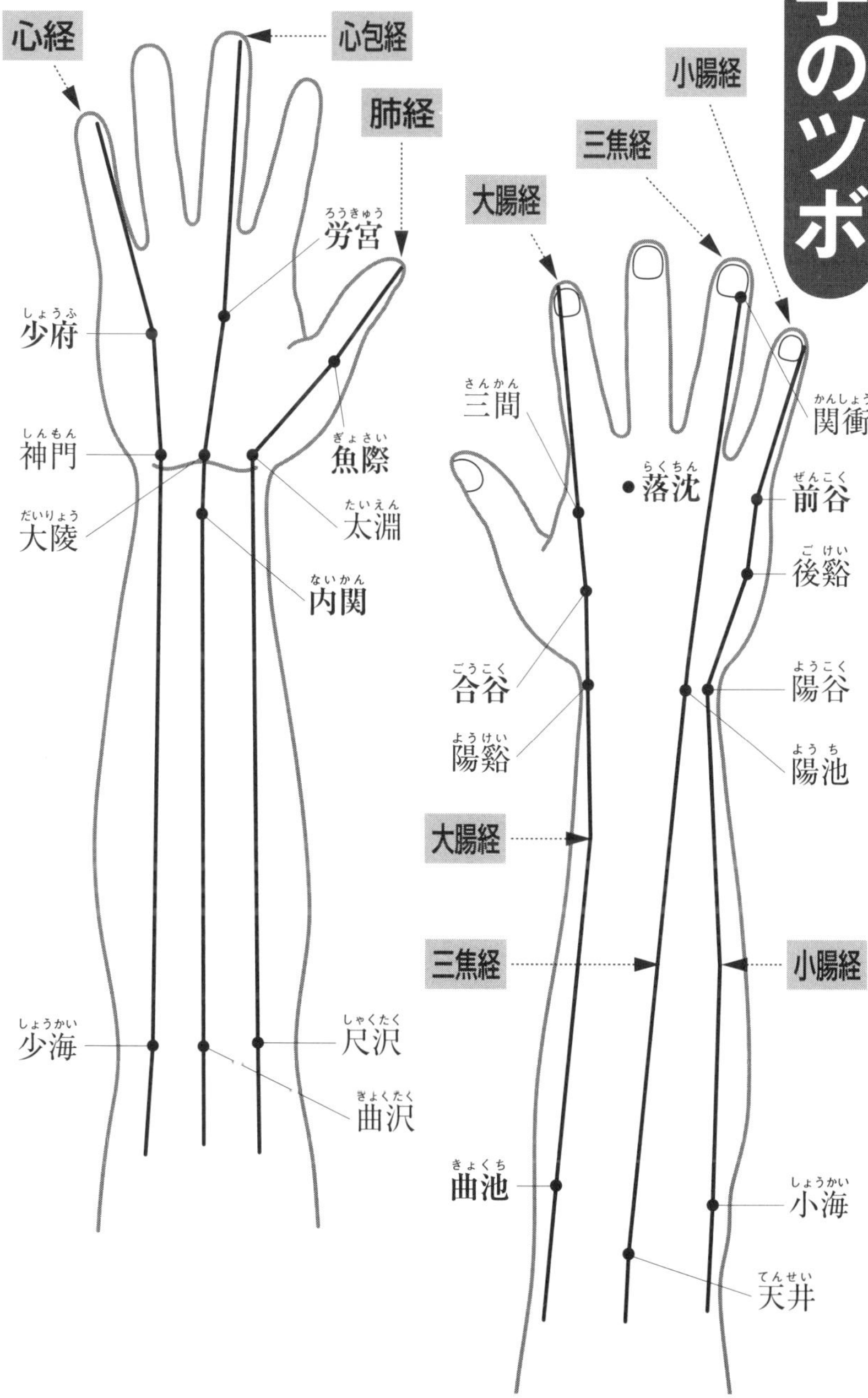
心経
心包経
肺経
労宮《ろうきゅう》
少府《しょうふ》
神門《しんもん》
魚際《ぎょさい》
大陵《だいりょう》
太淵《たいえん》
内関《ないかん》
少海《しょうかい》
尺沢《しゃくたく》
曲沢《きょくたく》
小腸経
三焦経
大腸経
三間《さんかん》
関衝《かんしょう》
落沈《らくちん》
前谷《ぜんこく》
後谿《ごけい》
合谷《ごうこく》
陽谷《ようこく》
陽谿《ようけい》
陽池《ようち》
大腸経
三焦経
小腸経
曲池《きょくち》
小海《しょうかい》
天井《てんせい》

顔面・後頭部・背中のツボ

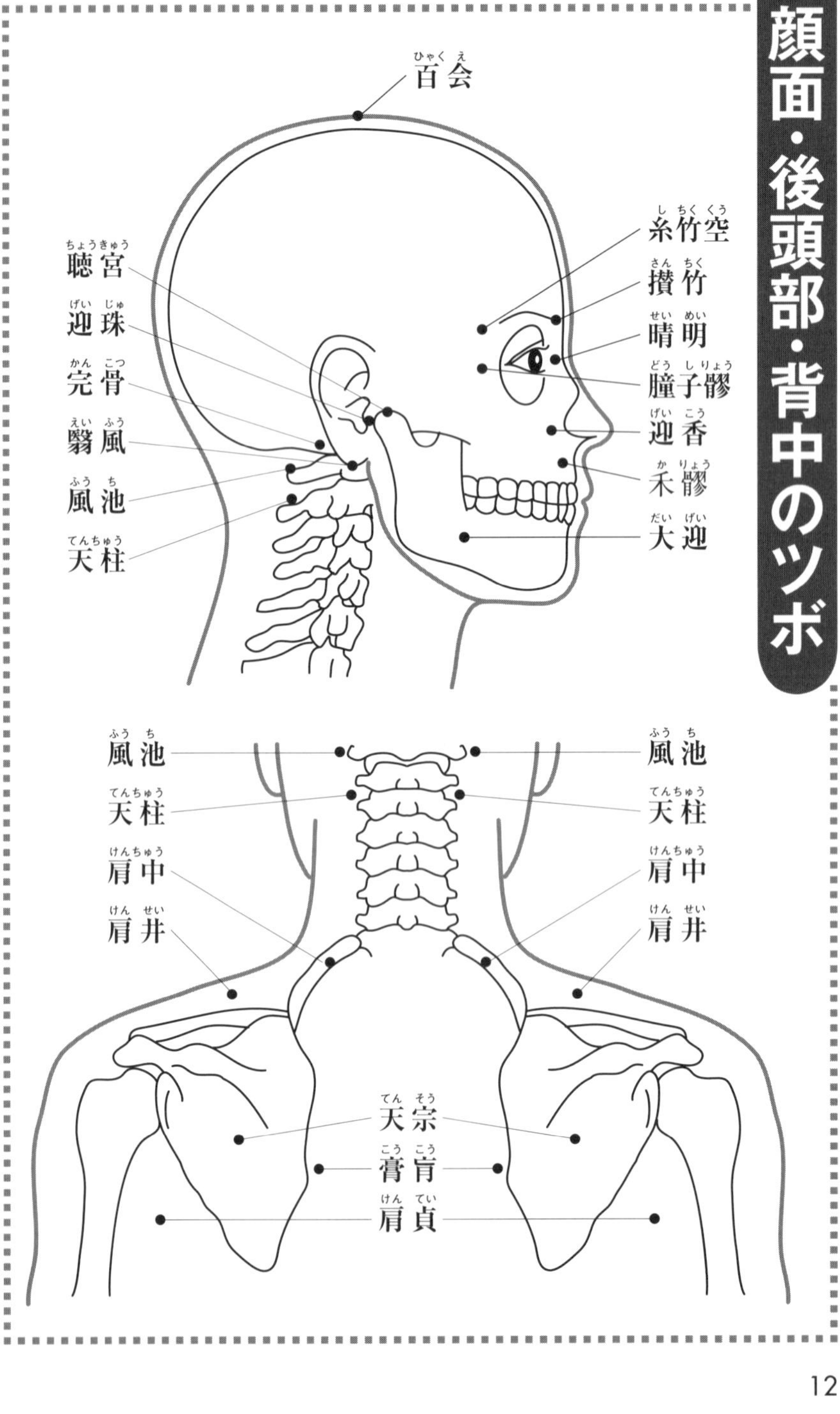
百会《ひゃくえ》
聴宮《ちょうきゅう》
迎珠《げいじゅ》
完骨《かんこつ》
翳風《えいふう》
風池《ふうち》
天柱《てんちゅう》
糸竹空《しちくくう》
攅竹《さんちく》
睛明《せいめい》
瞳子髎《どうしりょう》
迎香《げいこう》
禾髎《かりょう》
大迎《だいげい》
風池《ふうち》
天柱《てんちゅう》
肩中《けんちゅう》
肩井《けんせい》
風池《ふうち》
天柱《てんちゅう》
肩中《けんちゅう》
肩井《けんせい》
天宗《てんそう》
膏肓《こうこう》
肩貞《けんてい》

本書所収のツボ解説

●足のツボ（甲側・8ページ）
三毛　足の親指の爪から指のつけ根までの中央のうぶ毛が生えているところ。
大敦　足の親指の爪の生え際の第二指側。
行間　足の甲側で、親指の基節骨のわき。
太衝　足の甲側で、親指と第二指の間。指のつけ根から手指二本を横に並べ、くぼんだところ。
厲兌　足の第二指の爪の生え際の第三指側。
内庭　足の甲側で、第二指と第三指の基節骨の間。
解谿　足首の関節の前面中央の足首のくぼみ。
地五会　足の甲側で、第四指と小指の間の中ほど。
然谷　内くるぶしの前下方で商丘より少し下。
太谿　内くるぶしのすぐ後ろで、脈を打つところ。
申脈　外くるぶしの真下のくぼみ。

●足のツボ（裏側・9ページ）
裏内庭　足裏で第二指を折り曲げた指先がつくところ。
湧泉　足の裏側で、中央より少し前方の足指を曲げるとくぼむところ。
足心　第二と第三指の足裏中央。衝陽の裏側にあたる。
失眠　足裏のかかとの中央で、足心道では少し中央寄りのくぼみを指す。

●脚のツボ（内側・9ページ）
血海　膝骨の内側のへりから上へ三指分のところ。
曲泉　膝関節の内側のくぼみで、膝を曲げたときにできる筋の端。
委中　膝の後ろにあるくぼみの中央。
三陰交　足の内くるぶしから三指幅分、上の脛骨のわき。

●脚のツボ（外側・9ページ）
三里　向こうずねのすぐ外側で、膝のくぼみから下へ三指幅のところ。
承筋　ふくらはぎの一番高いところ。
承山　ふくらはぎの筋肉の膨らむ下。

●手のツボ（甲側・11ページ）

合谷　手の甲側で、親指と人指し指の骨が接するところの手前。
落枕　手を握り盛り上がる関節の人差し指と中指の間。
前谷　手の小指のつけ根付近の外側。
曲池　ひざを曲げたときにしわのできる親指側のくぼみ。

●手のツボ（手のひら側・10ページ）

労宮　手のひらのほぼ中央。手を軽く握ったときに中指と薬指の間で指先がつくところ。
少府　手の薬指と小指を軽く握って両指の先端があたる中間。
魚際　手のひら側の親指のつけ根のふくらみにあるくぼみ。
内関　手首の手のひら側、手首のしわから指三本分上。

●顔面・後頭部・背中の図（12ページ）

頭部

百会　両耳から真っすぐ上がった線と、眉間の中心から上がった線と交差するところ。
攅竹　左右の眉毛の内側の端にあるくぼみ。
糸竹空　眉毛の外側で、指を上下に動かすとあたる骨のくぼみ。
晴明　目頭と鼻のつけ根の間。
瞳子髎　目尻の外側の骨のくぼみ。
迎香　小鼻の開いたところのすぐ外側。
大迎　下あごの骨のくぼみ。
聴宮　耳の穴のすぐ前にある突起の前のくぼみ。
迎珠　耳の穴のすぐ前にある小さな突起。
完骨　耳たぶの後ろのくぼみ。
翳風　耳たぶの下のくぼみ
風池　首の後ろの髪の生え際で太い筋肉の外側のくぼみ。
天柱　首の後ろで中心から指二本離れたところの髪の生え際。

背中

肩中　第七頸椎と第一胸椎の突起から親指の幅二本分、肩寄りのところ。
肩井　肩甲骨上部のへこみで、乳首の真上。
天宗　背中の肩甲骨の中央のくぼみ。
膏肓　背中の第四胸骨から指四本外側。
肩貞　脇を閉め、腕と体のつけ根のところ。

足心道

第1章

治療の根本理念・観趾法と操法

足心道治療の根本理念

だれにでもできる自然で安全な健康法

足心道は、昭和初期に初代柴田和通が創始し体系化したものを、二代目の和徳が受け継いで普及につとめ、さらに今日まで三代にわたり受け継いできました。

いわば足心道は、もっとも古くから永く続いているオリジナルな、手足からの健康法であり治療法なのです。

和通はその著書のなかで足心道について、

「家庭の誰でもどこででも、何の器具も薬もいらず、また指圧法のように指の力も用いずに実行できる方法をお伝えしたい。

要は、医術は病気を治す方法であるのに反し、足心道は病気を相手にせず、専《もっぱ》ら人体の違和を整え正す方法であります」

といっています。まさにこの一文に足心道のあり方、考え方が的確に要約されています。

いま、器具を使う健康法が多いなかで、足心道は特別な技術もいらず、手の指だけで優しくもみほぐすことで効果が得られる方法です。昔から治療することを「手当て」といいますが、手にはだれでもが気（プラナ）を持っています。

このプラナの働きが器具では得られない効果を及ぼします。また指でツボの刺激も自由にできる、まさに手作りの安全で経済的な方法です。

それに手と脳とは密接な関係があって、手を使ってもむことは脳をも活性化させ、相乗効果を生み出します。

家庭でする健康法は安全で手軽なことが大事な条件です。足心道は、本来人間が持っているもっとも自然な力を穏やかに蘇らせ、働かせる、自然で安全な健康法です。

●身体の異常は足に現れる

足は健康のバロメーターです。身体中の臓器や器官のどこに異常があっても足の関連する場所に変化が現れます。足と内臓は、東洋医学でいう「経絡《けいらく》」を通して密接につながっています。

足に現れる変化を観察すれば、そのときの健康状態がわかり、身体のどこに、どんな異常が起こっているかがわかります。

足心道では、その足の観察法を「観趾法《かんしほう》」と呼んでいます。

観趾法は、即ち「趾（足の指）を観る」ことであり、手足の指を観察して内臓の強弱とその機能の盛衰を知る方法です。

観趾は「閑視」に通じ、ひまなときにゆっくり足を観て、常に健康に注意して欲しいという願いをこめて創始者の和通が考えた名称です。

そして、異常がみられるところをもみほぐし刺激することで内臓の働きが良くなり、身体が整えば足も変わってきます。

また、現在自覚症状がなくても足に異常がみられれば、身体の異常とみて、よく足をもむことが病気の予防になるのです。

だれの手にも治す力がある

観趾法で身体の状態を知り、足に現れた箇所をもみ、刺激することで健康を回復する、その施術法を操法といいます。

足心道は東洋医学の考え方を基本にしながら、実際に多くの足を観察、治療することで、独自の観趾法と操法を体系づけています。つまり、足に現れた身体の異常を観趾法で観察し、操法で正して身体を良くしていくことを基本にしています。

操法は柔らかく指先に力を用いずに、むしろ力を脱ぐという気持ちで行います。強くもんで、こりやしこりを部分的にほぐすのではなく、手足の末端を刺激することで自律神経のバランスを良くし、経絡を通じて内臓の働きを活発にさせる、自然治癒力を高めるという考え方です。

手の力でもむのではなく、身体全体でもむ気持ちで自然に心をこめて施術することによって、気持ちよく施術の効果も上がります。

心のこもった手は温かく、プラナ（気）を発します。プラナはだれもが持っている力です。もむ人の気持ちのこめ方、集中力によって多くも少なくも変わってきて、器具による刺激では得られない効果が得られることになります。

家族や友人ともみ合うことでお互いのコミュニケーションにもなりますし、救急のときにも役立ちます。足心道を知っていたことで、旅先などでも役立ったと喜ばれ、家庭で毎日施術できて家庭の健康につながったなどと、今日まで多くの方々に支持されてきました。

これも、足心道は器具や薬もいらず、健康状態をチェックできて、自分の手でだれにでもどこでもできる、簡単で危険のない効果的な方法だからでしょう。

●末梢神経を刺激して自然治癒力を高める

末梢神経への刺激による興奮が弱まることなく（不減衰に）伝達され、臓器に達すると、アセチルコリン、アドレナリンの神経伝達物質の分泌が促され、自律神経に効果的に働くという学説があります。

足心道では、これが自然治癒力を高めるメカニズムと考えます。

また、この学説によると末梢神経への刺激による興奮伝導が行われるとき、新陳代謝が繰り返されて神経を養い、老廃物を分解するといわれます。

血管とともに働く神経が一番長いのは手足です。手足の末梢神経を刺激することは、もっとも多くの新陳代謝が生じ、神経を養うことになります。

●足は「第二の心臓」です

足は「第二の心臓」と言われます。全身をめぐる血液の循環に、足はとても重要な役割を果たしています。

心臓のポンプ運動で全身に送り出された血液は、動脈から静脈を経て、ふたたび心臓に帰ってきます。足は上行静脈の先端、手は下行静脈の先端にあって、いずれも折り返し点になっています。

心臓から遠くもっとも低いところにある足は、もっとも血行がとどこおりやすいところです。

その血液の循環をよくするために、足の筋肉の働きが重要です。足の末端の筋肉をもんで刺激することで、血液を送り返す働きがしっかりと機能し、全身をめぐる血液の循環を活発にして心臓の負担を軽くすることになります。歩く、走る、もむなど、手足への刺激はとても有効なことなのです。

多くの人が日常的に悩まされている足の冷え、肩こり、胃腸の不調、便秘など血行が充分でないことから起きる症状も、足心道の操法と、ウォーキングなど日々の軽い運動を続けることで解消します。

生命の泉、血液の流れを活発にすることが大切です。

健康をつくる身体のメカニズム

●東洋医学と足心道

東洋医学では、足の裏を「足心」、手のひらを「たなごころ」といいます。どちらも「心」

が入っていますが、手足は身体の中心という考えがこめられているのでしょう。

足の裏には腎臓や脳に通じるツボがあり、手のひらの中央には心臓に通じるツボがあります。どちらも身体の中枢につながる大事なところです。

また、「病は四関より出ず」といって、手足の四つの関節、両ひざと両ひじの先には大事なツボが集中していて、そのツボを刺激することで、病気を治すことができると言われています。

このように東洋医学でもまた、手足は歩くだけの器官ではなく、健康や治療にとっても大事なところと考えられています。

一般に現代医学では、病気は科学的な検査をもとに診断され治療が行われます。現れた症状をおさえ、なくすことが主になっていて、検査に出てこない症状を読みとることはせず、予防も二の次になっていることが多いようです。

これに対して東洋医学では、病気は一つ一つ独立したものではなく、現れた症状は身体全体の調子がくずれたとき、弱ったところに出たものとみます。

これを治すには、身体全体の調和をはかることで根本の原因をなくさなければならないと考えます。

足心道もまた、心身の調和をはかり自然治癒力をよみがえらせ、病気を自分の力で治せる身体をつくろうという東洋医学の考え方に基づいています。

いわば病気治しではなく、じっくり根本から身体直しをすることを目標としているのです。

身体が良くなれば、症状も自然に消えてしまいます。

どんな病気でも自然治癒力が働かなければ治らない、薬の効果も現れないのです。その自然に治る力を応援するのが足心道です。

●十二経絡とは

足心道は東洋医学の考え方が土台になっていますが、とくに十二の経絡が手足を見る基本になっています。

十二経絡とは六臓（肝・心・脾・肺・腎・心包）六腑（胆・小腸・胃・大腸・膀胱・三焦）をまといながら、全身をめぐり、身体に必要なエネルギー（気血）の流れる通路のことです。

経絡の上には、鍼灸で使われるツボがあります。

この十二経絡を気血が順調に流れていれば健康であり、何か不調が起こると病気になると言われています。

お互いに連絡し合いながら、めぐっている十二経のうちの六経ずつが、必ず手足の指を通って身体の中に出入りしているので、手足を刺激すると気血の動きが活発になって、六臓六腑の働きを良くするのです。

●健康な心身は病気を寄せつけない

いま、多様化した社会のなかで、心の病気が増えています。病気の原因がストレスによるとされるものも多く、心に受けるショックがストレスになって私たちの身体に影響を与えていることが、広く言われるようになりました。

東洋医学では、三千年の昔から「心と身体は一つ、心身一如」ということが言われています。心の持ち方が病気の内因をつくり、身体の変調が心に大きな影響を与えると考えられてきたのです。悲しいことや心配事があると食欲がなくなり、内臓の働きも悪くなります。

足心道では健康とは健体康心、健やかな身体と康らかな心を意味しているとの考えから、心身の健康を大事に考えています。

足心道では、家族同士で手足をもみ合うとき、やっていただく、やらしていただくという思いやりの心、毎日働いてくれる自分の身体への感謝の気持ちが健康につながると考えます。心安らかな生活は健康をもたらします。

東洋医学の考え方では、病気は、外界から人体に侵入してくる外邪（六気＝風・寒・暑・湿・燥・火）と、人間が持っている感情が内邪（七情＝喜・怒・憂・思・悲・恐・驚）となって起こると言います。

感情の変化によって体内の真気が欠けると邪気に侵され、病気になるとも言われ、心と身体の関係を重視しています。

この七情を五臓に当てはめて「五傷」と言っています。

○肝＝怒　○心＝憂・思　○脾＝喜

○肺＝悲　○腎＝恐・驚

感情が強すぎると関係する臓器を傷め、また臓器が不調になると気持ちや性格にも影響します。

五傷は足にも当てはまります。

たとえば足の親指（肝）が大きすぎたり、つれていたり、第四指（胆）が曲がっていたりすると短気で怒りっぽく、イライラしやすくなります。

季節の変化による外気（六気）の変動も健康に影響します。季節によってそれぞれ働く臓器があり、その臓器が順調であれば、季節季節の外気の変動は心地よく感じるはずですが、不調の場合は邪気となって病気の原因になります。

○春＝肝＝風　○夏＝心＝暑
○土用＝脾＝湿　○秋＝肺＝燥
○冬＝腎＝寒

大自然のなかに生かされている人間は小自然と言われ、天の気（外気）、地の気（食物）をいただいて生きています。自然に合わせ四季の変化に即した生活をすることが大切であると言われますが、現在では冷暖房の普及や、地球の温暖化問題で季節も変わっているように思います。

夏に冷えすぎて腎臓、膀胱を傷めたり、冬の暖房で心臓に影響が出ることが多いなども考えられます。

●五臓の役割分担で足を見る

五臓はそれぞれ、役割を分担して身体全体の健康を保っています。東洋医学では、五臓が司る役割を「五司」といい、足心道の観趾法、操法の考え方の基礎となっている重要なポイントです。

○肝＝筋膜（神経、血管、筋肉、腱、膜、胃腸など内臓すべての弾力性、柔軟性）
○心＝血脈（循環器系）
○脾＝肌肉（全細胞）
○肺＝皮毛（皮膚と体毛）
○腎＝骨髄（骨と髄液、体液）

五臓の働きの盛衰によって、受け持っている身体の各部に影響が出てきます。

五司にしたがって観趾してみると、たとえば肝と胆に関連する第四指が棒のように硬くなっていると、神経痛や筋肉痛、便秘などになりやすい状態であることがわかります。

このように事象をすべて五つにわけて割り当てる考え方（五行）があって、このほかにも方角や季節、時間、色、食物、味やその他さまざまな割り当て方があります。

東洋医学ではこの五行を病気の診断、治療の基礎となる考え方、基準、目安として使っています。

家庭で一家の健康づくりを

●未病を治す

足は私たちを支え運んでくれる重要な器官です。同時に全身の内臓、器官と密接に関連し、それらの健康状態を映し出す人体の縮図でもあります。

人体には、つねに健康を保つための機能が働いています。足心道の目的は、足に出る身体の状態を示すシグナルをとらえ、その異変を早く正常に戻すことで、健康な身体、病気にならない丈夫な身体をつくることです。

東洋医学では「未病を治す」と言います。

未病は病気ではないが、健康とも言えない状態、「未だ病ならざるもの」を示します。現代社会に生きる私たちは、「未病」は、少なからず経験しているところではないでしょうか。

未病のうちに身体を健康な状態に整え、だれでも持っている自然治癒力が充分に働くよう、病気に負けない身体をつくる方法が、健康法であり、病気になってからするのが治療法です。

足心道は病気相手でなく、身体を整え正すことを目的にしています。身体が整えば自然に症状も消えていきます。

未病のときも病気のときも足をもんで自然治癒力を応援する健康法でもあり、治療法でもあるのが足心道です。

●家庭でもみ合う

毎日続けることで体質を改善し、真の健康に恵まれます。

家庭で随時お互いに足を出し合ってもみ合うこともできますし、老人や病人、子どもには元気な人がもみ、自分でも健康に役立つように身体の手入れとしてぜひ続けていただきたいのです。

特別な技術も力もいりません。だれにでもでき、家族でもみ合うことで家族全員の健康を守ることができます。

また、日常起こりがちな風邪、発熱、頭痛、腹痛、身体のこり、便秘、子どもの夜尿症など家庭内で克服することもできます。

病気で医者にかかっていても、操法することで、自然治癒力が働き、薬がよく効いて回復を早めます。

実際に同じような症状で入院していても医師が驚くほど早く退院し、社会復帰できた例は、しばしば聞くところです。家族の愛情がこもった施術は大きな支えとなりさらに効果を高めるのでしょう。

足をもみ合うことで、家族の健康状態を把握し、お互いのコミュニケーションも深める、まさに理想的な健康法と自負しています。

観趾法　足から読める身体の不調——

足全体の形をチェックする

●足の見方五つのパターン

東洋医学の鍼灸に使われるツボをつなぐ経絡は十二経あって、六経ずつが必ず手と足を通って六臓六腑につながっています。

その六経ずつを手足に配置する見方を中心に、さまざまな角度から手足に身体の部位や内臓を当てはめた見方を加えたのが足心道独特の観趾法（手足の観察法・6〜10ページ参照）です。（趾は足の指）

①十二経絡のうちの六経を足に配置する見方
「親指＝脾、肝」「第二、三指＝胃」「第四指＝胆」「小指＝膀胱」「足裏のツボ湧泉《ゆうせん》＝腎」の六経が指と足裏を通って内臓につながっています。

②指に五臓（肝心脾肺腎）を配置する見方

親指から小指へと親指に肝、第二指に心、第三指に脾、第四指に肺、小指に腎と順次五臓を割り当てます。

③身体全体を当てはめる見方

身体の各部分を足に当ててはめてみます。

④足裏に内臓を投影してみる見方

中心に胃を配置してその周囲に人体と同じように内臓を配置します。

⑤頭部を当てはめてみる見方

足の裏を人の横顔に見立てて首から上の各部位の観察に用います。

このように五種類の見方を足に当てはめますので、いろいろな角度から足を観ることによってより確実に身体の状態を知ることができます。足の同じ場所が身体のいろいろなところに通じていることになり、また同じ臓器が何箇所にもあることになるのはこのためで、見方を併用して総合的に判断することができます。

●足で身体の状態を観る

足を観察するときは主に足首から先の部分を見ます。形の変化、硬さや軟らかさ、色つや、太い細い、弾力性柔軟性、タコやマメの有無、痛みなどをよく見て、手の指でさぐってみます。指先にクリクリしたシコリや痛みを感じることもあります。そうした異常をよく見て内臓の不調を見つけるのですが、不思議なほどよく身体の状態が足に現れています。

タコやマメができるのは靴のせいと考えられがちですが、靴でできたタコは比較的すぐ治ります。いくら手入れしてもとれないものは身体に関連する場所の不調と考え、その部分を刺激していると、いつの間にかシコリなどが消えて体調も良くなってきます。

五つの見方を基にした観趾法で健康をチェックします。

次の31ページの図で足の変化と見方を説明しましょう。

①がしなびてくるのは寝不足や神経衰弱、凸凹ができるのは薬の使いすぎです。ブヨブヨしたり硬くなるのは頭痛、頭部の故障、記憶力減退、肝硬変などに関連しています。

②にタコができるのは、胃腸の機能の衰えや首の異常です。

③指先が細くなるのは心臓機能の疲れです。

④が硬くなるのは胃が悪い証拠です。

③④⑤⑥の関節が肉落ちし、ひょうたん型になるのは胃腸、消化器の機能の衰えを示します。

⑦が硬くなるのは、呼吸器系に注意信号です。この第四指とともに親指を見ます。親指が張り切っているときは、過去に呼吸器の不調があったことを示し、親指がしなびていれば、そのとき（現在）が要注意です。足の指全体に勢いのないときは、呼吸器系の故障に気をつけます。

⑧が硬くなる、第四指の変形は、肝臓系の異常です。とくに胆のう、黄疸、胆のう炎、膵臓炎、胆石などに関連があります。

⑨⑩が硬くなる、変形するのは、腎臓、膀胱の不調を示します。小水が近いとか、前立腺、婦人科などの故障と考えます。幼児の小指が曲がっていたら、小水が近いか、おねしょをしやすいと考えます。婦人なら子宮後屈などに注意します。

⑪にウオノメやタコができるのは、肩や腕のつけ根あたりの故障とみます。

⑫は肩を意味する場所で、表皮も筋肉も硬いのは、肩がコチコチにこる筋肉硬化的肩こり、表皮も筋肉も軟らかすぎて、足裏にタテじわができるのは、締めつけられるように

足の変化を順番にチェックする

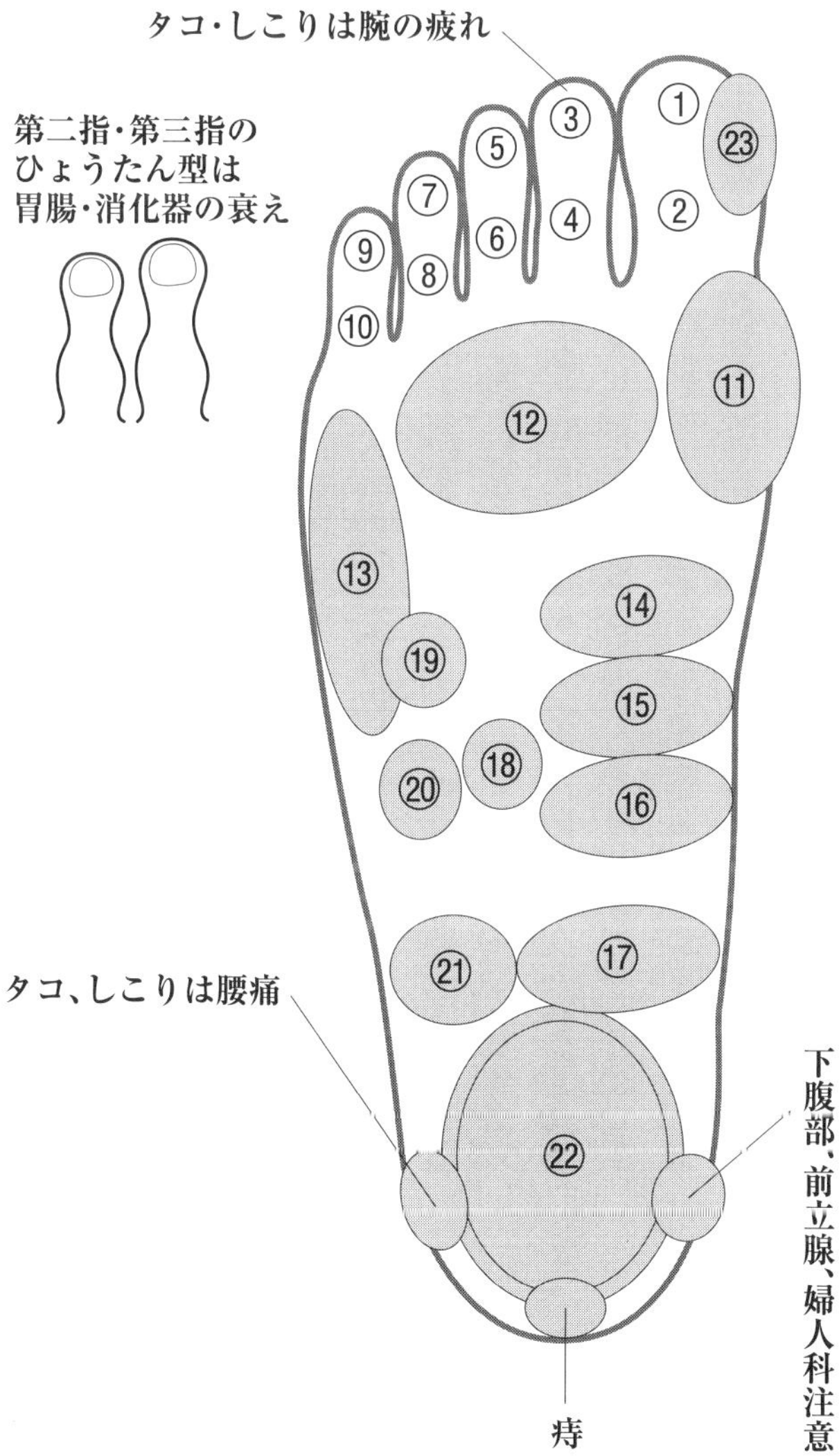

こる臓器下垂的肩こりです。
⑬のあたりにタコができるのは、婦人科系の故障、そこひ、耳鳴りなど目や耳の故障です。また、この部分がゆるんでつまめるようなら、冷え性、痔を起こしやすいと言えます。
⑭は鼻、⑮はのど、⑯は胸に当たる場所です。また、風邪をひいたり、胸部疾患があればシコリとなって現れます。この⑭〜⑯を足心ムネの部と呼び、肺、肝、心、胃などの全部を含めた胸としてみます。
⑰に、シコリや、押すと痛みがあるときは、腸の不調。
⑱は胃の不調。⑲は心臓の不調です。
⑳は胆のうや十二指腸など消化器系の不調です。
㉑は腎の働きの不調。
㉒は骨盤内の異常を表します。下腹部に何か故障があると、ここにシコリができます。たとえば胃下垂の人、子宮外妊娠をしている人、前立腺肥大の人などです。また、ここが硬くなったり、皮が厚くなるのは、副腎ホルモンのアンバランスとみます。
㉓は膵臓の不調。糖尿病などをみます。いずれも硬くなったり、シコリができてきたりします。

●足の指に現れる病気と性格

足の指には内臓の不調や病気だけでなく、その人の性格も現れます。身体の不調によって性格も変わり、性格がまたその人の陥りやすい身体の症状にもつながってきます。

まず親指に注意する

健康な人の親指は、大きくて肉付きが良く張り切っていて、他の指とのバランスも良く、右足の親指は左より大きめです。親指が良い状態の人は頭が良く健康状態も万全でパワーがあります。

「親指は薬箱」と言われる大事な指でいろいろな病気にかかわります。良い形に整えるよう常に手入れし、もんでおきましょう。

親指が大き過ぎる人（②肝実型）

他の指と比べて大きすぎてバランスがとれていない人は、短気でイライラしやすい、わがまま、感情的で涙もろい性格の人が多く、糖尿病、肝臓病、胆石、脳卒中、神経痛に要注意です。

親指の爪が上に反っている人（③近視乱視型）

性格は勝気でむら気、短気な人が多く、目が疲れやすく、近視乱視型と言われます。

親指の先が細く爪が食い込んでいる人（④肝脾絶型）

昔から脾絶と言って、脾臓の疲れ、体力が大変衰えた状態で、病気に注意します。

親指の弾力が乏しい人（⑤脾虚型）

スタミナ不足で疲れやすい状態で実行力や判断力が衰えがちです。胃病、胃下垂などによる食欲不振、呼吸器の病気、婦人病を起こしやすくなります。

親指が薄く平たい人（膵虚型）

引っ込み思案でやる気がなく、根気が続かず疲れやすい。糖尿病、肺疾患、喘息などが見られます。

親指の裏側の凸凹やスジが出る人（⑥薬症型、⑦不妊症不感症型）

　裏側に格子状のスジがあり、キリでついたような小さな穴がたくさん見られる女性は、不感症、不妊症など婦人科系に関わります。凸凹が見られる人は、薬の使いすぎ、あるいは偏頭痛などが見られます。

足の親指の型

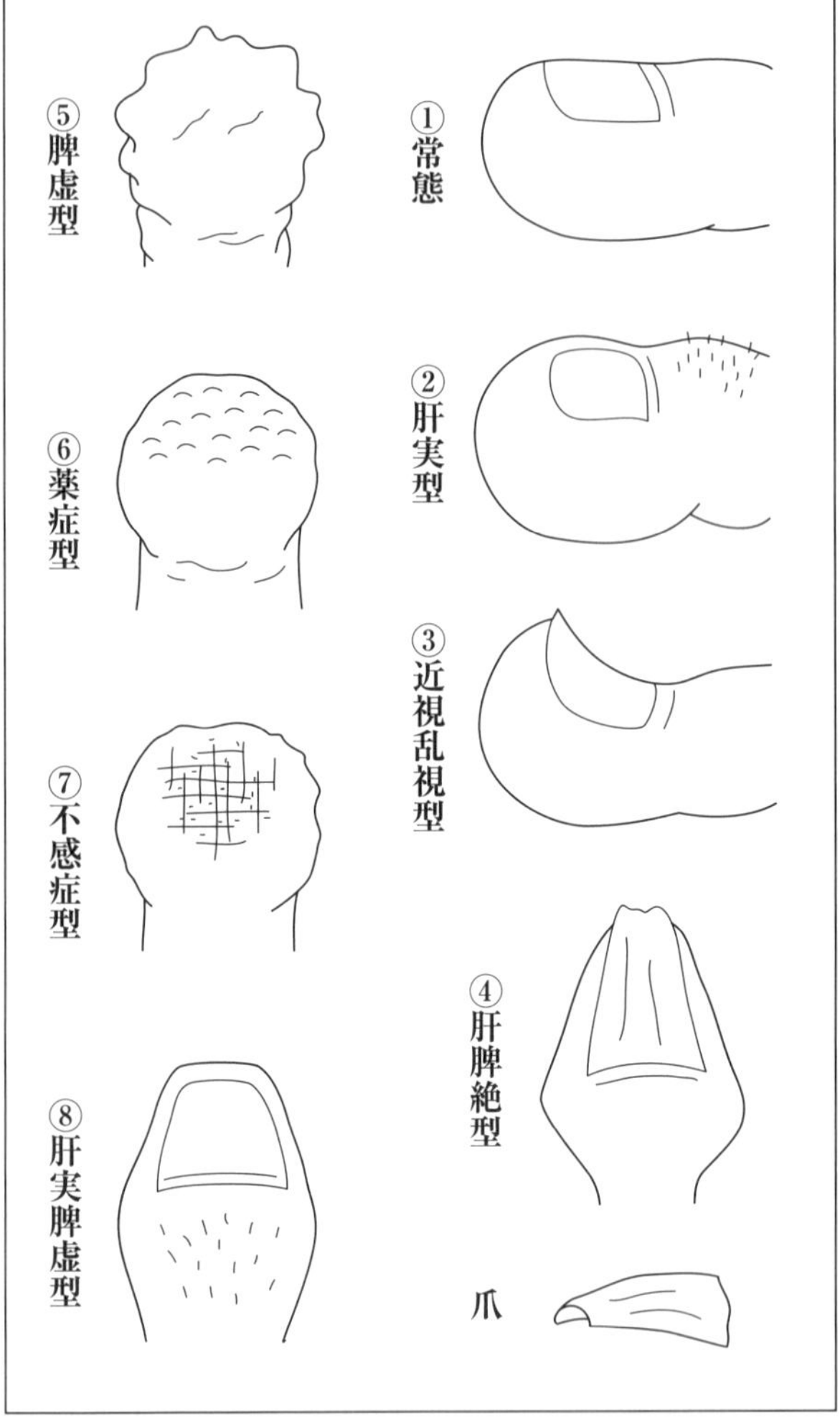

親指関節が張って先に弾力がない人（⑧肝実脾虚型）

神経質で短気、スタミナ不足で実行力が伴わず、やる気が空回りしがちです。胃腸や胸部疾患に注意。

親指以外の指を見る

①第二指と第三指の関節が目立つ人

関節が高く盛り上がっていたり、ひょうたん型にくびれている人は胃腸が弱く、体力がないので、ラクな仕事ばかり選びがちで、周囲から怠け者に見られることもあります。

②第二指が硬い人、細い人

先端が病的に細くなっていたり、棒のように硬いなどは心臓が疲れていることが多いので充分な注意が必要です

③第四指が曲がっている人、硬い人

神経質でむら気な性格の人が多く、よくイライラし、取り越し苦労をするタイプです。頭痛、肩こり、神経痛など、痛みやしびれの症状、胆石、便秘、婦人病などになりやすい。第四指が硬く、親指の張りがなくてしなびた感じのときは呼吸器に要注意です。膝の故障にも注意。

この指がまっすぐ豊かに伸びていると健康な人が多いのです。変形や硬直があると肝臓、胆のう、腸の働きに影響し、いろいろな病気や症状が出やすくなります。

④小指が曲がっている人、硬い人

性格はわがままで、利己的な傾向があります。腎臓や膀胱の病気、夜尿症、白内障、

耳鳴り、婦人病、冷え性などに関わります。小指の状態が正常になるようによくもみましょう。

このように、足は不思議なほど人間の性質を現しています。例えば「短気でイライラして困る」という人でも、それは生来のものとは限りません。足の変化をよく見て、肝臓に関係する足の親指や第四指の肝経を整えることで、性格も変わってきます。

●足首に現れる異常

足首は締まっていますか？　正常な足は、脛骨と腓骨という二本の骨が離れず寄り添い合わさっています。この二本の骨が離れ、開いて足首が太くなってくびれがなくなっている状態を歪開《わいかい》と言います。偏平足で、くるぶしの後ろ、アキレス腱のわきにぜい肉がつき、かかとが硬くなって歩きにくい、転びやすく段差でつまずいたり、太ってくるなどの症状が出ます。女性に多く、とくに中年の太った女性に多く見られ、足が重く疲れます。これは副腎ホルモンのアンバランスからくるもので、腎臓、心臓、脳卒中、リウマチに注意します。

足首を左右上下によく動かし、回転させる

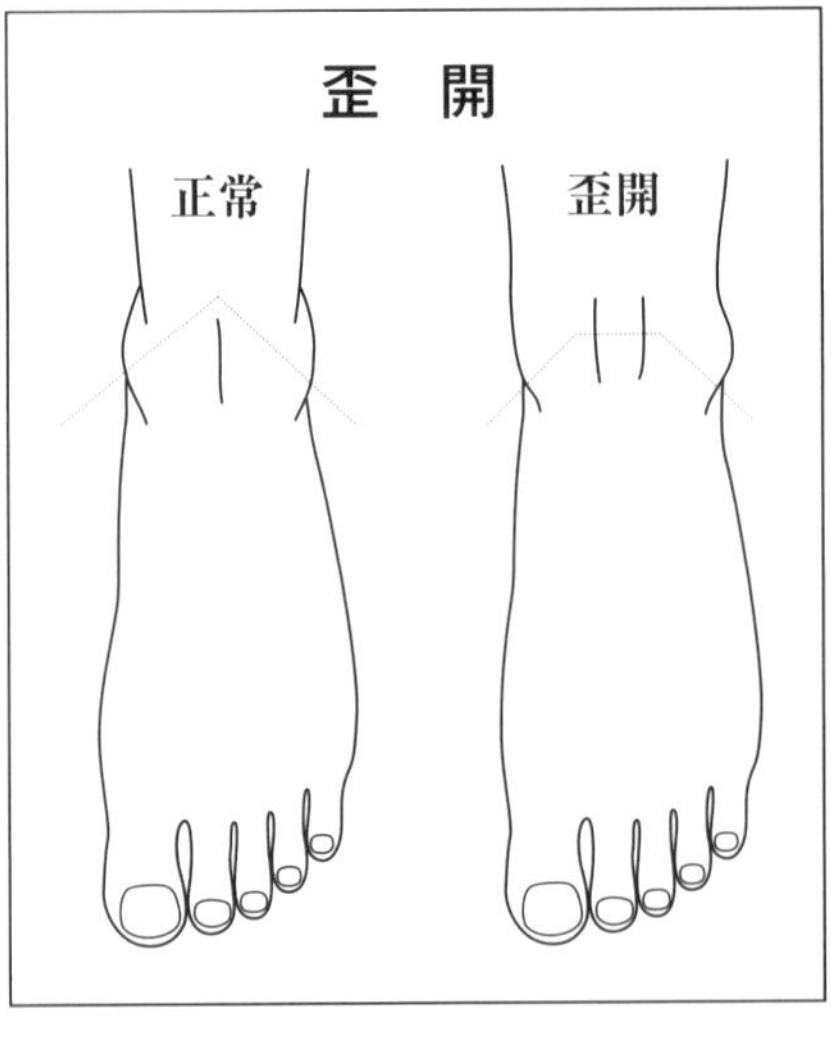

ことを続けることが大切です。

●足の形と健康

①標準型

五本の指すべてが豊かに伸びてバランスが良く、ピアノの鍵盤のように並んで指先に丸みがあります。全体に弾力があって柔らかく温かくて生色があります。

足を横から見て肉厚で甲高の人は肝臓病、脳卒中になりやすく、横に広がっている人には、蓄膿症や糖尿病が見られます。指のあたりは平らで甲の上のほうが厚く見える足型は心臓圧迫、坐骨神経痛に注意しましょう。

②長寿型

甲の骨が指に向かっていくにしたがって広がり、指のつけ根から先が狭まっています。指への血行が良く、あまり病気しません。長生きの家系に多く見られるタイプです。

③寿相崩れ型

長寿型に似ていますが、指の肉付きが悪く、指のあいだにすき間ができたり、指の形が不ぞろいです。もともと長寿の体質を受け継いでいるのにいまの健康状態はすぐれない状態なので充分気をつけます。

④夭折型

甲の骨が指のつけ根までほぼ平行で、指先が開いています。身体が弱く、神経痛や頭痛を起こしやすい虚弱なタイプです。正しい形になるように足もみで矯正すれば、形も変わって健康になります。

⑤腰痛型（外反母趾）

親指の根元の関節が突き出ています。腰痛や胃の症状をおこしやすく、ひどくなると突き出た箇所が痛み、歩くのも大変な人もいます。遺伝的なものや細い靴などで起こる場合もあります。飛び出した骨を押し込むようにして親指を回しもみ込むことで改善しましょう。

⑥鼓型

親指と小指が両側から押し付けられ、第二指が浮きあがったような形です。足のほてりや腰痛が起こります。靴をはいて足を拘束することから生じる形です。親指と小指を圧迫することから、利己的になったり腹が立ちやすくなるなど気質に偏りが見られる傾向があります。

⑦小指側の外縁がたるんだ型

小指が衰え、根元からかかとにかけての外側がつまめるようにたるんでいます。冷え性や痔、糖尿病などになりやすい型です。

手で病気を予防する

足心道では、足には現在の内臓機能の状態が現れ、手には親から受け継いだ生まれつきの内臓の強弱が現れると見ています。つまり足は治療に、手は予防に使うと効果的ですが、足が使えないときは手だけでも治療に用います。なお手足とももんだほうがさらに効果が

足の形に現れる健康

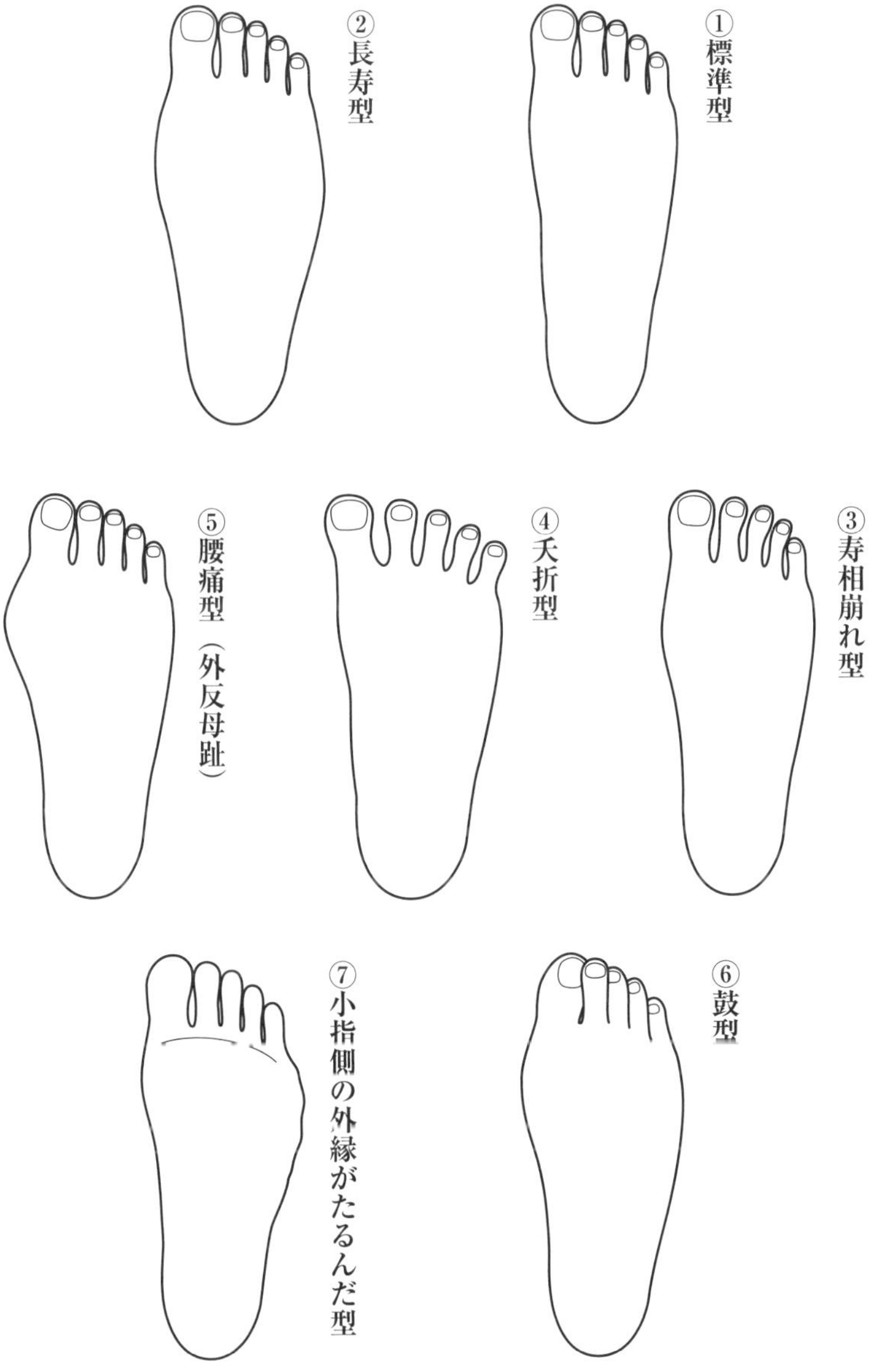
①標準型
②長寿型
③寿相崩れ型
④夭折型
⑤腰痛型（外反母趾）
⑥鼓型
⑦小指側の外縁がたるんだ型

大きいのです。
手と内臓の関連は10ページ観察図参照。

①親指

肺につながる経絡があります。つけ根の関節が飛び出している人は、呼吸器系が弱く風邪を引きやすいタイプです。親指を常にもんでおくと風邪の予防になります。

②人差し指

大腸につながる経絡があり、消化器の状態を見ます。先端が細くとがっている人は歯が弱く、根元が硬い場合は宿便があると見ます。根元をよくほぐして軟らかくすることで便秘に効果があります。

③中指

心臓に影響する心包経《しんぽうけい》という経絡があります。この指がまっすぐに伸びて豊かな人は心臓が丈夫です。

④薬指

三焦経《さんしょうけい》という経絡がきていて、神経性の腹部の症状や心臓、肺、リウマチに関連します。

⑤小指

内側が心経、外側が小腸経です。元気がなく細くしなびているのは、栄養の吸収が悪く虚弱な人にみられます。中、薬、小指は心臓に関連する指で、この三本が痛む、しびれるなどがあれば、心臓に要注意です。

手のひらも心臓に関連し、動悸、息切れのとき押さえると効果があります。

操法　もみ方の基本

足をもむ

●ペアになって足をもみ合う

足を観趾して、身体のどこに異状があるか、どんな変化があらわれているかがわかったら、実際にもんでみましょう。（操法）

①足心道は一人でもできますが、家族や友人などとペアになって交換するときには、まず操法の前には、最初に二人が向かい合い、「足をもんでいただく」「もませていただく」という気持ちを込めてあいさつを交わします。

②あお向けに寝て足をそろえて伸ばし、全身の力を抜いてリラックスします。そのとき両足の出し方に注意して見てみましょう。

健康な人の足はつま先が真上にそろっていますが、まれにしか見られません。

足首が両足とも左右に倒れて開いているのは疲労や体力低下、腰痛を抱えていることもあります。足先が前にのめるような出し方も疲れた状態です。片足だけが横に倒れている場合は、倒れている足の側の腰や膝になんらかの異常があるとみます。つま先が倒れていたら、左手で足をまっすぐ立たせるようにして押さえ、右手でもみます。

③まず、両手で両足首を握りアキレス腱の内側に四本の指を当てて両足の脈を見ます。
脈を数えるのではなく、お互いの気持ちを合わせるということと、脈を見ることで身体の状態を知るためで、強弱や正しく打っているかを見ます。健康体では、左が強く、右が弱く感じます。左右の脈が同時に打っているかどうか、病人の場合、互い違いに打っていたりしたら操法をやりすぎないように注意します。

④操法は左親指から始めます。左足の状態が悪い場合は、良いほうの右から始めることもあります。これは悪い足をかばうために良い足に負担がかかり、疲れているためで、原則は左足からです。

●一人でもむときの姿勢

足もみを自分で行うときは、素足でリラックスしてあぐらをかくか、片足を伸ばして片方の足を大腿部に乗せてもみます。

また寝て片足の膝を立て、その上に足を乗せて行うこともできます。自分がラクな姿勢でかまいませんが、足首をできるだけ伸ばして行うようにします。

ペアの場合も一人でする場合も、始める前

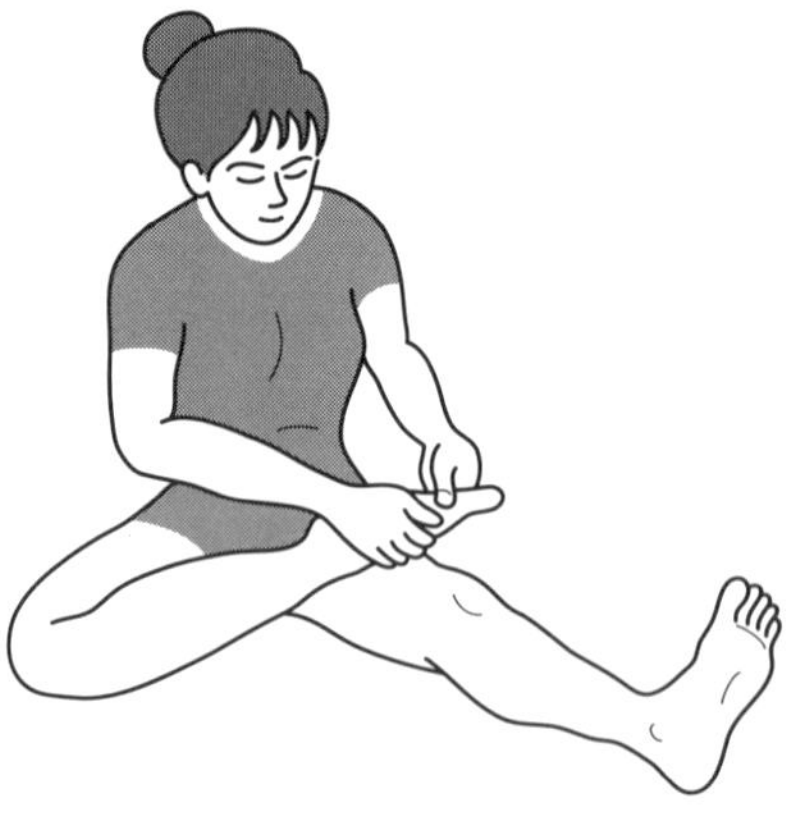

一人でもむときの姿勢

に両手のひらをこすり合わせ、プラナが出て温かい手で行うようにします。

●足をもむ順序

①足の指を一本ずつもむ

まず左足の親指から順にもんでいきます。

左手で指のつけ根の関節近くを持ち、右手指の腹で親指のつけ根近くをツメがあたらないようにして軽くにぎり、右回しに少し中に押し込むようにしながら、クルクルとリズミカルに関節を回しやわらげます。指の先端を押さえ、指の側面をよくもみます。同じように小指まで一本ずつていねいに行います。一本の指に一～三分かけます。

②親指の「三毛《さんもう》」のツボを刺激する

親指をもんだ後、手の親指の腹で足の親指のツメのきわ、「三毛」のツボを軽く押します。押して離すことを五～六回繰り返して刺激します。

③親指からかかとへの側面をもむ

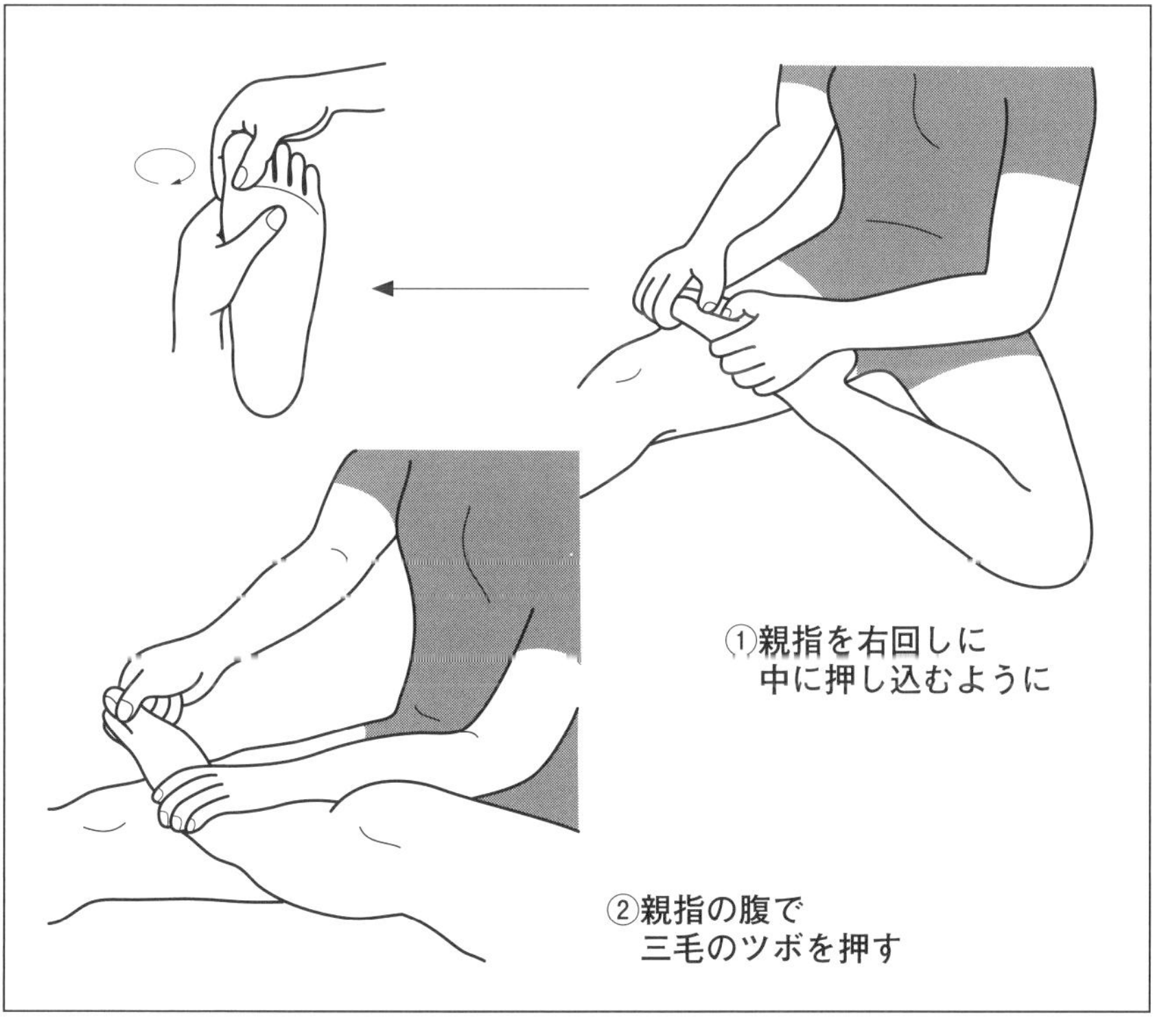
①親指を右回しに
中に押し込むように
②親指の腹で
三毛のツボを押す

手の親指で中足骨に沿って押すようにもんでいき、腎につながる「然谷《ねんこく》」のツボをよくもみます。呼吸器につながる足心ムネの部（土踏まず）には、手の親指をあて足をかぶせるテコの要領で、鼻、のど、胸、腹と押さえていきます。

内くるぶしのまわりを指先でもみ、「三陰交《さんいんこう》」のツボを押します。

④小指からかかとへの膀胱経をもむ

小指側の側面、膀胱経を押し込むようにしてもみます。冷え性、背中の痛み、頭痛などに効果があります。外くるぶしの周りをもみ、高血圧に良い「申脈《しんみゃく》」のツボも押しもみます。

⑤足の裏のツボ三点圧

足裏の「湧泉《ゆうせん》」は上向き、「足心《そくしん》」はまっすぐ、「失眠《しつみん》」のツボはかかとの方に向けて

③内・外くるぶしをもむ

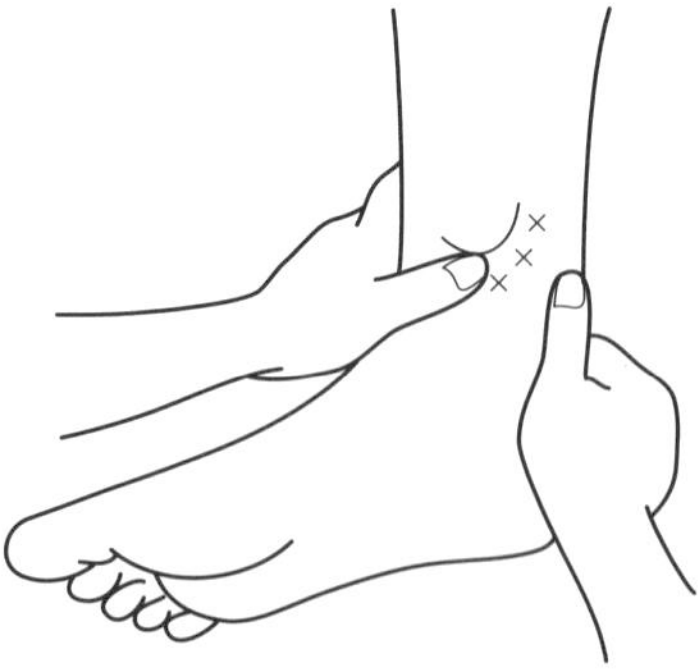

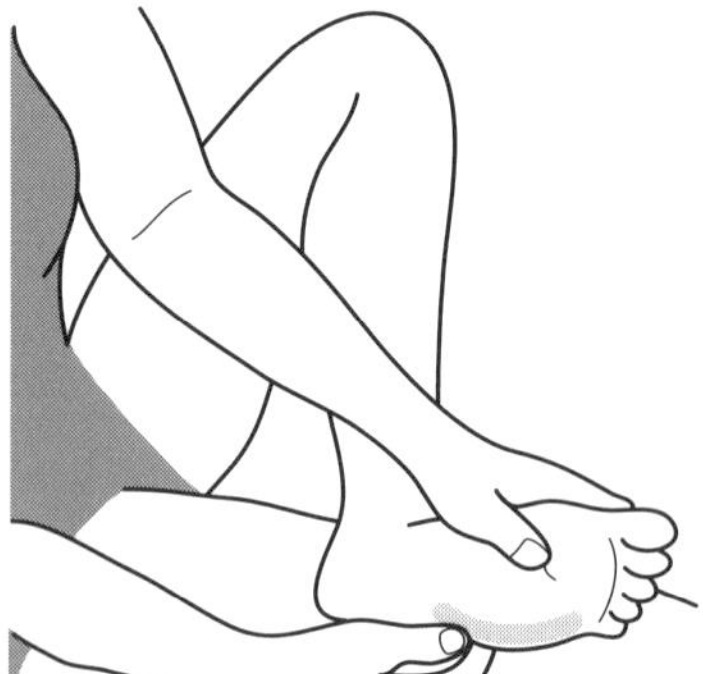

④小指からかかとにかけてもむ

＊図は一人で行う場合のもみ方です。

右手親指の腹を当て、左手で足の方をかぶせるようにテコの要領で押し、気を送ります。

一つのツボに十秒くらいかけて三回ずつ行います。脳や腎臓、副腎、腸などの働きを整えます。

⑥足の裏をまんべんなくもむ

指のつけ根の下（足額部）、中央（足心部）、かかとを軟らかく、まんべんなくもみほぐします。

⑦足の甲の骨間を押さえる

指のつけ根から足首へ骨と骨の間を溝をさらうように押さえていきます。骨間は経絡の通り道で大切なツボがあり、腹痛、腰痛の観察点であり、治療点でもあります。痛みがあったら、時々押して痛みをとるようにします。

⑧足首を回して屈伸させる

左手で足首を持ち、右手で足先を持って、足首を左右に二十回くらいずつ回し、前後に屈伸させます。高血圧、動脈硬化、歪開のある人はとくに入念に行います。

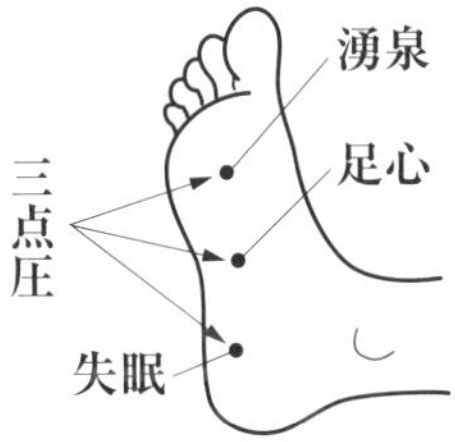

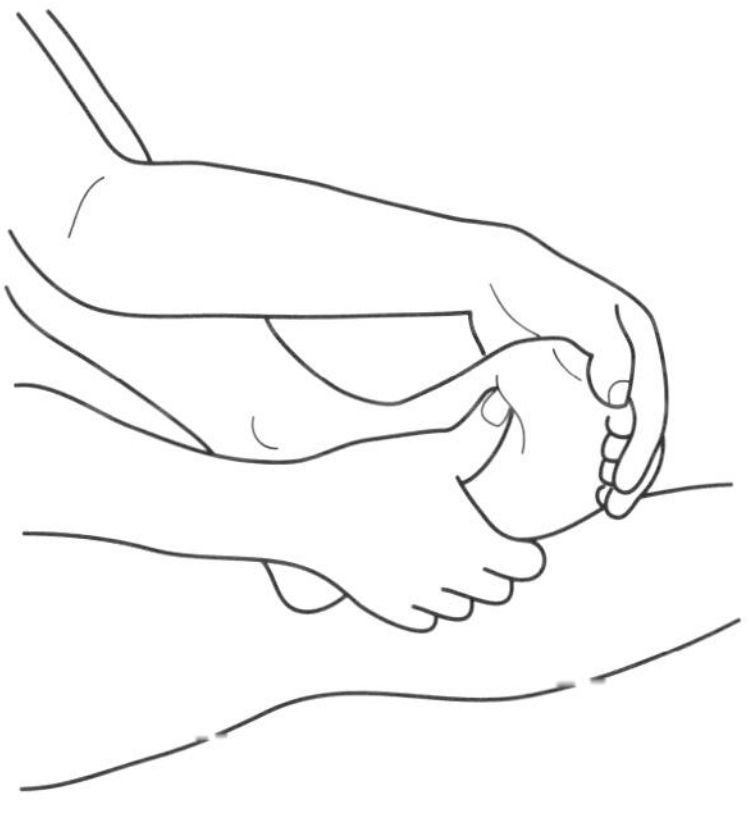

⑤足裏のツボに親指を当て、
テコの要領で押し、気を送る

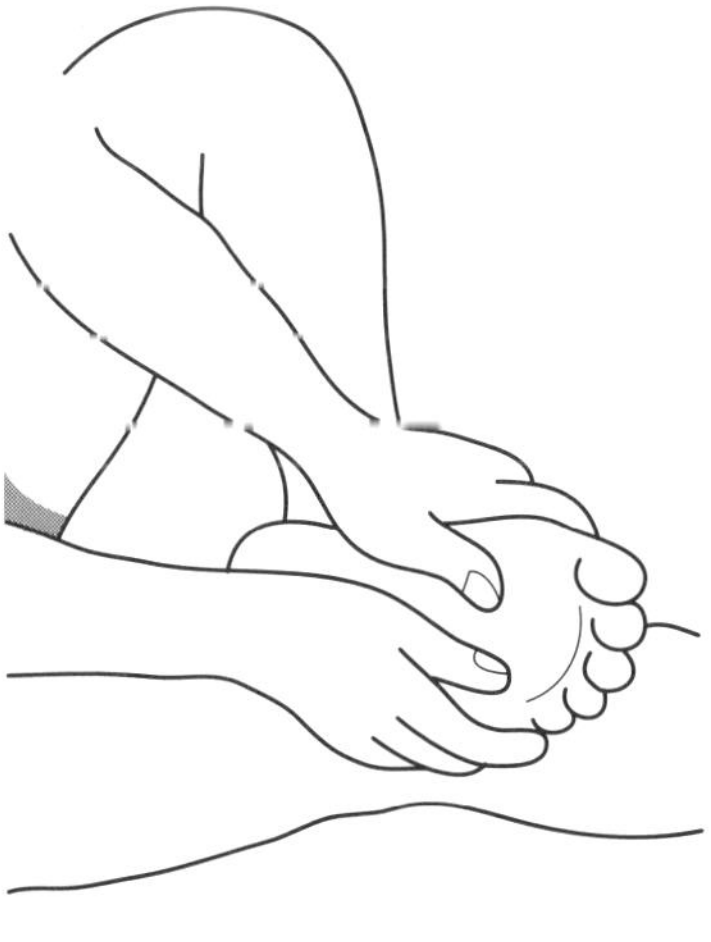

⑥足裏を両手の親指で
押し込むようにもむ

⑨四本の指を順に折り曲げてみる

　左手でかかとを持ち、右手で指骨頭のそばを持ち、足の裏の方にいっぱいまで曲げてみます。ポキンと音がするか指骨頭が浮き出て見えるのが良いので、不調の場合は指骨の周囲をもんでおきましょう。

⑩膝から脚部をもむ

　脚の外側を腓骨に沿って膝の方にさかのぼると三里《さんり》のツボにぶつかります。三里に片手の親指を当て、片手で足首を握り三里に当て

⑧足首を左右に回し、
前後に屈伸

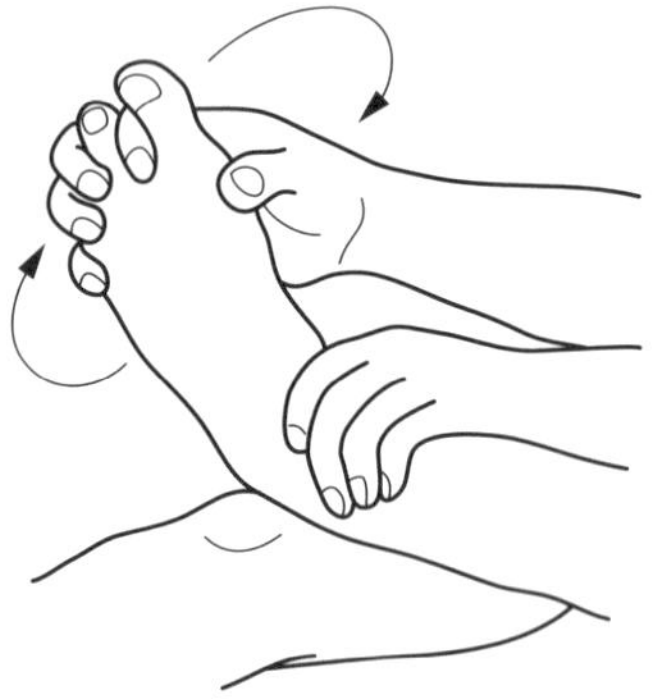

⑦指のつけ根から足首へ
骨と骨の間をさらうように

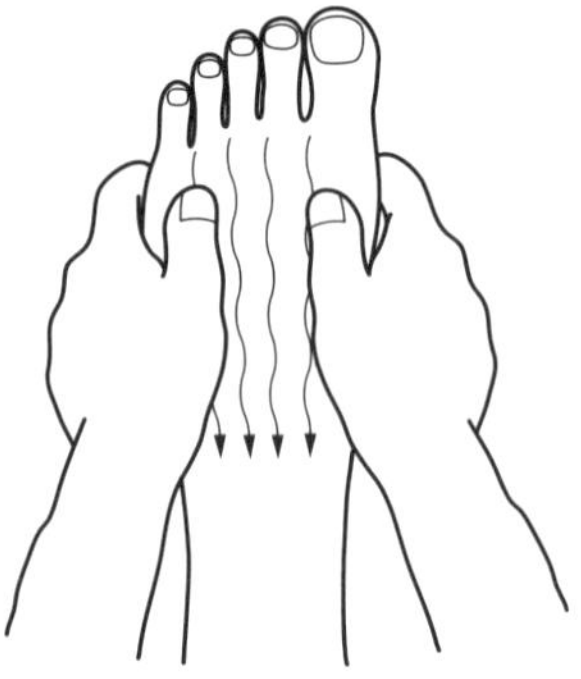

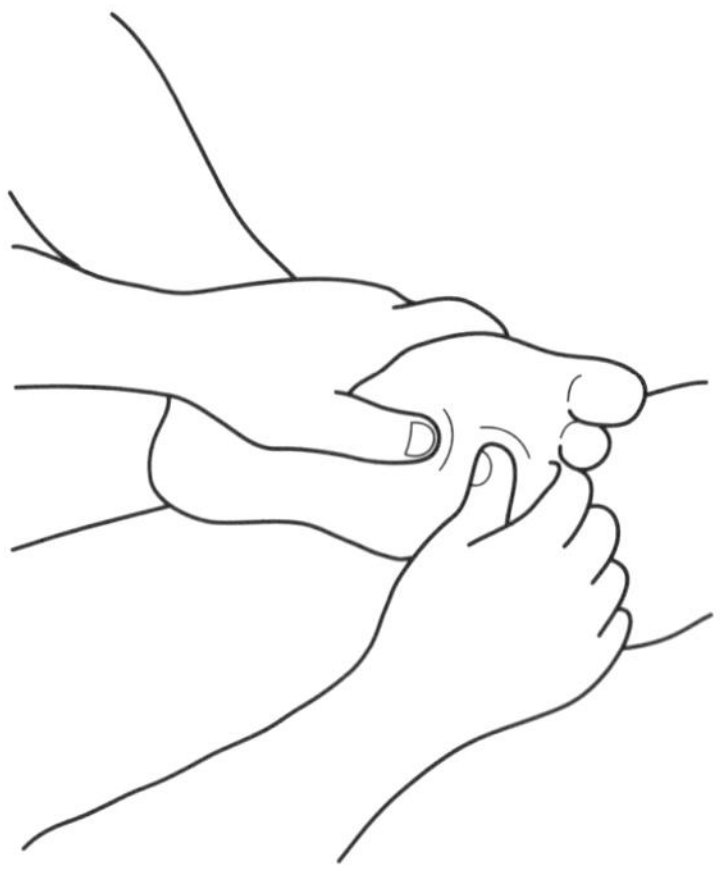

⑨足の指を折り曲げる

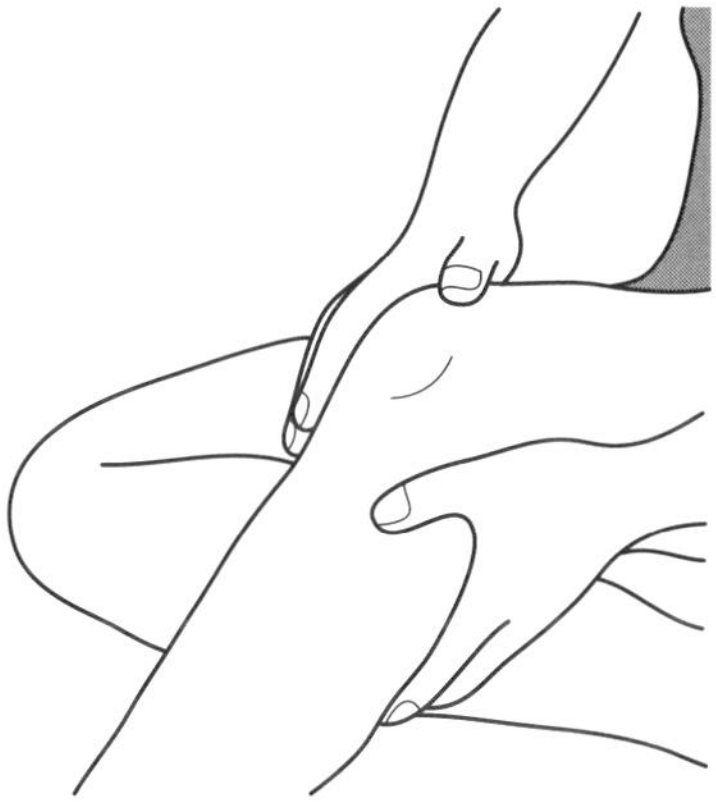

⑩三里のツボから足首の方に五〜六ヵ所押す

膝裏委中のツボから足首へ

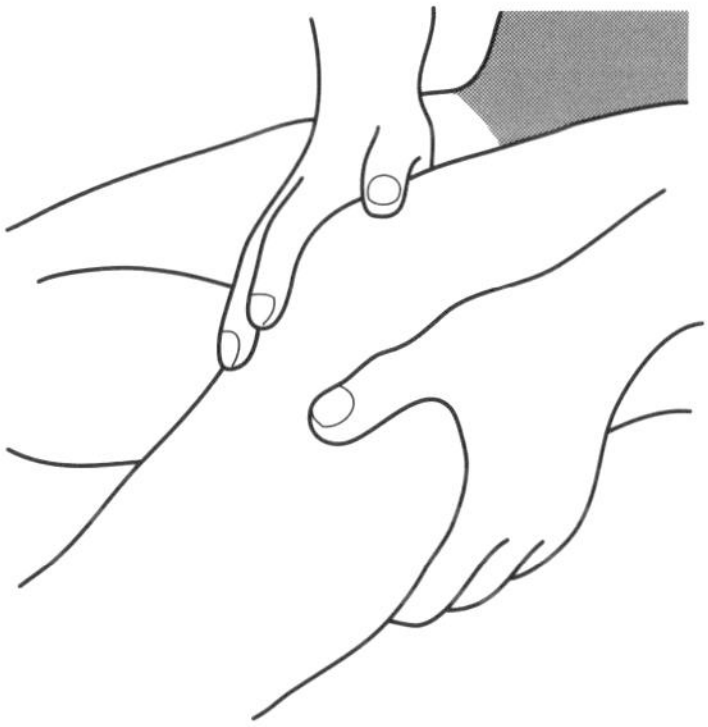

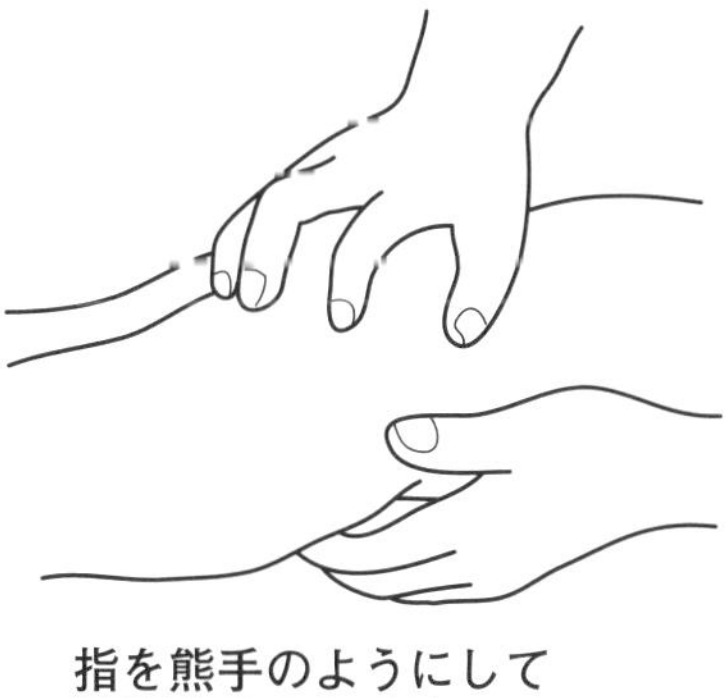

指を熊手のようにして膝頭をもみほぐす

た指に向けて脚を押し当てます。テコの要領で押さえた指には力を入れず、足首まで五〜六ヵ所押していきます。

脚の内側も曲泉のツボから、ふくらはぎは膝裏の委中《いちゅう》のツボから足首へ向けて同じ要領で行います。

膝は五本の指を熊手のような形にして膝蓋骨を覆い動かします。脚の外側は上から下へ、内側とふくらはぎは下から上へ手のひらでさすります。

このような手順でまず左足をもみ、同じ手順で右足をもみます。足は冬には冷えやすく、夏はだるいものです。この手順で脚をもむことで血行が良くなり、その悩みも解消し、体調も良くなります。

手をもむ

●手をもむ手順

手は右手から始めます。二人で施術をするときは、相手をあお向けに寝かせて、腕を身体から四十五度に開かせ、施術者はその腕に対して大腿部が直角になるくらいに座ると施術しやすい位置になります。相手に近い膝の上に手首を置きます。

①親指のつけ根甲側の合谷《ごうこく》のツボと、手のひら側の魚際《ぎょさい》のツボを親指と人差し指ではさむようにしてもみやわらげます。のど、歯痛、二日酔い、乗り物酔いに効果があります。

②手指をもむ

親指から順次小指へともんでいきます。手は足と違い関節をグルグル回さず、上下に動かします。そして指の根元から指先へと順次関節ごとにもんでいきます。もむ関節のすぐ下を指で押さえ、もう一方の手指で関節を動かします。手に力を入れずに軽く動かします。一人でする場合は関節ごとにすぐそばを握り、握られた方の手を動かします。指の側面

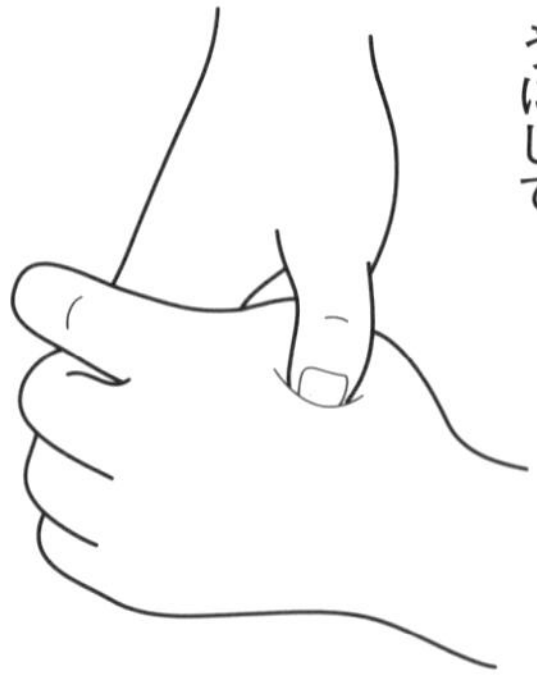

①合谷のツボと魚際のツボを親指と人差し指ではさむようにして

もよくもみましょう。

③手の甲の骨間をさする

施術する人は、相手の腕に向かって正面に向かい合うように座る位置を変えて、手首の方に骨間をさすります。

④手のひらのツボを押さえる

手のひらの労宮《ろうきゅう》、少府《しょうふ》のツボは動悸、息切れのツボです。ツボに親指を当てて、手の方を上からかぶせるようにして押し当てるテコの要領です。そして手のひらをまんべんなくもみます。

⑤腕から肩にかけてもみほぐす

腕の筋肉のくぼみや骨の間を指先でほぐします。わきの下の前後をほぐすと肩こりに効果があります。

⑥手首を回しやわらげる

親指と相手の親指と組み合わせ握手するようにして手首をクルクルと回します。

右手が終わったら左手も同じように行います。両手で十分くらいが適当です。

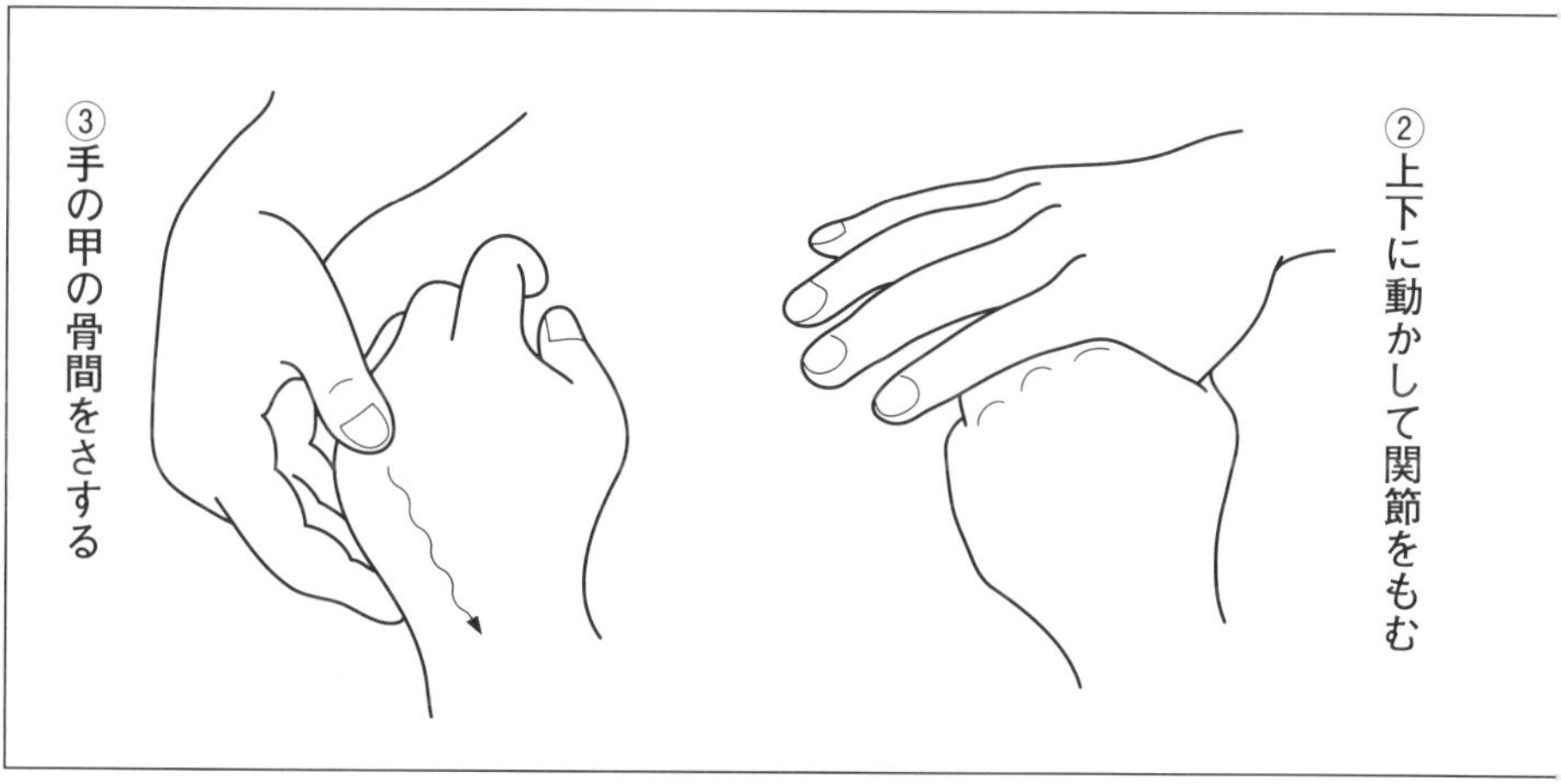
②上下に動かして関節をもむ
③手の甲の骨間をさする

＊図は一人で行う場合のもみ方です。

●手足をもむときの注意

以上が手足の基本実技の手順です。一回の時間は十五分〜三十分かかります。食後すぐと入浴前は時間をあけてから行います。一日何回でもかまいませんが、最低一回は就寝前

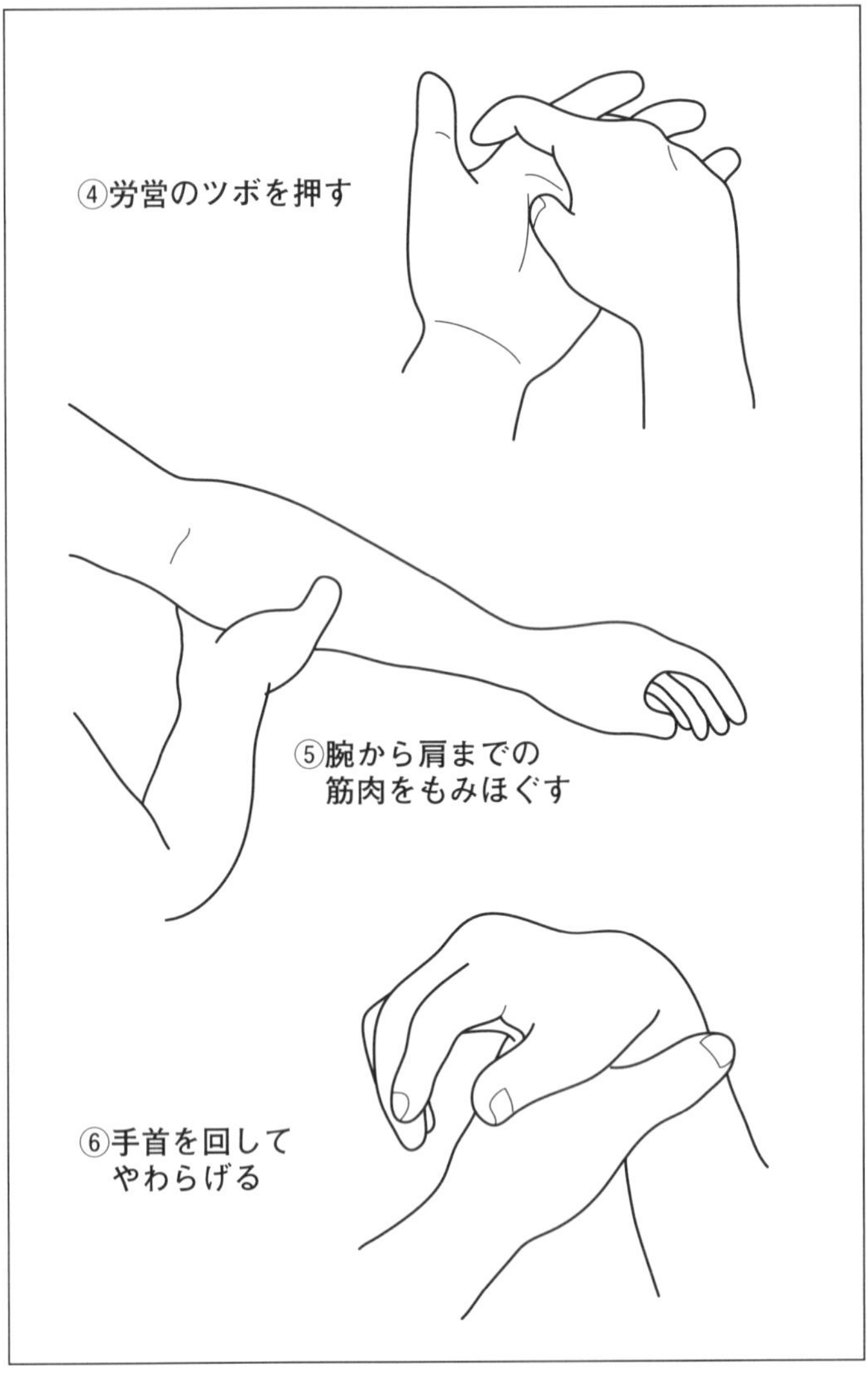
④労営のツボを押す
⑤腕から肩までの
筋肉をもみほぐす
⑥手首を回して
やわらげる

などにリラックスしてやってみてください。身体が温まりよく眠れます。

そして手が空いたときには折にふれて、手足の気になるところをさわったり、さすったりすることを習慣づけて刺激してみてください。いつの間にか足の形が変わってきます。手足をもむことで、身体の働きが根本から活性化して、病気や症状を自分で治す力、いわゆる自然治癒力が高まります。

手足をもむときには、力を入れすぎず、軽く短時間の刺激でよいのです。強く刺激してその場のこりや痛みをとるのではなく、刺激によって経絡を通じ、また神経を刺激して内臓が整い、機能が活発になるという考え方です。力を抜くというのではなく、力を脱ぐという気持ちで強くやり過ぎないことです。

●子どもにはとくに優しく

幼児にとっては優しい健康管理になりますが、大人と同じでは強すぎます。

とくに赤ちゃんには、足の甲や裏を軽くさすり、手で包むようにして握ったり離したりします。幼児には、足の裏はとくに脳に通じる大事なところなので軽く押してあげてください。

発育が良く、利発に育ちます。

気持ちが良いので毎日足を出してくるようになります。習慣にして毎日もんであげることで親子のコミュニケーションにも役立ちます。

足心道の発祥

足心道は、柴田和通（一八八八〜一九六〇）が創始した全くオリジナルな手足からの健康法です。

和通は、昭和初期、関東大震災の後に、伊藤自在庵という方の手足末梢療法の治療を受け、それまで難治で苦しんでいた糖尿病、蓄膿症、神経衰弱などが全治したことに驚き、それを広く社会に普及したいとの思いが、足心道の始まりとなりました。

伊藤先生の教えを受ける傍ら、和通は、東京下町の貧しく病んで医師にかかれない人たちを探し歩き、煎餅などを手土産にしながら直接訪ねて手足を見せてもらい、スケッチし施術をしました。

そして、観趾法（足の見方）・操法（施術法）としてこれをまとめ、だれにでもできる健康法、治療法として書き上げました。それが今の足心道の基盤となっています。

さらに、和通は十四経絡に照らして手足を見ることで内臓とのつながりを確信し、その後、生理学を学び、東洋医学を研究して「手足根本療法」として治療所を開きながら、治療師会、鍼灸学校などでの講習、講演などで治療師を対象に広め、多くの方に利用されてきました。

太平洋戦争後は、荒廃した日本を救うのは何よりも家庭の心身の健康が大切と考え「足心道」と改名し、書籍『柴田家庭健康術』を著して、一般家庭に普及することを目的に講習会で全国を回りました。

没後は息子の和徳が後継して普及に努め、各地に指導員が生まれ、支部ができて今に続いています。

そして和通の著書三部作『柴田観趾法』『柴田操法詳解』『柴田家庭健康術』は、足心道の原典として今も足心道本部から出版され、広く読まれています。

第2章

症状別 効果的な治し方

頭痛

さまざまな原因から起こる

頭痛は、多くの方が経験している症状ですが、風邪の発熱からくる頭痛、ストレスや疲労、緊張などから起こるもの、病気が原因のものなど原因はさまざまです。頭や肩にかけての筋肉の緊張から血流が悪くなって痛みを起こします。体質的な常習性のもの、頸椎の変性などもありますが、突然の激痛には危険な病気もあるので要注意です。

＊手当てのポイントは

①足の親指がブヨブヨしていたり、裏側が凸凹して弾力がないのは頭痛、偏頭痛を起こしやすい状態です。**親指**は**肝経**で、めまい、目が疲れやすい、不眠、イライラなどの症状を伴い、ストレスが原因の頭痛が多く見られます。親指根元にタコがあるのは、首筋のこり、足裏の足額部が張って硬いのは肩こりからくる頭痛とみます。

頭に関連する足の親指を弾力が出るように回しもみ、高血圧、首筋のこりに関連する足首を左右に二十回くらいずつ回します。

②**小指**が硬かったり変形がある、**膀胱経**がたるんでいるなどは、めまい、耳鳴り、下肢の冷え、倦怠感などを伴い、冷えのぼせによる頭痛が考えられます。

③**小指**から**膀胱経**は後頭部でもあり、冷えにも良いの

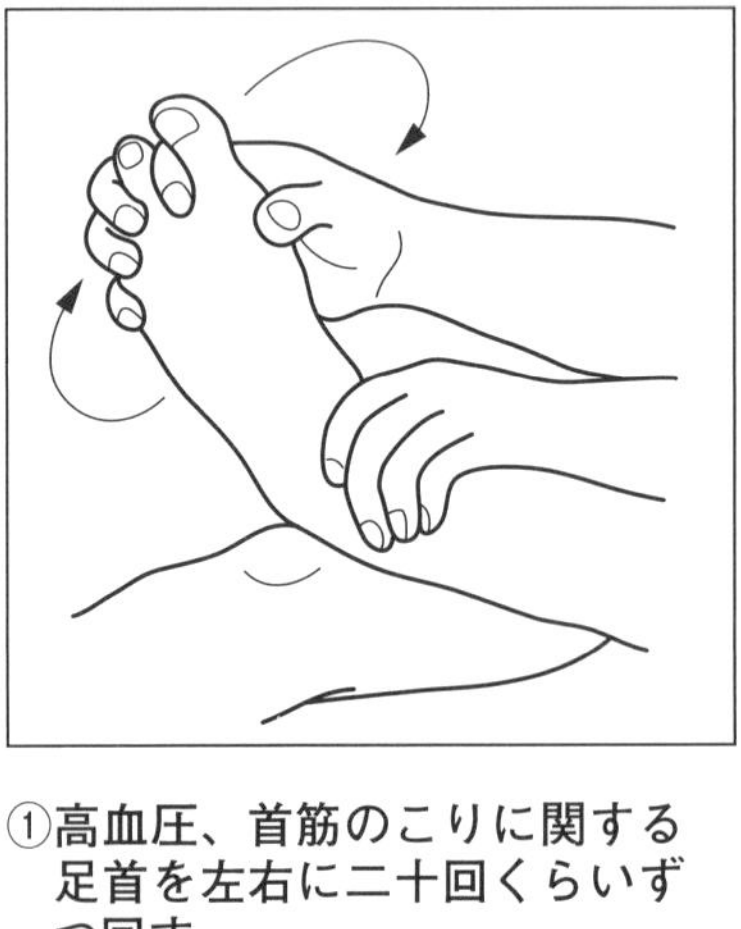

①高血圧、首筋のこりに関する足首を左右に二十回くらいずつ回す

でもみこみます。
④足裏の**湧泉**《ゆうせん》、**足心**《そくしん》のツボは脳に働き、全身の働きを良くするので繰り返し押して、足裏もまんべんなくもみます。

⑤首筋の**天柱**《てんちゅう》、**風池**《ふうち》のツボ、頭の**百会**《ひゃくえ》のツボを押し、肩の**肩井**《けんせい》のツボを刺激します。
⑥偏頭痛の場合は痛む方の足を重点的にもむようにします。

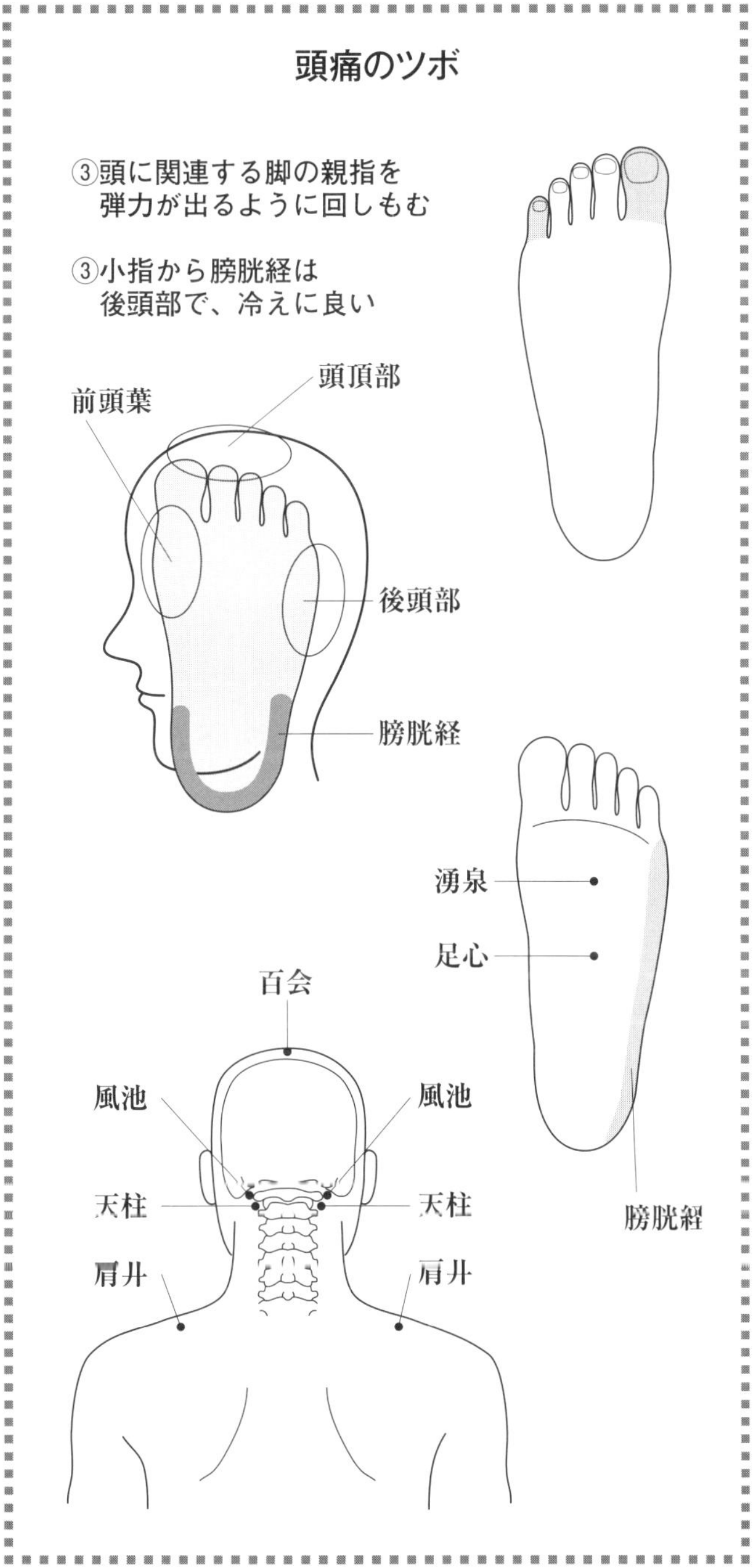

歯痛

歯痛は内臓にも原因がある

歯の痛みは、ほとんどの場合、虫歯や歯周病が原因ですが、歯は全身と関連しています。肩や首のこり、疲労や病気などで体力が衰えたときに痛み出すこともあります。毎日の歯磨きや手入れも大事ですが、ふだんの身体の手入れも大切です。歯の健康のために、またちょっとした痛みにはツボ押し、足もみが役立ちます。虫歯になってしまった歯は、早めに歯科医の治療を受けましょう。

＊手当てのポイントは

①手の**人差し指**の先がとがった感じの人は先天的に歯が弱く、歯ぐきが沁みたりします。冷たいものや熱いものが沁みる人は、ふだんから人差し指の先をよくもみます。

②歯槽膿漏や歯根の症状には、**腎**につながる足の**小指**に変化が出やすくなります。**小指**、**足裏**をよくもむようにします。

③下歯が痛むときは、糸切り歯の下のくぼみにある**大迎**のツボを強く押します。上歯が痛む場合は**こめかみ**を強めに押します。

④手の**合谷**《ごうこく》のツボに**親指**を当て、痛みを感じるまで押しては放します。**肩井**《けんせい》のツボ（「頭痛」55ページ参照）に体重をかけて押してもらうことも効果があります。

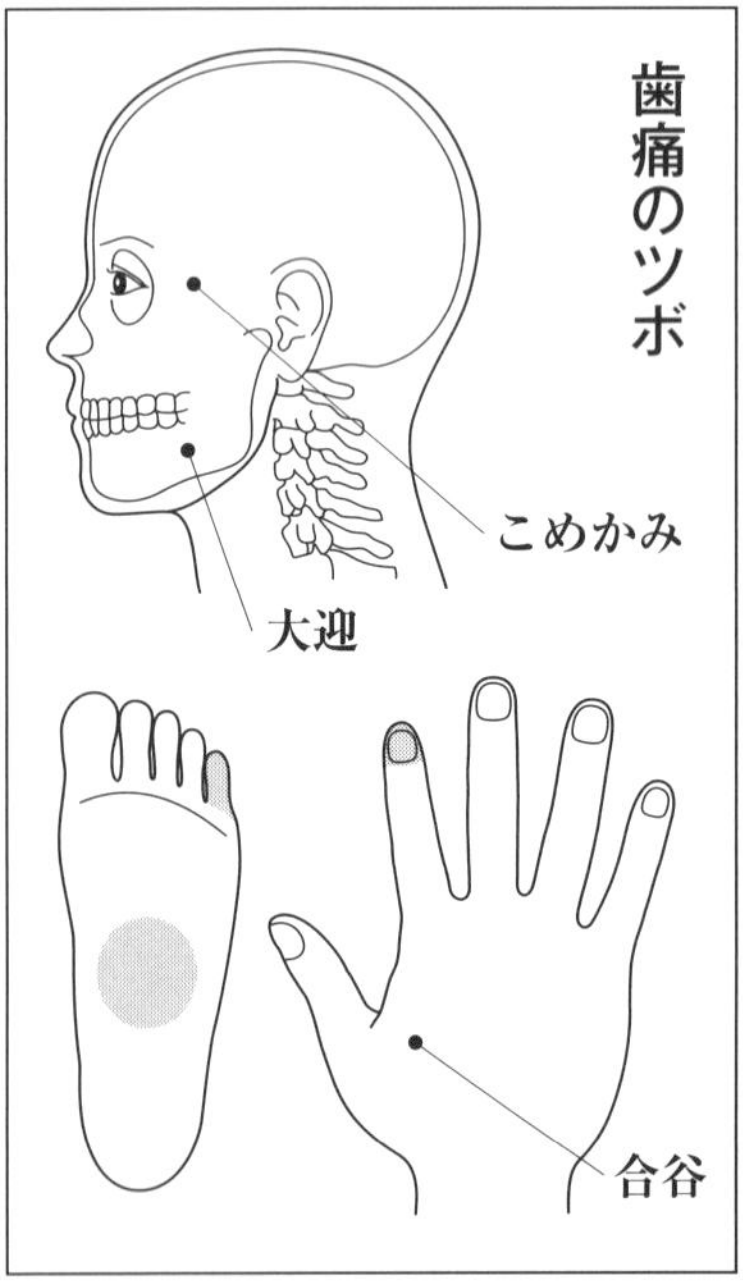

歯痛のツボ

寝違い

温湿布で効果を高める

朝起きたら、首が痛くて回らない寝違いはつらいものです。不自然な姿勢で寝ていたために頸部の筋膜や組織が炎症を起こして起こります。

＊手当てのポイントは

①首に通じる**足首**を左右上下によく回し、足の**親指のつけ根**をもみほぐします。**親指**、**第四指**、**小指**を回しもみ、**膀胱経**、**足額部**を丁寧にもみます。

②そのあと静かに呼吸をしながら首をゆっくり上下左右に回します。

③熱い蒸しタオル（電子レンジでチンすると簡単）で首筋や肩に温湿布をして血流が良くなるようにします。首筋から耳の後ろ、**肩井**にかけて痛みやしこりを**手指の腹**で軽くほぐします。

④後頭部の**天柱**《てんちゅう》、**風池**《ふうち》、肩甲骨きわの**膏肓**《こうこう》のツボを押します。

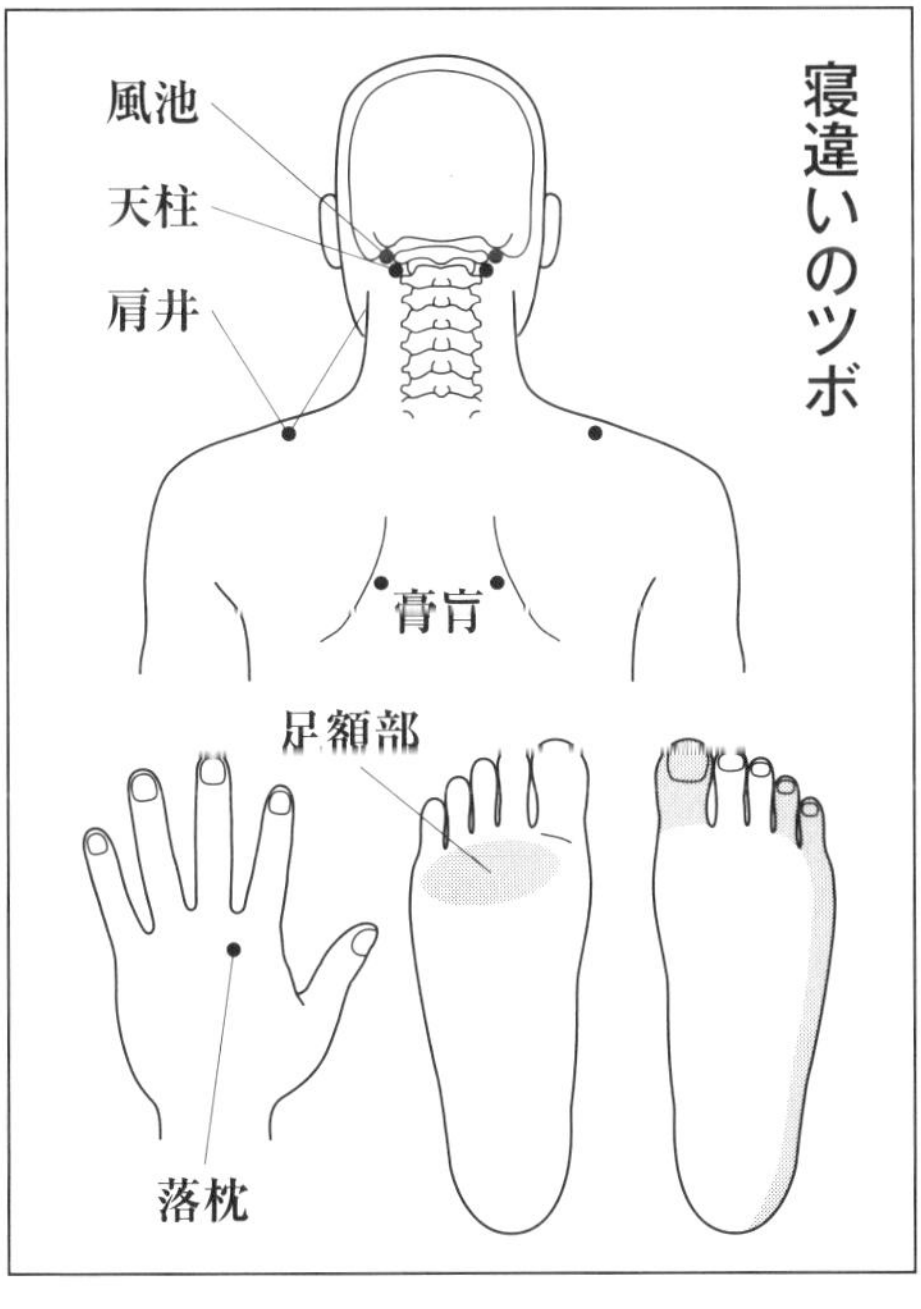

⑤寝違いの**特効ツボ**と言われる手の**落枕**《らくちん》のツボ（手を握り盛り上がる関節の骨の**人差し指**と**中指の間**、**手首側**の痛みが響くところ）に**親指**をあて骨間を広げるように押し込みながらもみます。両手に一回一～二分行います。

肩こり

机に向かう作業は時々休憩を

肩こりの原因はさまざまですが、目の疲れ、精神的ストレス、同じ姿勢を続ける、運動不足などが原因とみられます。首や肩にかけての筋力低下から血行不良を生じ、頑固な症状が続きます。今はパソコン操作などから起こることも多くなっていますが、いろいろな病気が原因で起こる場合もあります。

＊手当てのポイントは

①**足裏の指の根元、足額部《そくがくぶ》（肩）**に変化が見られます。肉が厚く、張っているのは肩がコチコチにこる陽症肩こり型、反対に、足額部に力がなく足裏にたてじわができてたるんでいるのを陰症肩こり型といいます。陰症は胃下垂、内臓下垂の人に多く、肩が引っ張られる感じで肩がこります。**足額部の第二指の下**あたりにウオノメ、タコなどがあるのは肩こりまたは胃の働きが良くないとみます。

足額部をよくもみ足裏全体をまんべんなくもみます。血流を良くし、筋肉をやわらげます。

②足の**親指**、**第四指**は神経痛、筋肉痛など、痛む、つれる、しびれる症状に関係があるので、指を回しながら硬直をほぐします。

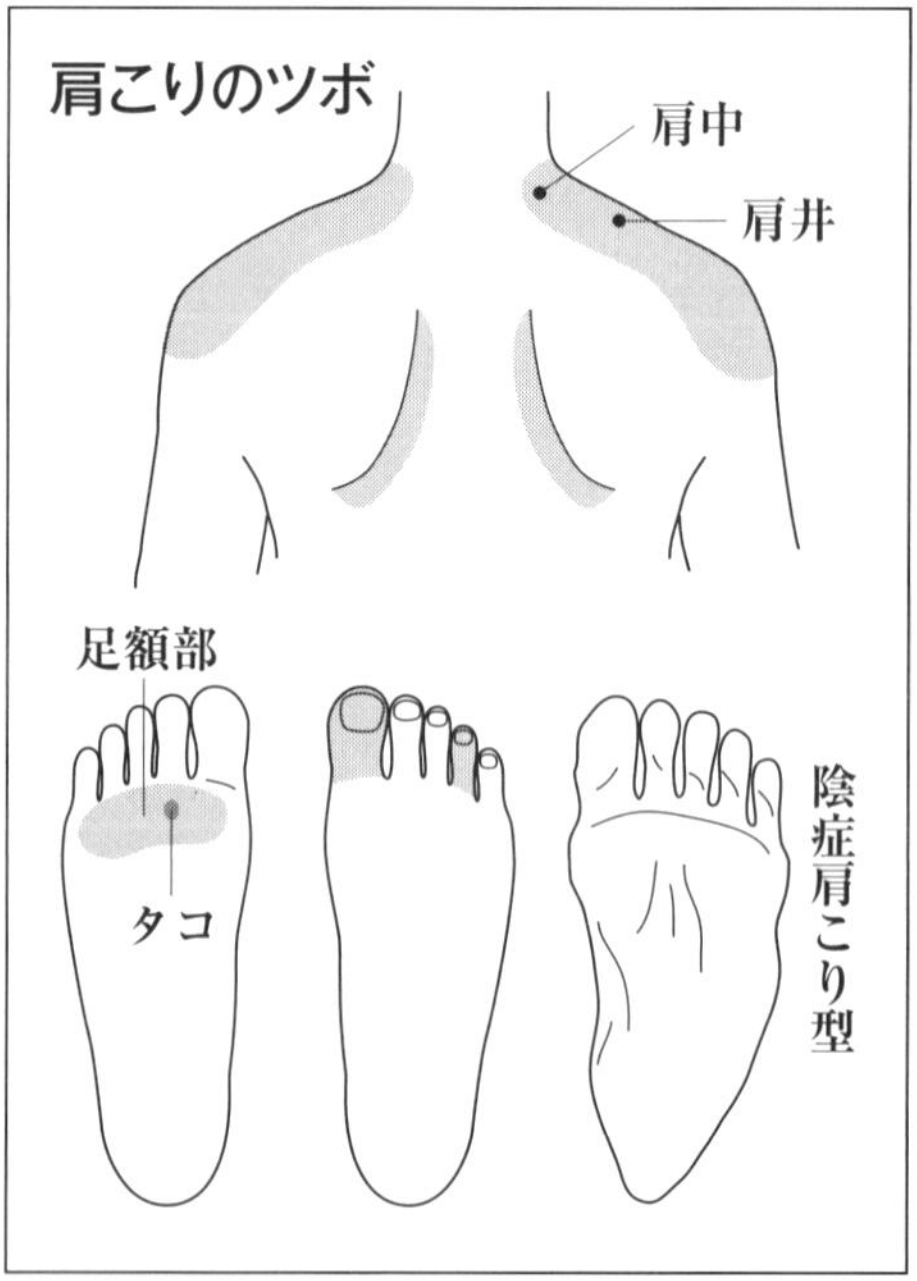

③胃腸が弱くて肩がこる人は**第二、三指**と**足裏胃腸**のツボをもみます。

④手指をまんべんなくもむと、肩の血流を良くします。

⑤両肩の**肩中**《けんちゅう》、**肩井**《けんせい》のツボに親指を当て、体重をかけて静かに押してもらいます。

⑥肩甲骨に沿ってやや強めにほぐします。肩を後ろに引くようにして、四本の手指を肩甲骨の下に入れるようにして、肩甲骨の外縁に沿ってほぐします。

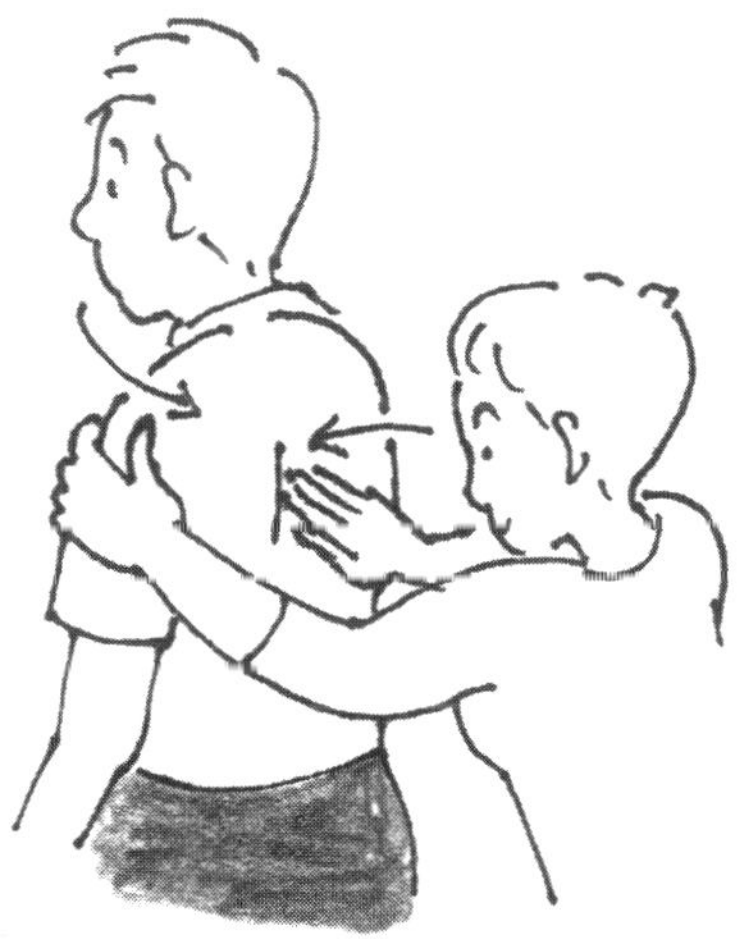

⑥肩を後ろに引くようにして、四本の手指を肩甲骨の下に入れるようにしてほぐす

肩がこりやすいタイプ

足裏の指のつけ根から湧泉《ゆうせん》のツボまでの間に、肉の盛り上がったところがあります。そこを足額部と呼び、肩に当たる所とみます。

その足額部の長さは、指のつけ根からかかとまでの長さの四分の一くらいまでが適当です。ふくらみが三分の一にも及ぶときは、腎臓が先天的に弱く、反対に四分の一にも満たない場合は、呼吸器の病気を起こしやすいとみます。

足額部が極端に盛り上がっているのは、肩がこりやすいタイプです。肩がこったら肩をもむのは当然ですが、いつも足額部をもんで軟らかくしておくことで肩のこらない身体を作ります。

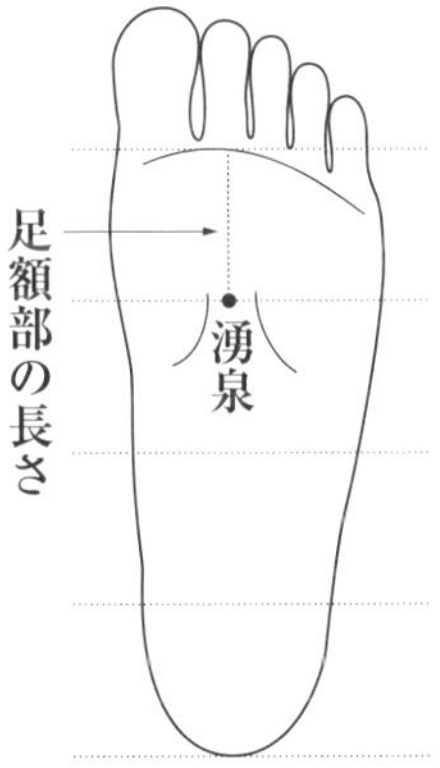

足額部（肉の盛り上がり）は指のつけ根からかかとまでの四分の一が健康

五十肩

早めに対処を

五十肩は四十～五十代によく起こる症状ですが、急に肩が痛んで、腕が上がらない、後ろに回せなくなるなど、肩関節の動きが制限されます。長年使ってきたことで、肩関節周辺の組織に炎症が起き、硬化して痛みを生じる老化現象とみられます。

たいてい一年ほどで治りますが、その間、たいへん痛み、不便なので、早めの手当てで治癒を早めましょう。

＊手当てのポイントは

①肩こりとほぼ同じですが、足の**親指**から**かかと**にかけての外縁も肩から腕に関係します。

そこに圧痛や硬さが見られることがあるので、**親指**からの側面を中足骨に沿って押し込むようにしてもみます。

②腕が動かせないときは、前後の脇の下の筋肉を何度ももみほぐしてやわらげます。痛んでもやさしく少しずつほぐしてください。

③肩甲骨の中ほどにある**天宗**《てんそう》、**肩貞**《けんてい》のツボは肩や腕の症状に効くツボです、押すと痛みますが、少しずつ押して刺激します。

④痛みがひどいときは冷湿布を、痛みが軽くなったら温湿布をし、入浴などで肩を温め、冷やさないようにします。

血流を良くするように手足をまんべんなくよくもみます。

＊こんなことも

片手を机などについて、痛む方の腕を垂らして腕を動かす運動や、胸を張り肩甲骨を寄せるようにして、両方の肩先を上下、前後、回すなど肩甲骨を動かす運動で、柔軟性を取り戻すこともやってみましょう。

五十肩のツボ

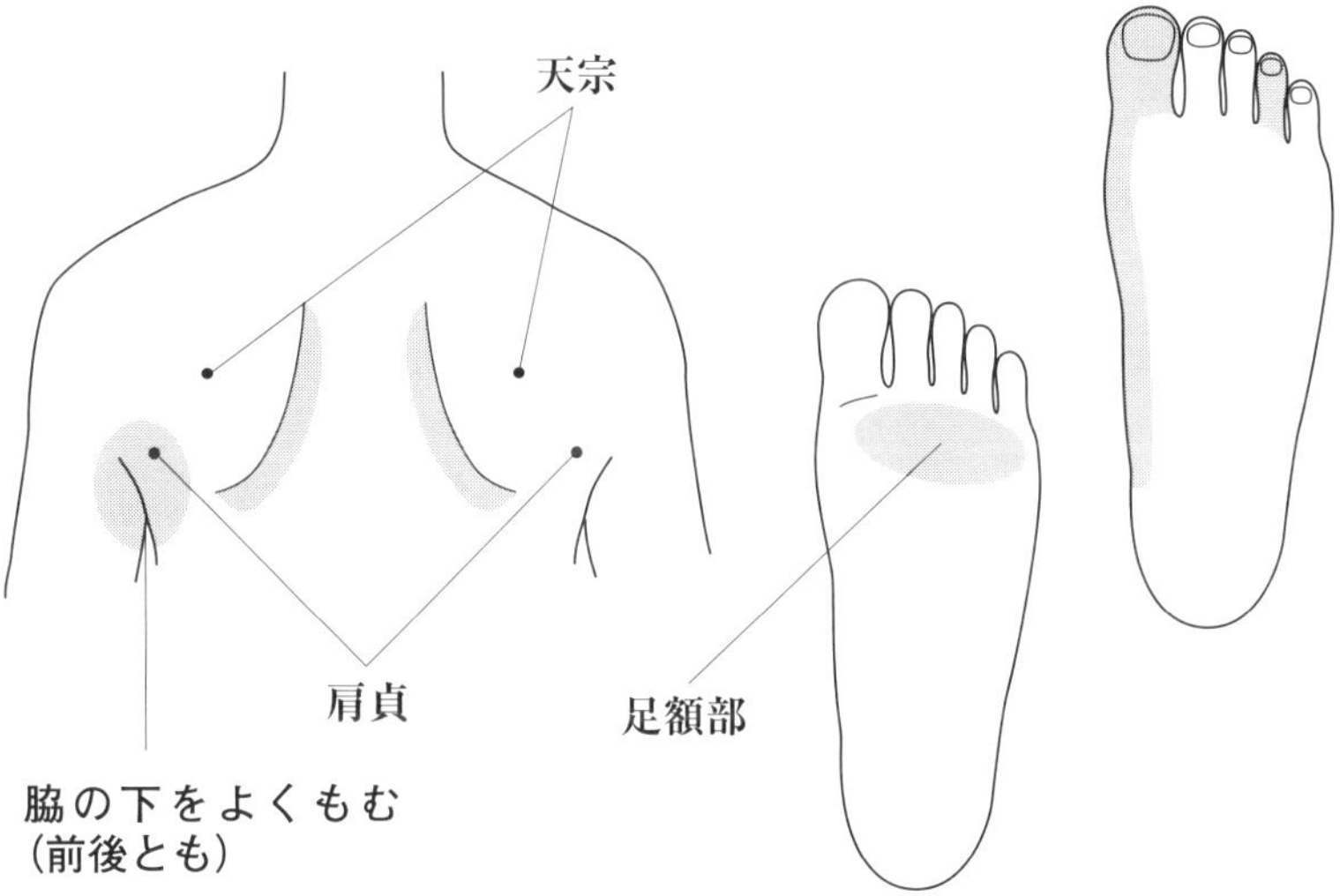
天宗
肩貞
足額部
脇の下をよくもむ
(前後とも)

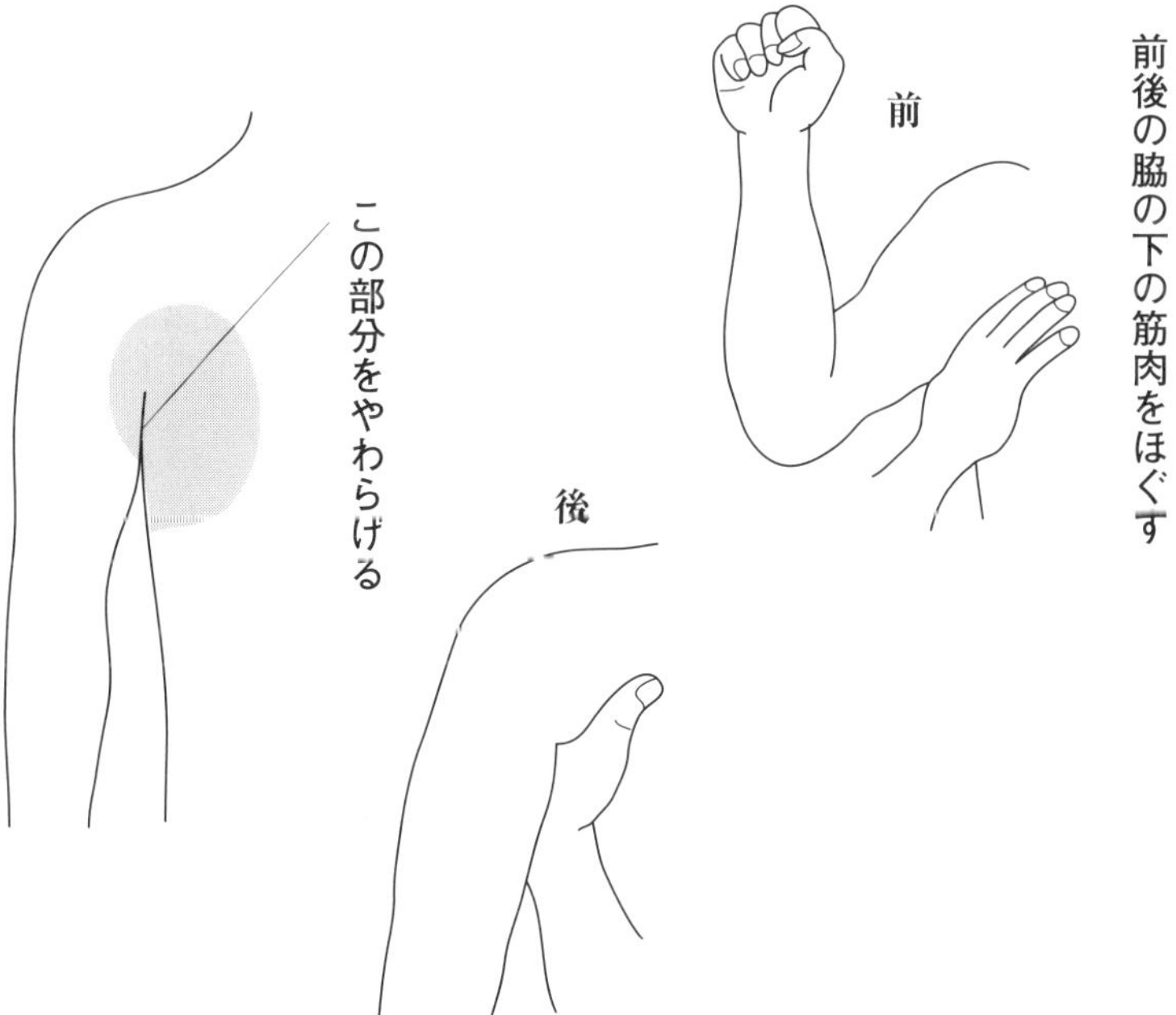
前後の脇の下の筋肉をほぐす
前
後
この部分をやわらげる

腰痛

日頃の足もみと軽い運動を

腰痛は年齢を問わず、だれにでも見られますが、運動不足で筋力が弱くなっているところに、急にスポーツをしたり、同じ姿勢で長時間のデスクワーク、車の運転、肥満や老化によるもの、ちょっとした姿勢や動作の無理から激痛が走るぎっくり腰、坐骨神経痛や内臓の病気によるものなど原因はさまざまです。

＊手当てのポイントは

①足首寄りの甲が高い、親指のつけ根の骨が飛び出している(外反母趾)人は、腰痛になりやすいタイプです。肝経の足甲の**太衝**《たいしょう》と膝の内側、**曲泉**《きょくせん》のツボに圧痛が出やすいので、ツボを押して痛みを取るようにします。

②**親指**が張り切って硬い、またはつれている、**第四指**が棒のように硬いなどは、肝臓の働きからの腰痛。**二指**ともよく回しもみます。

③外反母趾の場合は、片手で飛び出た骨を押さえ、**親指**と**第二指**の間を拡げるようにしながら回しもみます。

③**小指**が硬い、曲がるなどの変化が見られ、かかとがザラザラしていたり、外側がタコができるなど硬くな

腰痛のツボ

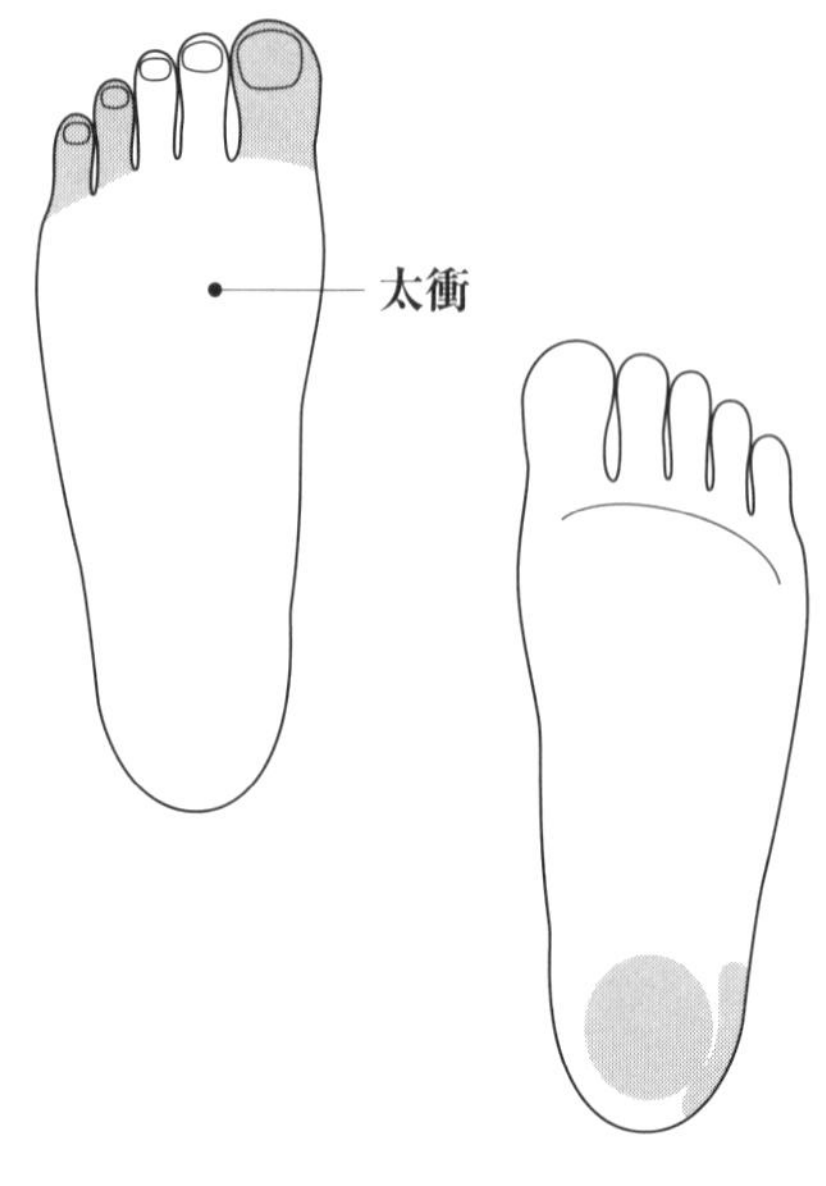

っているのは腎臓、婦人科からくる腰痛とみます。**小指**、**かかと**など変化のあるところをよく見て、指は回しもみ、かかとはもんでやわらげます。

③あお向けに膝を立てて寝た姿勢で、手の三指を立てて、腰骨に沿ってへそに向かって押していき、硬いところ、痛むところをよくほぐします。腰痛で緊張した腹筋をやわらげるように腹部をもんで軟らかくするのも効果的です。

④手の**親指**を内にして握り、**腰椎**の内側から外側に向けて横に、ゲンコツの突起部を動かします。次に背中をタテに動かしてさすります。

⑤坐骨神経痛は腰から太ももの裏側、下肢を通る神経が圧迫され、しびれや痛みが起きます。腰痛とほぼ同じように手当てしますが、とくに大腿部、ふくらはぎ、膝裏の**委中**《いちゅう》のツボなどもよくもみましょう。

＊こんなことも

重いものを持ち上げないようにする、正しい姿勢に注意する、腹筋、背筋の運動をする、太りすぎないことなどに注意しましょう。

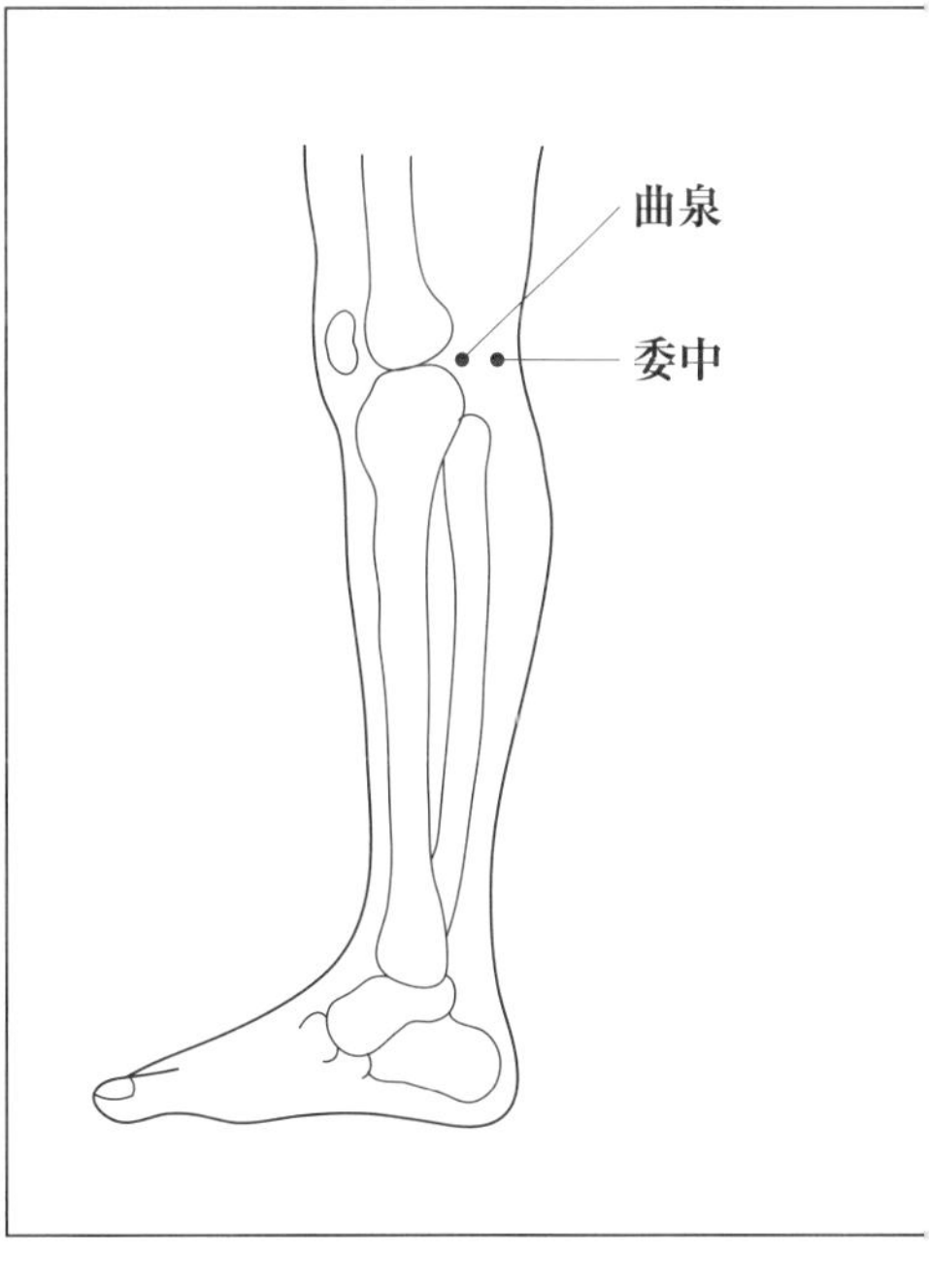

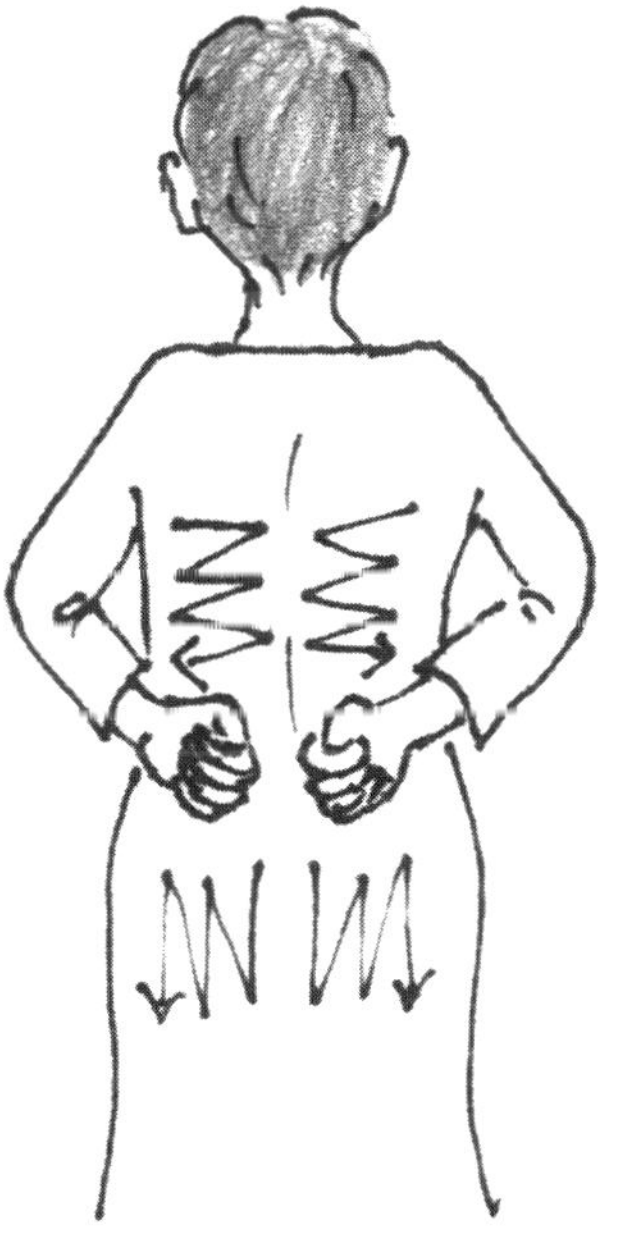

④親指を内にしてゲンコツで腰椎を横に刺激し仙骨をタテに刺激する。朝夕の薄着のときに

神経痛

神経の痛みは肝の経を中心に

神経に沿って激しい痛みが起こります。主な症状には、頭部、顔面に激しい痛みが起こる三叉神経痛、肋骨に沿って巡る肋間神経に痛みが出る肋間神経痛、腰から太ももの裏側から下肢を通る坐骨神経に痛みや痺れが走る坐骨神経痛があります。

＊手当てのポイントは

①神経、筋肉、血管などの柔軟性、弾力性にかかわる**肝経**を重点にもみます。

足の**胆経**の**第四指**が棒のように硬直していたり、**肝経**の**親指**に丸みがなく、薄くなっているときには、身体のどこかに痛む、つれる、痺れるなどの症状が出やすくなります。まずこの二本の指をよくもみ、足首を回します。

②足の甲の肉が削ったように薄くなっているのは神経痛を起こしやすい人に見られます。

また、足の甲の指のあたりは平らで、足首寄りのところが分厚く見えるのは坐骨神経痛を起こしやすい形です。

③坐骨神経痛には腰痛のツボ、足甲の**太衝**《たいしょう》、膝上の**曲泉**《きょくせん》に圧痛があります。**足甲**をさすり、ツボを押しもみます。

腰に関連するかかともももみましょう。太ももの内側のつけ根から膝裏を通る筋肉の腫れやシコリをもみほぐし、ふくらはぎもよくもみます。

④肋間神経痛は肋骨、胸骨に沿って親指以外の四本指と手のひらで軽くさすって痛みをやわらげます。

⑤三叉神経痛には首から肩をもみ、痛みがなくて顔にさわれるときには、図に示した順に顔を軽く押さえると神経の興奮をしずめます。

⑥どこの神経痛でも**肝経**を中心にまず足全体をもんでください。

神経痛のツボ

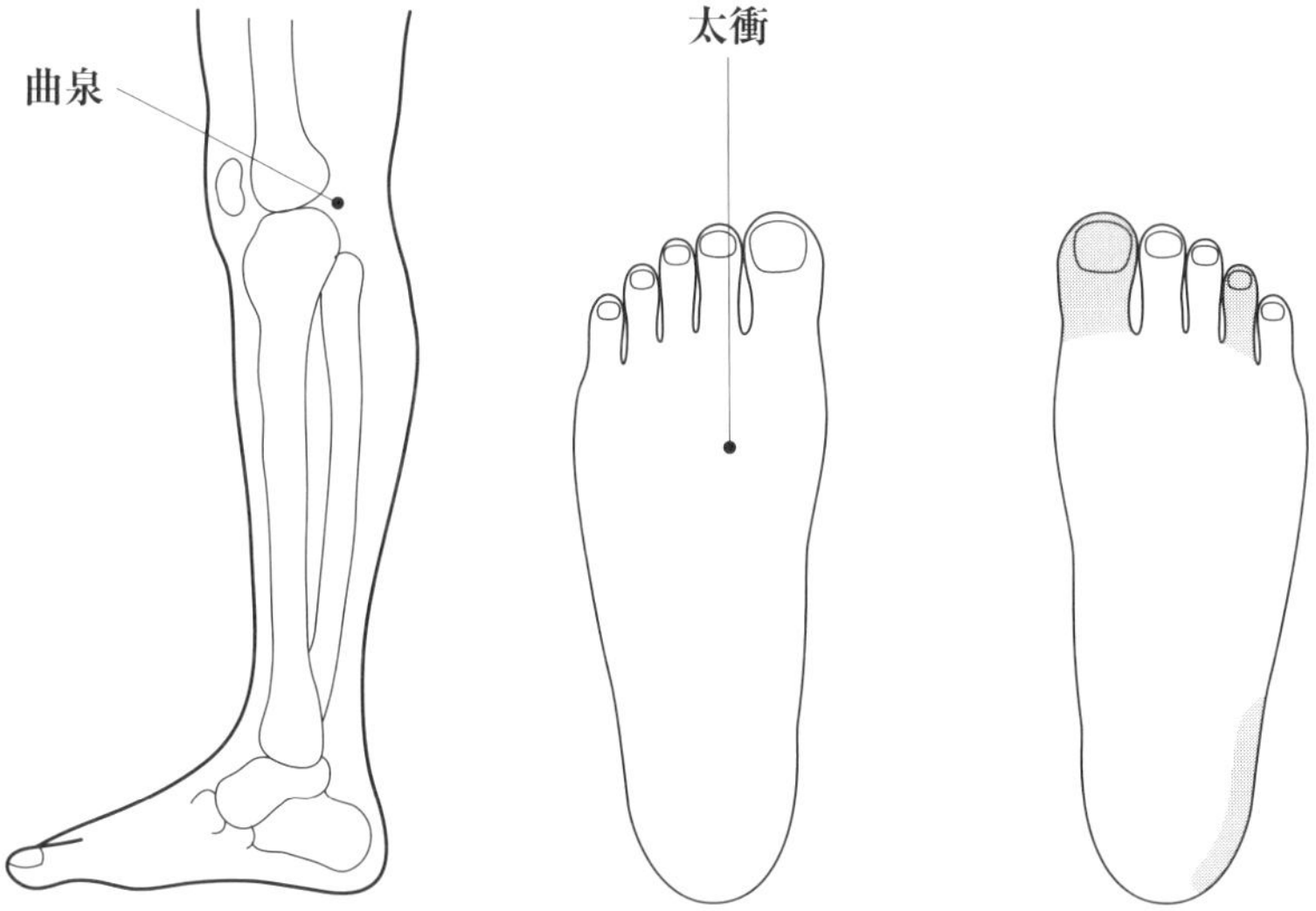

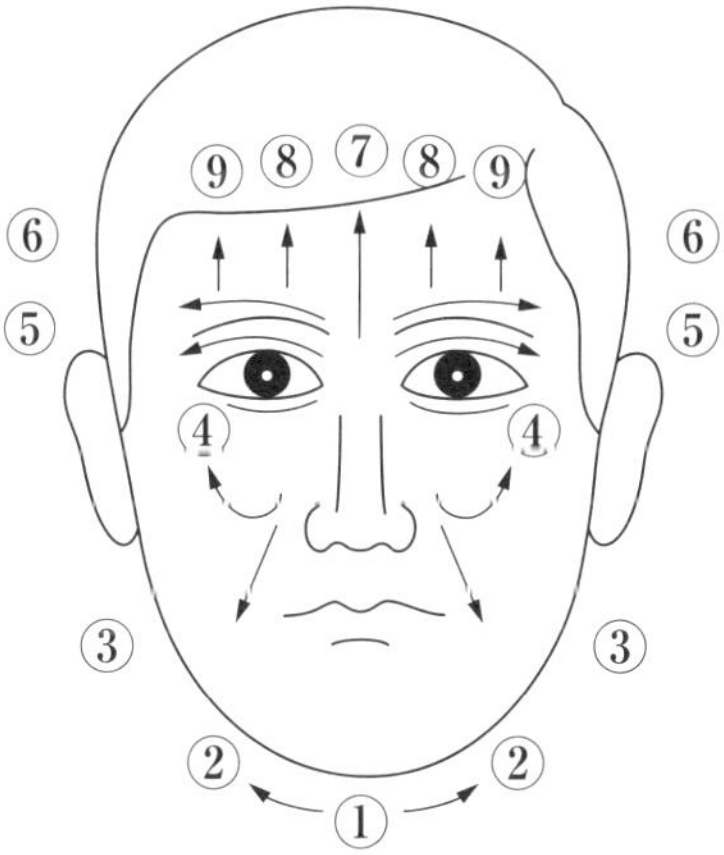

⑤三叉神経痛は、
顔面を番号の順に
軽く押さえる

④肋間神経痛は肋骨、胸骨に
沿って親指以外の四本の指
と手のひらで軽くさする

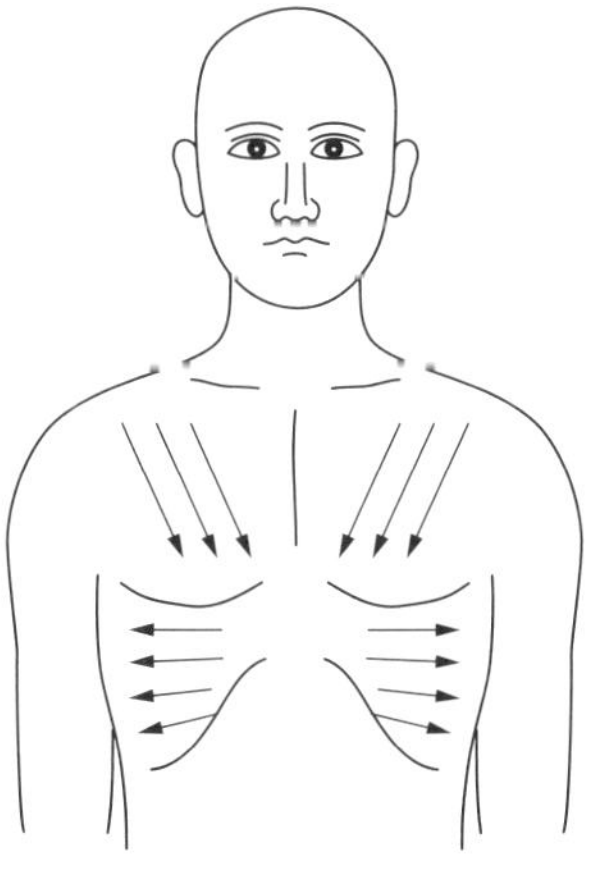

膝痛

太りぎみならダイエットを

中高年で膝痛に悩む人が多いようです。とくに多いのが、膝の関節の軟骨が老化し、すり減って起こる「変形性膝関節症」です。正座やしゃがむ動作が難しく、階段の昇り降りがつらく、患部は腫れて熱をもちます。症状が進むと、関節液が多くなって膝に水がたまります。

＊手当てのポイントは

①足の**第四指**が硬く棒のようになったり、指先にタコができたりなどの異常が見られます。

　痛みに関連する**肝経**の**親指**と**第四指**を回しもみ、足首もよく左右に回します。

②骨に関連する**腎**、**膀胱経**の**小指**を回しもみ、足裏の**湧泉**《ゆうせん》、内くるぶし斜め下の**然谷**《ねんこく》のツボを押し刺激します。

③ふくらはぎ、内ももを柔らかくもみます。**膝裏委中**《いちゅう》のツボに**両手指先**を当ててほぐしながら、**親指**で膝のお皿の回りを探ってみて、気持ちの良いところを少しずつ押してみます。

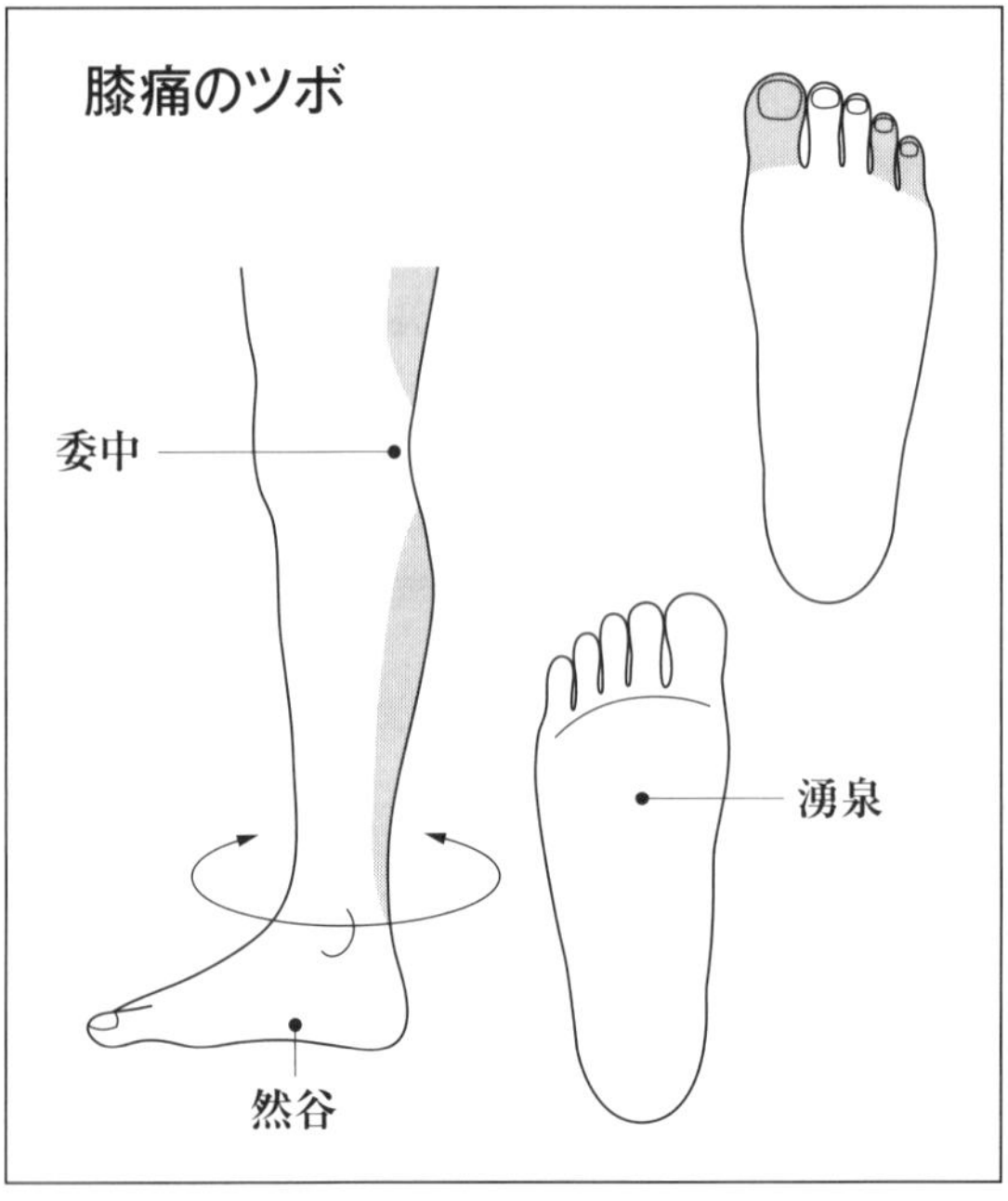

④膝の上を温湿布、または使い捨てカイロなどで温めます。

＊こんなことも

膝に水がたまったら医者で水を抜いてもらえば当座はラクになりますが、またすぐにたまってきます。そんなとき、**彼岸花の球根湿布**がお勧めです。不要な水分を尿と一緒に出してくれます。水の溜まる症状すべてに効果があります。

大きいラッキョウ一個分の球根をすり下ろし、同量の小麦粉を混ぜ少量の水で練ります。布に塗り、両足裏の**湧泉**のツボから土踏まずにかけて貼って包帯で固定します。一晩おきに寝るときに貼って起床時にはがします。

球根には毒性があるので、下ろし金は専用のものを使います。

彼岸花の球根湿布の作り方

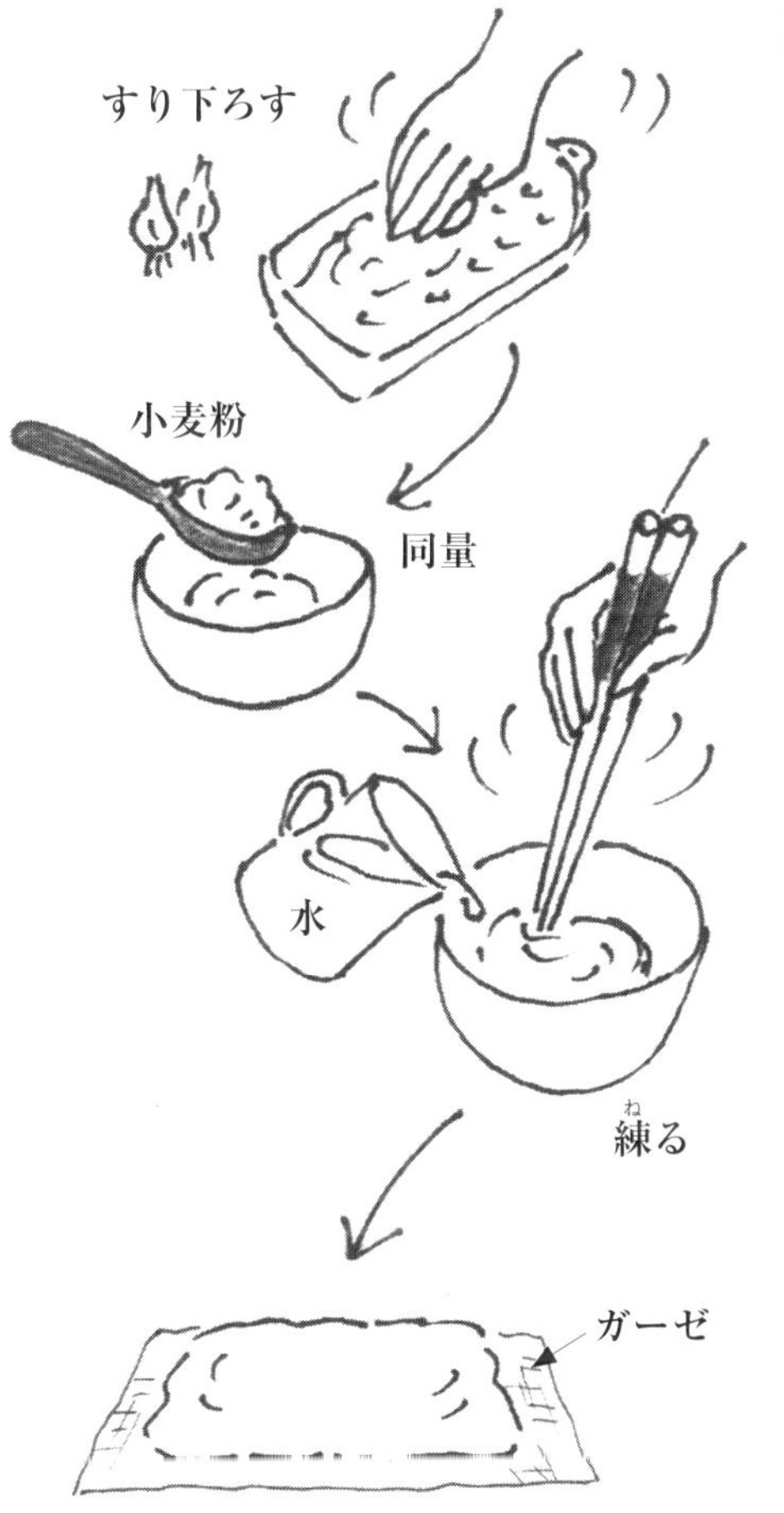

ガーゼに塗って湿布する

こむらがえり

血流を良くし水分補給を——

ふくらはぎや足の裏、太ももなどが、突然けいれんして強く痛みます。就寝中や運動不足の人が激しい運動をしたとき、冷水のなかでの水泳中などに起こりやすくなります。

筋肉疲労、冷え、精神的な緊張、発汗と脱水など原因はさまざまですが、単純な理由で起こる場合もあり、肝臓や糖尿病など内臓疾患があるために起こる場合もあるので多発する場合は要注意です。

＊手当てのポイントは

①突然の痛みには、息を大きく吐く呼吸法を行いながら、痛む方の足を伸ばしてつま先を膝の方にひっぱるようにしてふくらはぎを伸ばして、ふくらはぎの一番高い所の**承筋**《しょうきん》のツボ、ふくらはぎの筋肉の膨らむ下のツボ、**承山**《しょうざん》を押しもみます。**三里**《さんり》のツボも有効です。

②痛みが治まったら、筋肉や神経系に関連する肝経の**親指**、**第四指**をよく回しもみます。

③足首を左右に二十回くらいずつ回して血行を良くします。

こむらがえりのツボ

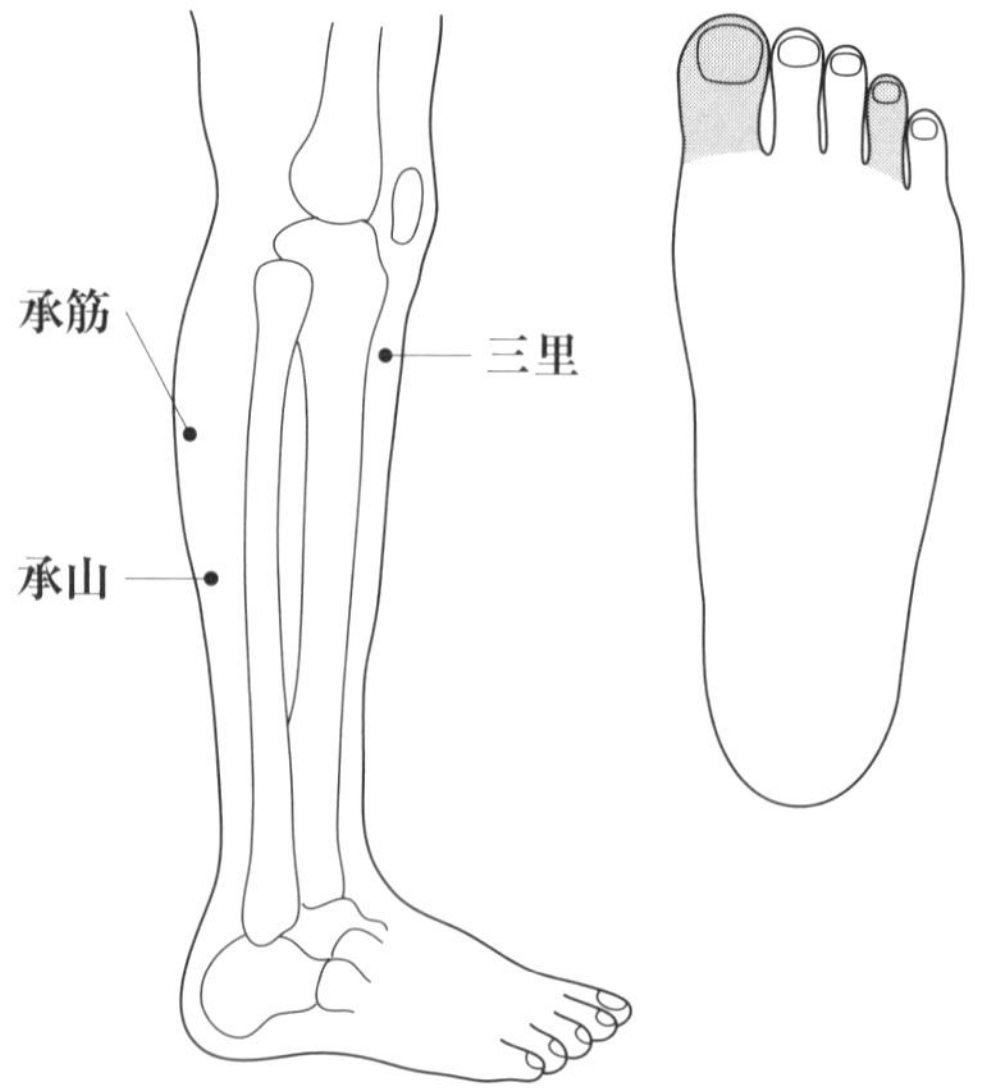

日常のつらい症状①

胃の症状

原因も症状もさまざま

日常起こりがちな胃の症状には、胃痛、胃もたれ、食欲不振などさまざまあり、病気としては一般的には神経性胃炎、胃潰瘍、胃癌などがあります。原因も食べすぎ、飲みすぎ、ピロリ菌、薬の副作用、精神的ストレス、胃下垂などが考えられます。

多様にある胃の症状と足への現れかたをここでまとめてお話ししたいと思います。

＊足を見る

胃の悪い場合は、主に**胃経の第二、三指**と**親指**に変化が見られます。また、**足裏足額部**、**第二、三指**の下あたりにタコやウオノメができたり、**親指の裏側根元**にタコができる、足裏中心部が硬いなどが、胃の症状を表す観察点であり、治療点でもあります。

食欲過剰、食べすぎで胃が悪い場合は、足の**親指**が張り切っていて肝臓の働きが活発な肝実型で、**第二、三指**がひょうたん型にやせています。よくかまず速く食べる傾向があって消化不良で胃を悪くしています。食欲不振で食べられない場合は、**親指**が力なくやせて

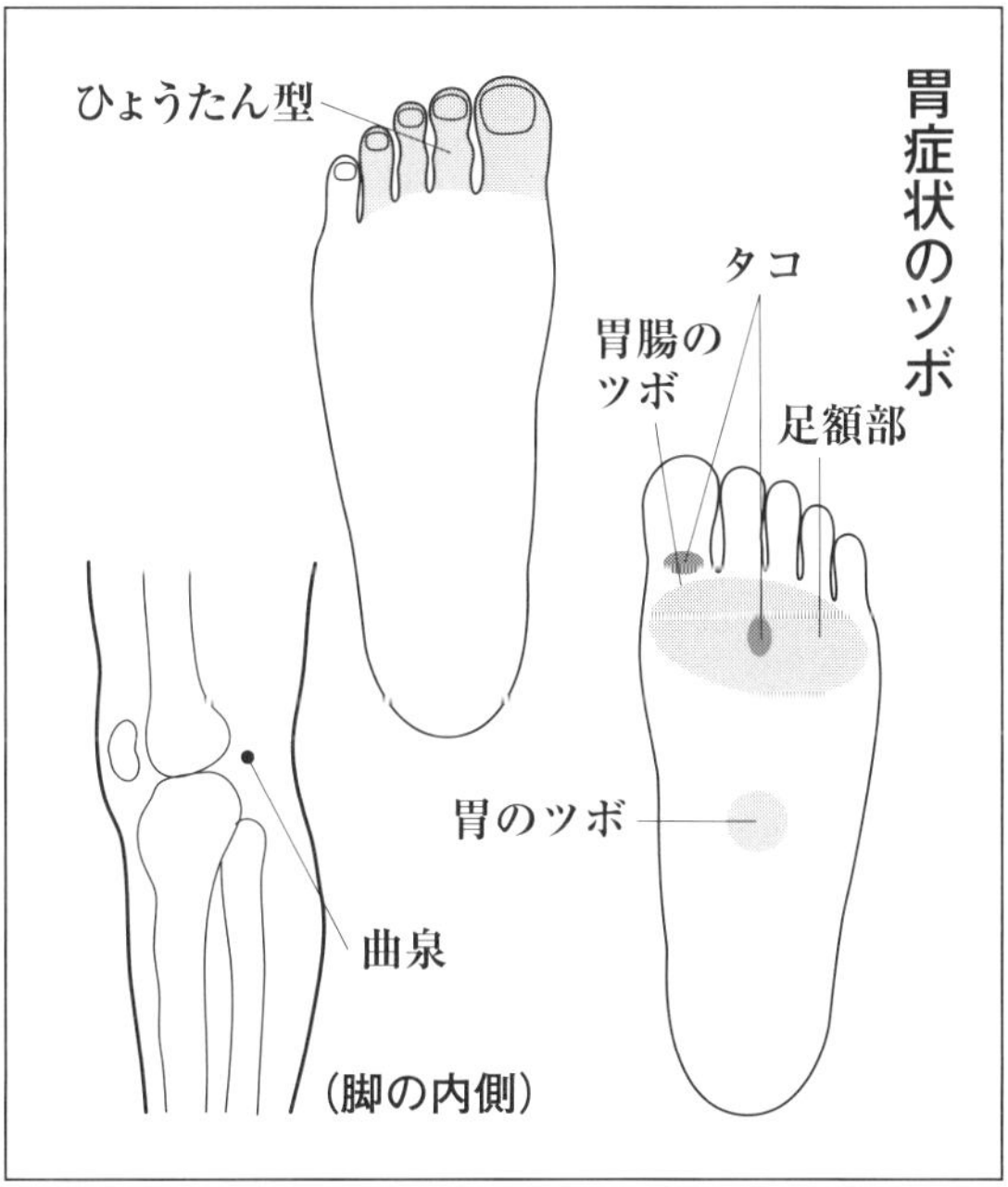

脾臓が疲れている脾虚型。**第二、三指**の節々が高く、ひょうたん型で他の指より吊り上がった感じです。胃下垂、胃弱に見られるタイプです。

食べられるが消化が悪く胃がもたれている場合は、**親指**は先が細く根元が張る肝実脾虚型になっています。胃もたれ、胸焼けなど。

胃が痛む場合は、足甲の**第二指**と**第三指**の骨の間にある**内庭**《ないてい》のツボに圧痛があります。

胃けいれん、胃潰瘍、胃炎、食中毒など、胃痛の原因はさまざまです。

神経性胃炎の場合には、**第四指**が変形、硬いなどが見られます。膝関節の内側**曲泉**《きょくせん》のツボを押すと痛みがあります。

胃下垂の場合は、足額部に力がなく、足裏にタテじわがよって冷たく、中心部にポテッとした固まり切らないような硬結を感じます。

＊手当てのポイントは

①**親指**と**第二、三、四指**を押し込むようにしながらよく回しもみます。

②足裏足額部や親指の根元にタコ、マメなどができている場合はよくもんでやわらげます。

③足裏中心部の胃のツボを指で押して刺激し、同時に足裏全体をよくもみます。足裏は自律神経に働くので神経性胃炎にも効果的です。

④**厲兌**《れいだ》、**三里**《さんり》、**解谿**《かいけい》のツボは胃経の大切なツボですから、押して刺激することで、胃の症状を軽減し食欲を増します。

⑤胃けいれんなどで胃が痛む場合はうつぶせにして、みぞおちの後ろの背骨の両側のシコリを探り、そこに両手の**親指**を当て、体重をかけるようにして押してもらうと少しラクになります。そして足の甲**第二、三指**の骨間にある**内庭**のツボに手の親指を当て、繰り返し押すと痛みがやわらぎます。

⑥手の**人差し指**、**中指**は胃に関連し、**薬指**は神経性の腹部の症状に効果のある指です。時々節々を動かしよくもみましょう。

⑦お腹が硬い場合は、就寝前にあお向けに寝かせ、腹部の中央、みぞおちからへそへかけて、右手指五本を縦に当てて押さえていきます。二、三回繰り返して休

みます。ストレスを緩和し、胃の働きを良くします。

＊こんなことも

胃が重かったり痛んだときに、**干したセンブリ**を二～三センチに折ったもの、二～三本を湯飲みに入れてお湯を注いで飲みます。苦いですがよく効いてすっきりします。

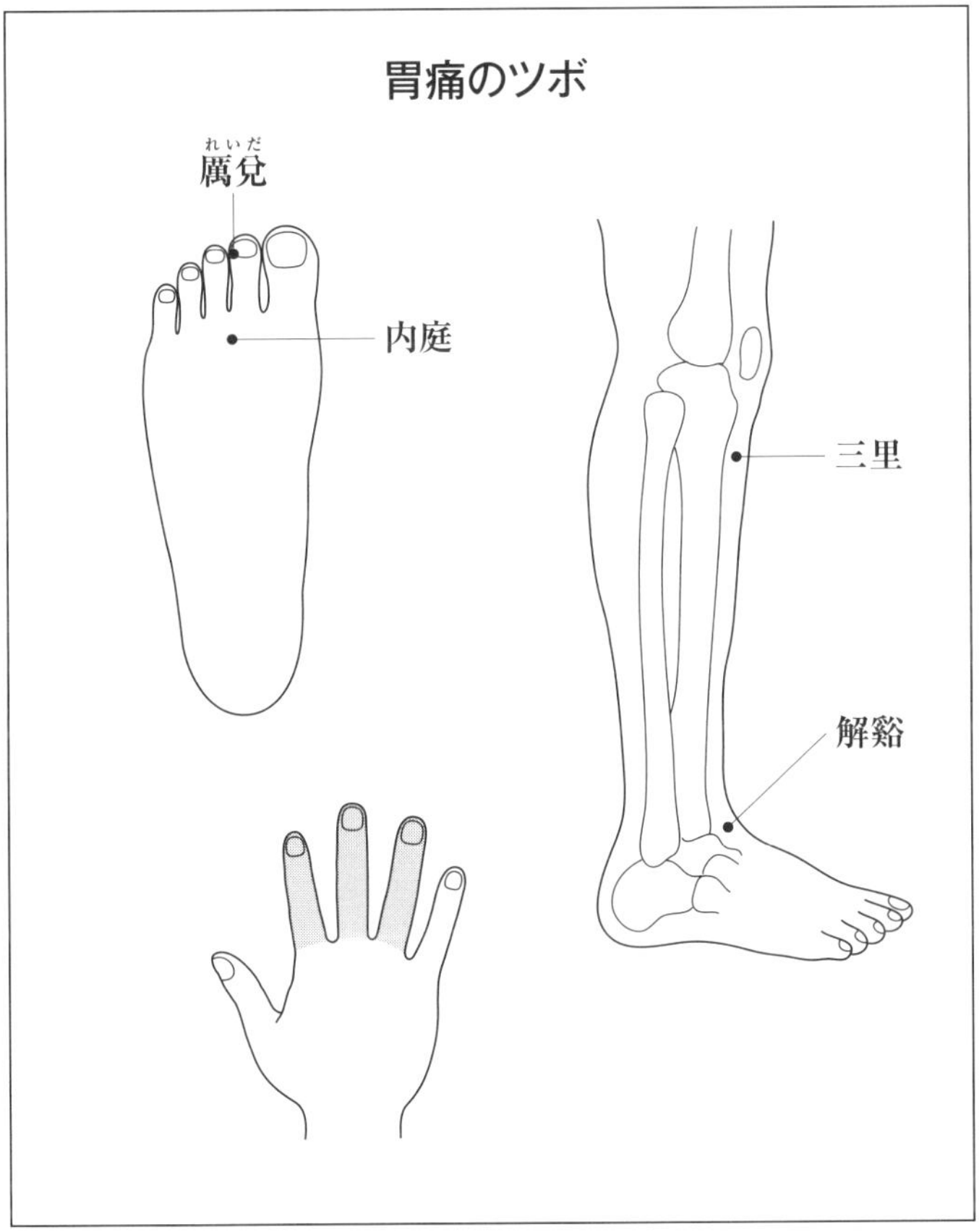

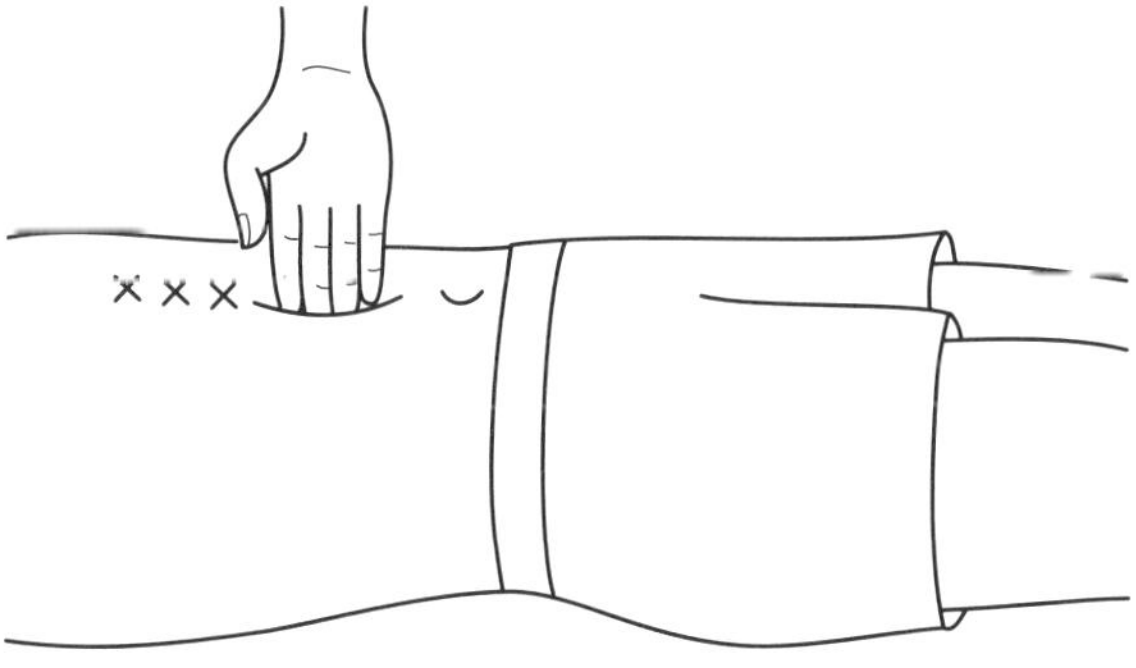

⑦お腹が硬い場合は、就寝前にあお向けに寝かせ、腹部の中央、みぞおちからへそへかけて、右手指五本を縦に当てて押さえていきます

日常のつらい症状②

二日酔い・乗り物酔い

ともに吐き気を伴う不快症状

肝臓の処理能力を超えて飲んだお酒が翌日まで残って、吐き気、下痢、頭痛などで苦しむ二日酔いを起こします。

乗り物酔いは、車の揺れから内耳の器官と視覚とのずれが生じ、自律神経が失調して吐き気、動悸、頭痛など不快な症状が生じます。睡眠不足、空腹、過食、換気不足などが要因になります。

＊手当てのポイントは

①事前に手足をよくもんでおくこと。とくに肝、腎、膀胱の関連する足の**親指**、**第四指**、**小指**をもみ、**足首**を回します。足の**親指**が薄くて丸みのない人は、二日酔い、車酔いを起こしやすいのでふだんからよくもんで充実するように、また指先をていねいに刺激して血行を良くします。

②おへそを中心に手のひらで軽く「の」の字にお腹をもんでおきましょう。

③手の**合谷**《ごうこく》のツボを強く数回押し、手のひらの**労宮**《ろうきゅう》、手のひら側の手首から指三本分上の**内関**《ないかん》のツボを押します。

④後頭部の**天柱**《てんちゅう》、**風池**《ふうち》のツボ、頭頂の**百会**《ひゃくえ》のツボは乗り物酔いに効果的です。

二日酔い・乗り物酔いのツボ

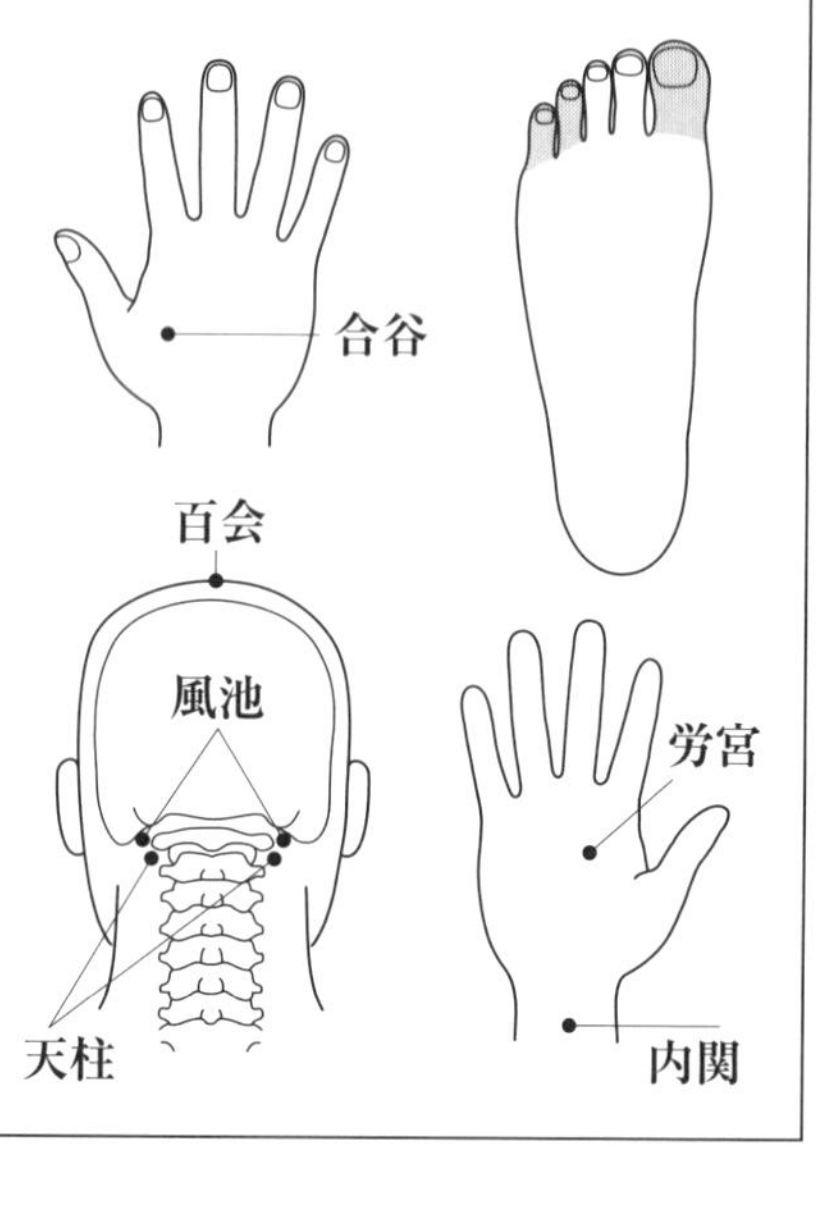

日常のつらい症状③

口内炎

胃腸の働きが悪いときできやすい

口の中の粘膜や舌に炎症が起きて痛み、飲食物が沁みるなどの症状が出る状態です。

細菌によるものやアレルギー性、過労や睡眠不足などで体調が低下したとき、胃腸の病気など原因はさまざまです。

＊手当てのポイントは

①口の中、唇は脾と胃に関連します。胃の調子が悪いとき、身体が疲れたときに唇が荒れたり、唇のわきに湿疹が出たり、口内炎も起こります。そこで胃と脾の経である足の**親指**、**第二、三指**をよくもみます。

②足裏の中心にある胃のツボと**三里**《さんり》を押します。

③足の**親指**から**内くるぶし**にかけての脾経のツボを指先で押していきます。

④ストレスに関連する肝経の**三毛**《さんもう》を押し、**第四指**も**親指**とともに回しもみます。

⑤大腸系の手の**合谷**《ごうこく》をもみます。また**人差し指**の先端は歯ぐきや歯に効果があるのでよくもみましょう。

⑥緑茶でうがい、患部に蜂蜜を塗ることも効果があります。

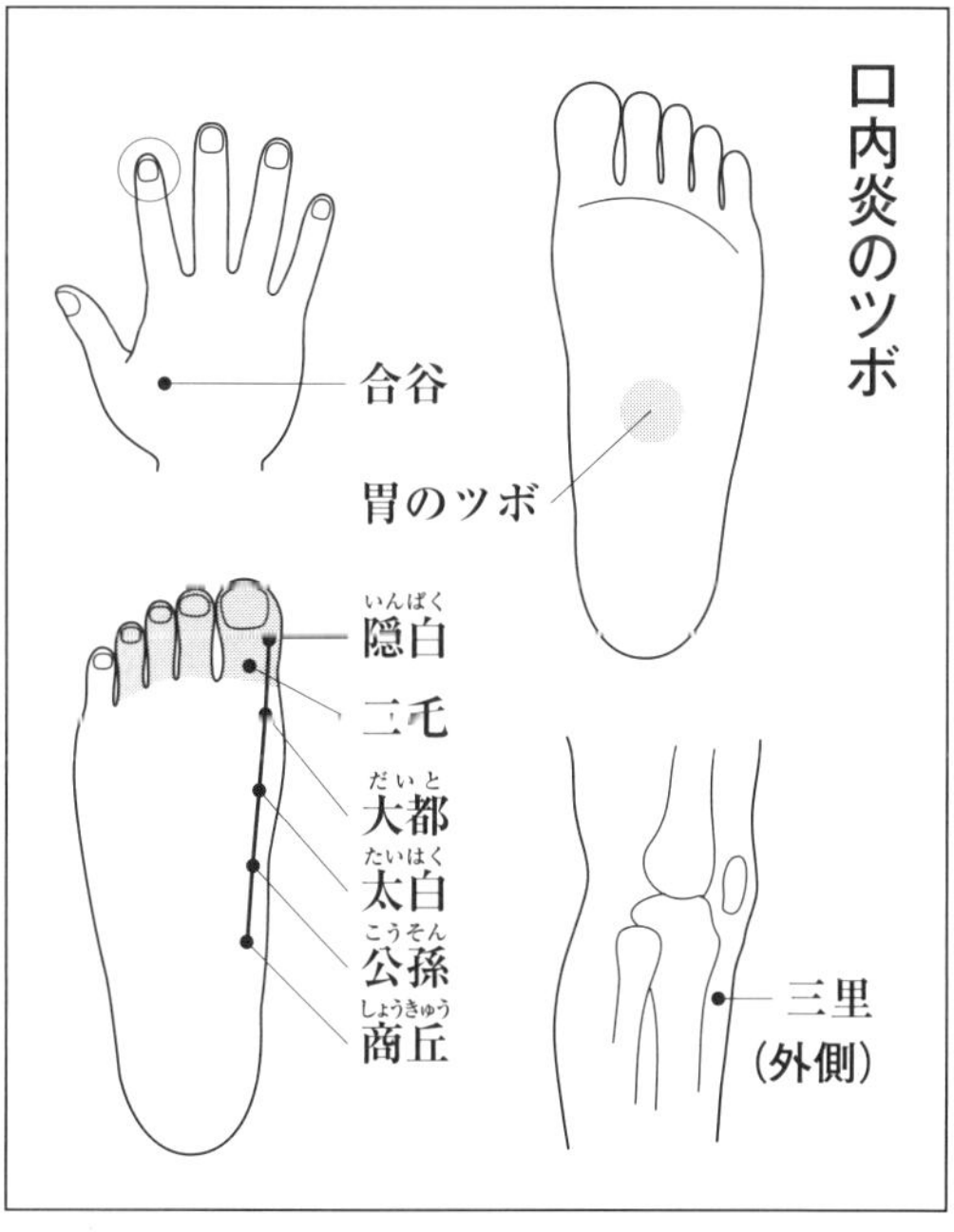

風邪・気管支炎

身体の抵抗力を高める

風邪は、せき、くしゃみ、鼻水、頭痛、発熱などの症状を伴う呼吸器障害です。発病は身体の抵抗力や血流の良し悪しが大きく関わります。昔から「風邪は万病のもと」と言われますが、こじらせると肺炎や持病の悪化につながります。

＊手当てのポイントは

①風邪を引きやすい人は手の**親指**（肺経）の中ほどがくびれ、根元の関節の骨が出っ張っています。ふだんから親指をもんでおくと風邪の予防になります。手のひら側、親指つけ根のふくらみ（魚腹《ぎょふく》）が豊かな人は呼吸器が丈夫です。よくもんでおきましょう。

②身体が疲れていると足の**親指**がブヨブヨしています。**第四指**も呼吸器に関わるのでこの二本をよくもみます。

③土踏まずは**足心ムネの部**と言って、呼吸器を見ます。しこりのようなものを感じたり、痛んだりしないか調べてほぐすようにします。

④内くるぶし斜め下の**然谷**《ねんこく》のツボはのどに関連するのでよくもみます。

⑤熱が出たら、**温かいしょうが湯**、**くず湯**などを飲んで暖かい部屋で少し多めに布団をかけて手足全体をよくもみます。時間をおいて何回かまんべんなく軟らかくもんであげると汗が出てよく眠り、大体の風邪は一晩で良くなります。また熱めのお湯に塩を一握り入れて五〜十分、**足湯**をしてからもむとさらに効果的です。

風邪・気管支炎のツボ

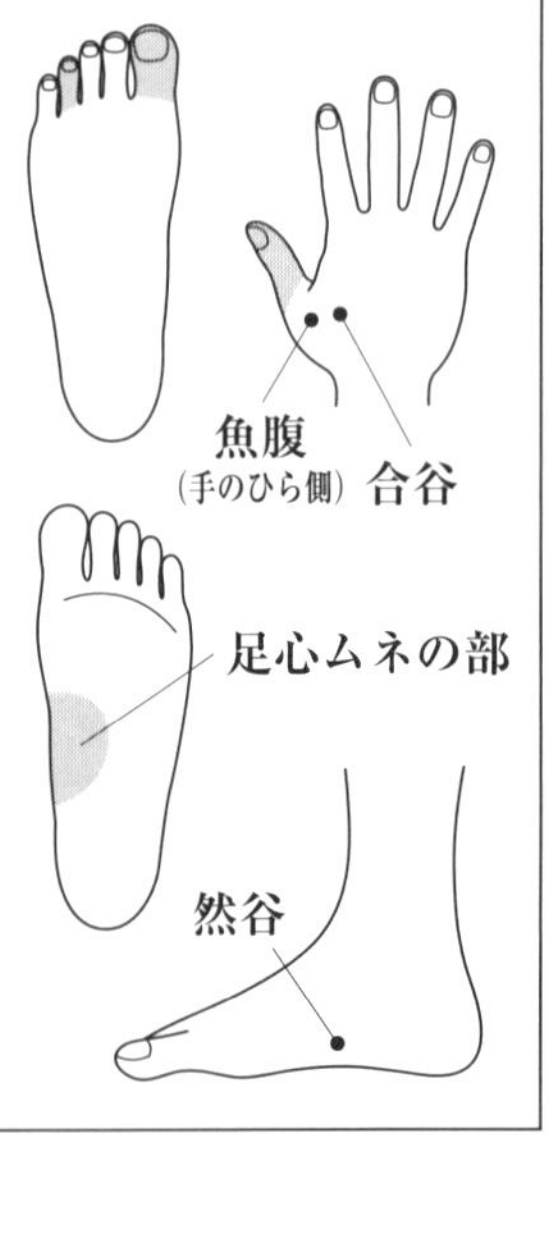

日常のつらい症状⑤

疲労・倦怠感

足の状態をチェックする

何となく疲れやすく、熱もないのに身体がだるいときがあります。過労や病後、老化、虚弱体質、夏負けやストレスなどとさまざまな原因が考えられますが、長く続く場合は病気も考えられるので要注意です。

疲労・倦怠感のツボ

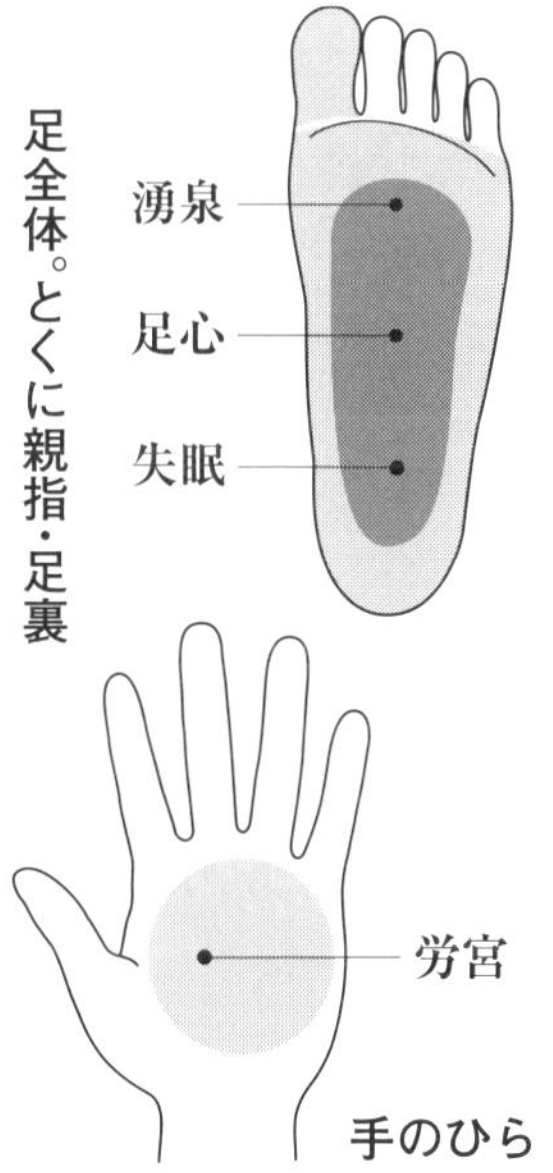

＊手当てのポイントは

①足の**親指**の先端が弾力を失ってブヨブヨしている場合は脾臓の疲れで、身体の抵抗力が衰えていると見ます。**親指**を右回しによくもんで、弾力が出るようにします。親指への刺激は肝や胃腸にも影響し全身の働きを良くします。**親指**は薬箱です。どんな場合も大事に手当てしましょう。

②足指や足の形は正常なのに、全体がブヨブヨして弾力がなく、足裏もボテッとむくんだ感じが見られることが多いので、足全体の操法をします。とくに足裏は、重要な臓器につながっています。**湧泉**《ゆうせん》、**足心**《そくしん》、**失眠**《しつみん》のツボへの刺激は、脳や腎に関連し、湧泉は泉が湧くように元気になるツボとされています。

③足首を左右に二十回ずつ回します。血行を良くし、歩行が軽くなります。

④手のひらの中央の**労宮**《ろうきゅう》のツボは、字が示すように疲れがとれるツボとされています。強めに押して、手のひらもまんべんなくもみます。

動悸・息切れ

隠れた原因を見定める

健康な人でもスポーツや、身体を使った仕事の後には動悸・息切れが起こりますが、ふだんから繰り返し起こり、また激しい症状の場合は、他の原因も考えられます。

貧血、更年期障害、心臓病、甲状腺の病気、過労、**心臓神経症**なども原因になり、息切れは、呼吸器の病気、喘息などによることもあります。

＊手当てのポイントは

①手のひらの**労宮**《ろうきゅう》、**少府**《しょうふ》のツボは動悸、息切れに効果があります。両手の指を組み**親指**をツボに当てて、当てられたほうの手を軽く引いてテコの要領で静かに押さえます。

階段や坂を登ったり、力仕事の後や人前でドキドキしているときにも効果的です。

②手の**中**、**薬**、**小指**の三指が痛む、つれる、しびれるなどしたら、心臓の故障に気をつけてふだんからよくもんでおきます。

③足の**第二**、**三指**が硬かったり、変形のある場合は、心臓に気をつけて押し込むように回しもみます。

そのとき左手で足裏**湧泉**《ゆうせん》のツボを押さえながらもみます。

④心臓神経症、自律神経失調症からくる場合は、足の**親指**、**第四指**をもみましょう。

⑤更年期障害、甲状腺などの場合は足の**小指**や**湧泉**、**かかと**ももみます。

＊こんなことも

胸が苦しいとき、胸を張って、脇の下から握りこぶし一つ下の肋骨の間を押すと胸が開けてラクになります。

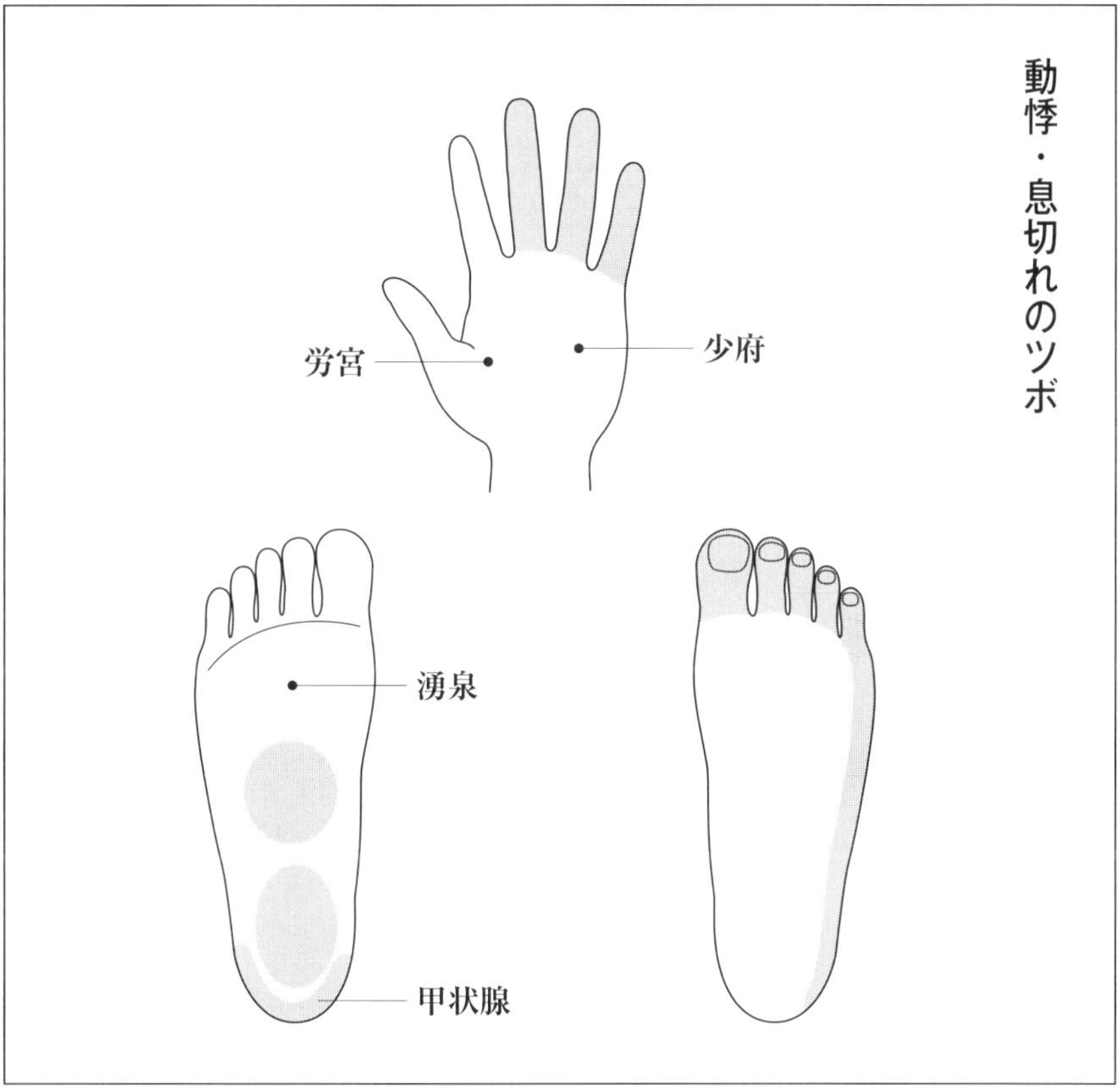
動悸・息切れのツボ
労宮
少府
湧泉
甲状腺

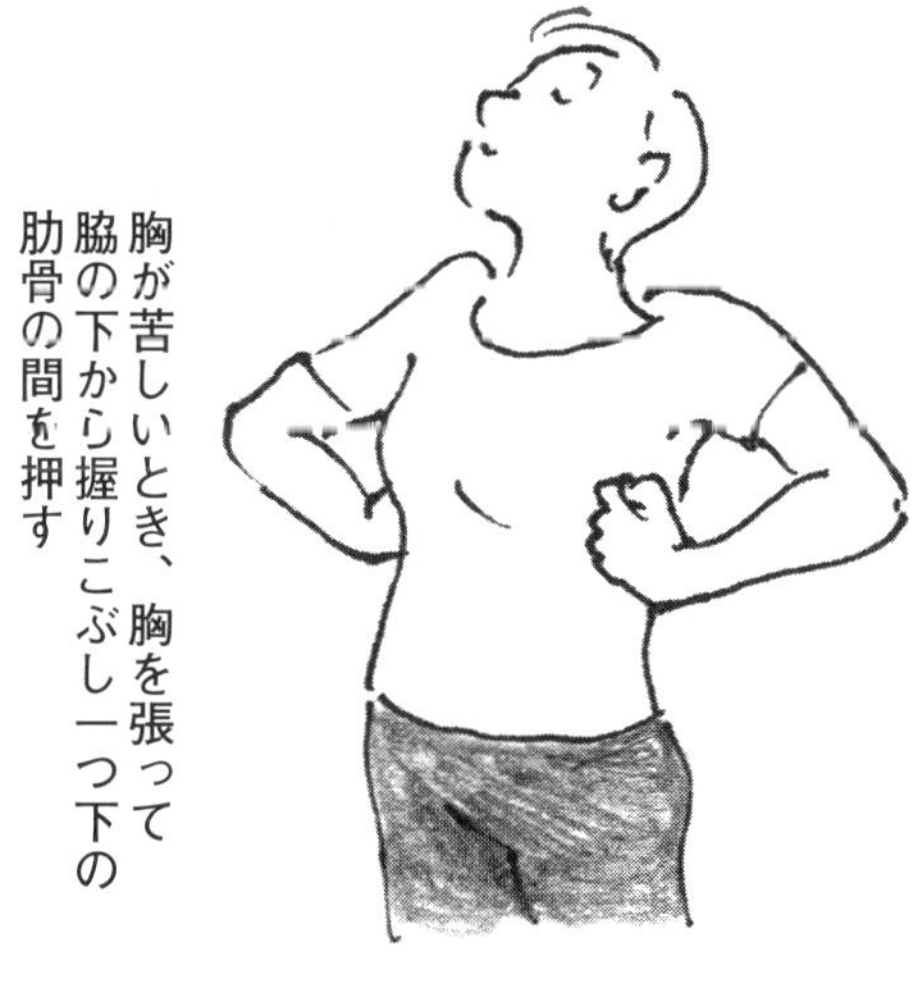
胸が苦しいとき、胸を張って
脇の下から握りこぶし一つ下の
肋骨の間を押す

日常のつらい症状⑦

下痢

下痢にはタイプがある

急性の下痢には、食べすぎ飲みすぎ、寝冷えなどで起こる生理的な下痢や、神経性の下痢などあまり危険性のないものもありますが、細菌による感染性の下痢や、食品や薬品などによる中毒性の下痢など、病院での適切な治療がすぐに必要なものもあるので気をつけましょう。

慢性の下痢にも心配ないものと危険な病気で起こるものがあります。

＊手当てのポイントは

①腸が弱く下痢っぽい人の足は、**第四指**がグニャグニャ軟らかく力ない形が見られます。

また、**右親指**の裏側のつけ根にタコができる場合もあります。**第四指と親指**をよく回しもんで弾力が出るように、タコはなるべく取れるように刺激し、もみ込みます。

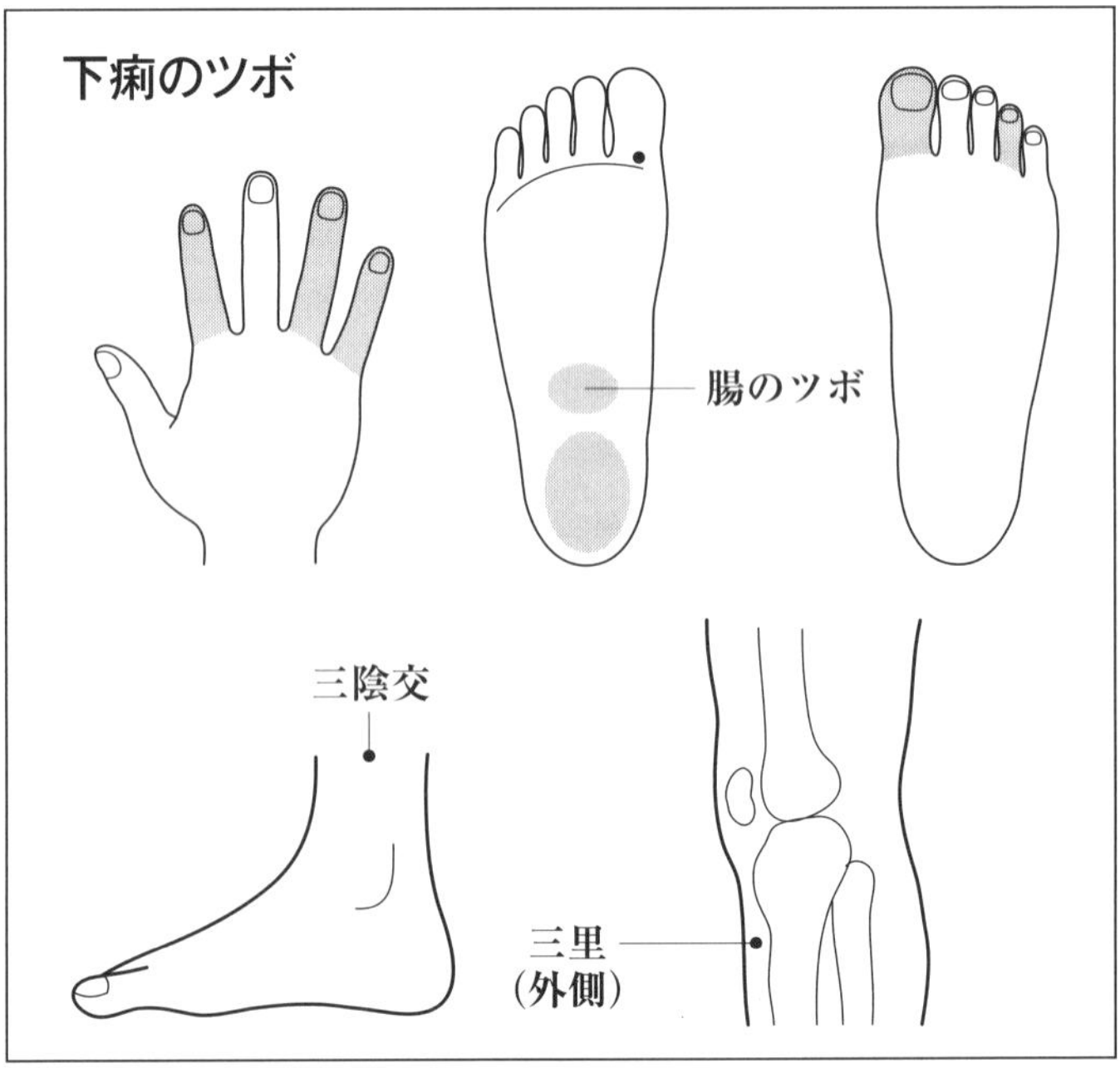

②足裏のかかとに力なくかかとの上部の腸のツボを指で探るとシコリを感じます。丹念にかかとをもみ、シコリも取れるようにもみ、刺激します。

③手の**人差し指**、**薬指**、**小指**も腸に関連するので関節をもみほぐし、やわらげます。薬指は神経性の症状に良く、根元を両側からはさみ、押さえるようにしてもんでください。

腸が弱くて太れない人は、**小指**をよくもみます。

④足の膝近くの**三里**《さんり》、内くるぶし近くの**三陰交**《さんいんこう》のツボは胃腸や冷えに効くので、**親指**で押し込むようにして五～六回刺激します。

⑤寝る前におへそを中心に下腹を「の」の字に手のひらでゆっくりと回しもみます。おへそのまわりを冷やさないようにカイロなど当てるのも良いでしょう。

食中毒にタバコ灸

食中毒を起こしたときは、足裏の裏内庭《うらないてい》のツボ（足の第二指を折り曲げ、指先の当たるところ）にタバコ灸が効果的です。

ツボの位置に印をつけて、指の幅くらいまでタバコの火を近づけます。近づけたり離したりして、一回十秒程度で十～十五回、熱さを感じたら休止します。火傷に気をつけながら、熱さを感じるまで時間をおいてやってみて下さい。

症状がひどいときには早急に医師の診療が必要ですが、海外旅行のときに食中毒を起こされた方に、足もみとこのタバコ灸をして症状が回復し、旅行を続けられたと喜ばれました。

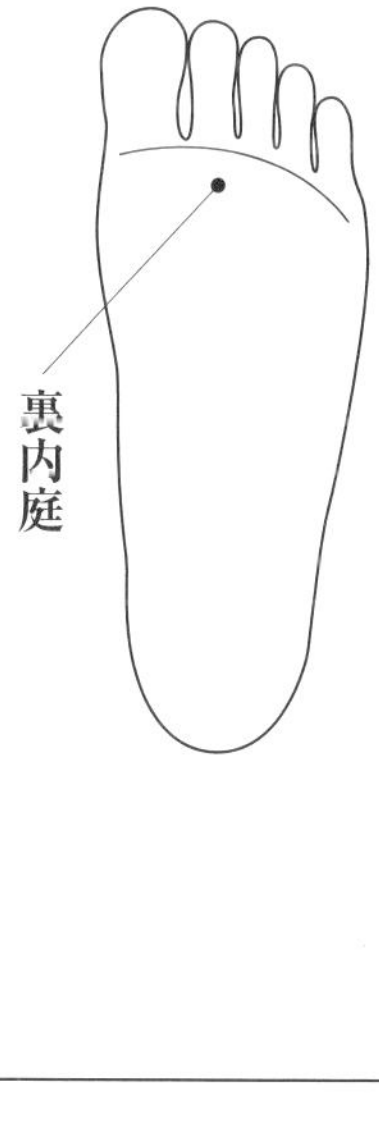

痔

早めに食事・入浴など生活改善を

痔には、肛門に腫れ物ができるいぼ痔（痔核）、肛門の粘膜が切れて痛む切れ痔（裂肛）、細菌の感染で膿がたまり、膿が外に出るトンネルができるあな痔（痔ろう）があり、半数以上がいぼ痔です。出血など症状が似ている他の病気と間違わないようにしましょう。

＊手当てのポイントは

①肝経の足の**親指**と**第四指**は、筋肉、血管、神経の柔軟性、弾力性に関わるのでよく回し、軟らかく弾力が出るようにします。

②冷えに関わる**膀胱経**の足の**小指**が硬くなるなどの変化が見られます。**小指**を回しもみ、指先を**第四指**の上に重ねて**小指**の裏側根元を強く押します。小指からかかとへかけての外縁、**膀胱経**がたるんだような状態になりやすいので、骨に沿って押し込むようにさすったり、もんだりします。

③**かかとの先端**が肛門にあたり、硬くタコ状にシコリが見られることがあります。軽石などでこすり、よくもみほぐして軟らかくなるようにします。

④頭頂の**百会**《ひゃくえ》のツボは痔の特効ツボと言われます。時々指先で押して刺激します。

＊こんなことも

痔はまず、便秘、下痢をしないように、入浴、腰湯で温めて血行を良くし、肛門を清潔に。香辛料やアルコール類を避け、食物繊維の多い食品を摂りましょう。

痔のツボ

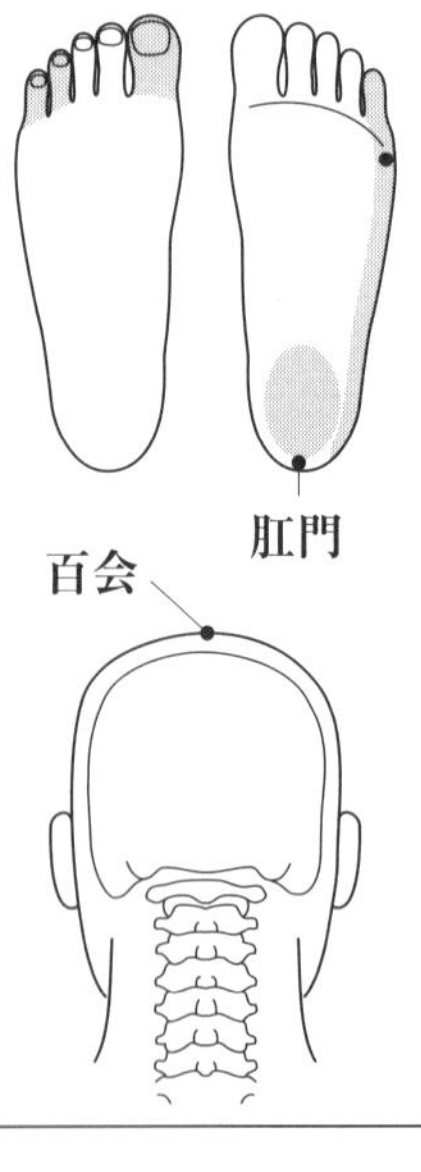

日常のつらい症状⑨

胆のう炎・胆石の発作

―食生活、生活のバランスを考える

胆石は突然に起こる発作で、脂肪分の多い食事や暴飲暴食、刺激物を摂りすぎた後などにみぞおちのあたりに激痛が起こり、数時間続きます。過労のときも発作が起こりやすくなります。一般に女性に多く、コレステロールが固まってできる結石が多いようです。

脂肪分を控えて、野菜食を中心に太りすぎないような食生活を心がけましょう。

＊手当てのポイントは

①痛むときはあお向けになれないので、うつぶせで、みぞおちの真裏あたり背骨の両側のシコリを探り、両手の**親指**を当てて全身の重みで押します。

②少しラクになったところで、あお向けになって足甲の骨間の**第四指**と**小指**の間のツボ、**地五会**《ちごえ》を押すと痛みがあるので、**親指**を当てて骨間をひろげるように強めに押します。痛みがとれるまで繰り返し押します。

③**第四指**（胆）がまっすぐで弾力肉付きともに良い人は、胆汁の分泌も良く、胃腸の働きも良くて気持ちも穏やかです。胆のうに異常があると、硬直、変形、つりあがるなどの変化が見られます。

④足の**親指**（肝）が他の指と比べて大きく、弾力がない、とくに右が大きすぎるのは要注意です。**第四指**とともによくもみます。

⑤足裏**胆のう**のツボをほぐし、手足を一通りもんで、上腹部に静かに掌を当てて気を送るようにします。

胆のう炎・胆石のツボ

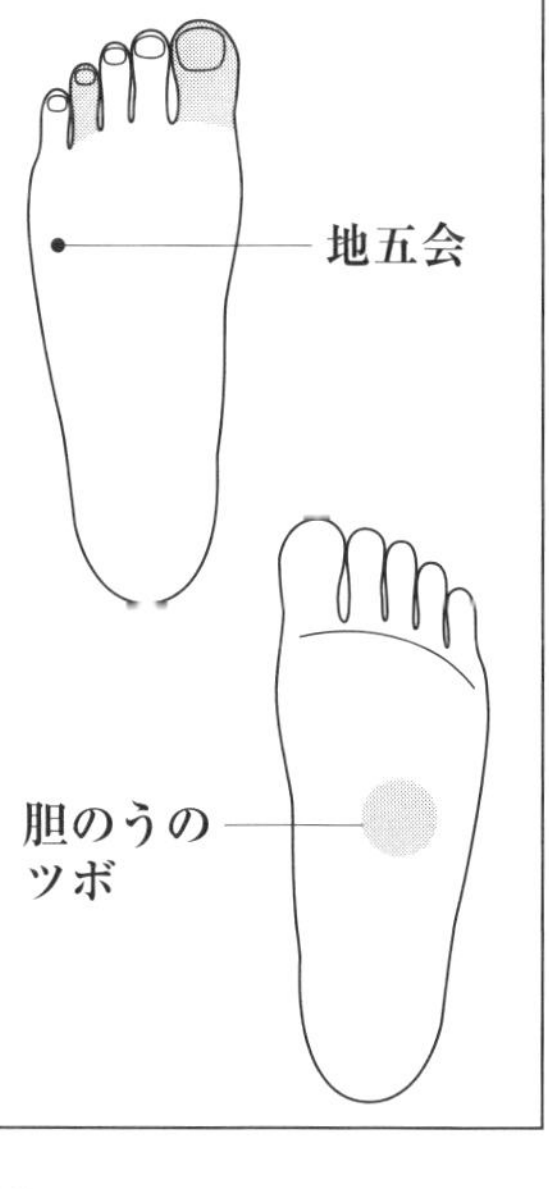

日常の
つらい症状⑩

アレルギー性鼻炎・花粉症

アレルギー体質は水分の代謝異常

アレルギー性鼻炎は、鼻の粘膜がダニ、カビ、繊維などのハウスダストや花粉などに過剰反応して起こる症状です。くしゃみを連発し、しつこい鼻づまり、鼻水に悩まされ、目の充血、かゆみなどを伴うこともあります。

花粉症もアレルギー性鼻炎の一種で、とくにスギなど春に猛威を振るうものもありますが、秋にもピークがあり、ほぼ一年中起こります。また、年間を通して起きる通年性のアレルギー性鼻炎もあります。

＊手当てのポイントは

①東洋医学では、アレルギー体質は、体内の水分の代謝異常からくると考えます。したがって**腎**、**膀胱経**の足の**小指**が硬いかあるいは、逆に軟らかすぎるなどの変化が見られ、目に関連する親指が弾力なくブヨブヨ、呼吸器の**第四指**にも変化が見られます。この三本をよく回しもみます。

②足裏は弾力なくブヨブヨして、土踏まずの鼻、のどのツボにクリクリしたしこりが見られます。足裏全体と土踏まずをもみ、**湧泉**《ゆうせん》、**足心**《そくしん》、内くるぶし斜め下の**然谷**《ねんこく》のツボをていねいに押して刺激します。

③手の**親指**と**合谷**《ごうこく》、**魚際**《ぎょさい》、**魚腹**《ぎょふく》のツボはのどや呼吸器に関連しますのでよくもみます。

④後頭部の**天柱**《てんちゅう》、**風池**《ふうち》のツボは目、鼻の症状に良いので押してほぐします。

（その他、P84「鼻水・鼻づまり、副鼻腔炎」も参照してください）

⑤一日一回は十五分ほどかけて手足をまんべんなくもむことを習慣にして続けてください。自然治癒力を旺盛にして回復を早め、予防に役立ちます。ふだんから甘いものの摂りすぎに注意し、カルシウムの補給など、体質改善を心がけましょう。

アレルギー性鼻炎・花粉症のツボ

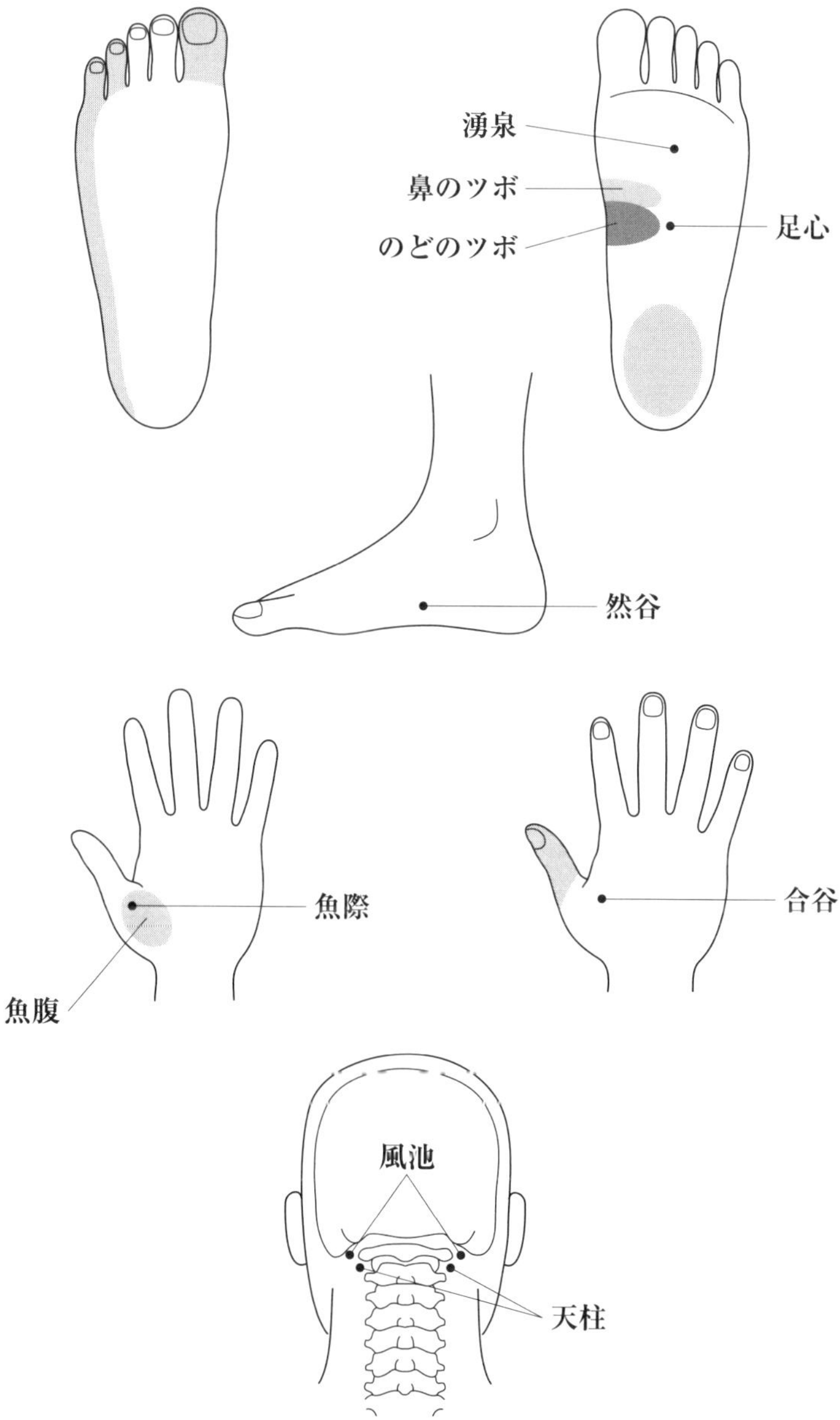

鼻水・鼻づまり・副鼻腔炎

鼻の症状は土踏まずに現れる

鼻の症状は息苦しくうっとうしくて思考力も衰えます。原因はさまざまで、風邪による鼻炎、アレルギー性鼻炎、副鼻腔炎、アデノイド、鼻たけ、肥厚性鼻炎などです。鼻炎が悪化すると炎症が副鼻腔の粘膜に及び、副鼻腔に膿がたまります。これが長引くと黄色の膿状の鼻汁や頭重感が続く慢性副鼻腔炎になります。

＊手当てのポイントは

①鼻の症状は**土踏まず**に出、硬くグリグリしたシコリは、押すと痛みます。**指先**でほぐすようにもみます。

②目、耳、鼻の症状は**腎**、**膀胱**が関連し、足の**小指**がボソッとして弾力がない。頭に当たる足の**親指**に弾力がなくブヨブヨした感じになると鼻づまり、副鼻腔炎などによる頭痛を起こしやすくなります。風邪など鼻の症状は、足の**第四指**も呼吸器に関連するのでこの三本の指はとくによく、弾力が出るように回しもみます。

③**足裏湧泉**《ゆうせん》、**足心**《そくしん》、**失眠**《しつみん》のツボ、内くるぶし斜め下**然**《ねん》**谷**《こく》のツボも**腎経**に関連するのでよくもみ、刺激します。

④手の**親指**、**小指**、**合谷**《ごうこく》は呼吸器に影響するので時間があれば、つねにもみほぐすようにします。

⑤小鼻のわきの**迎香**《げいこう》、目頭の**晴明**《せいめい》、眉頭の**攅竹**《さんちく》のツボを**指先**で押し、鼻の両脇の骨に沿ったくぼみをよくマッサージします。

鼻水・鼻づまり・副鼻腔炎のツボ

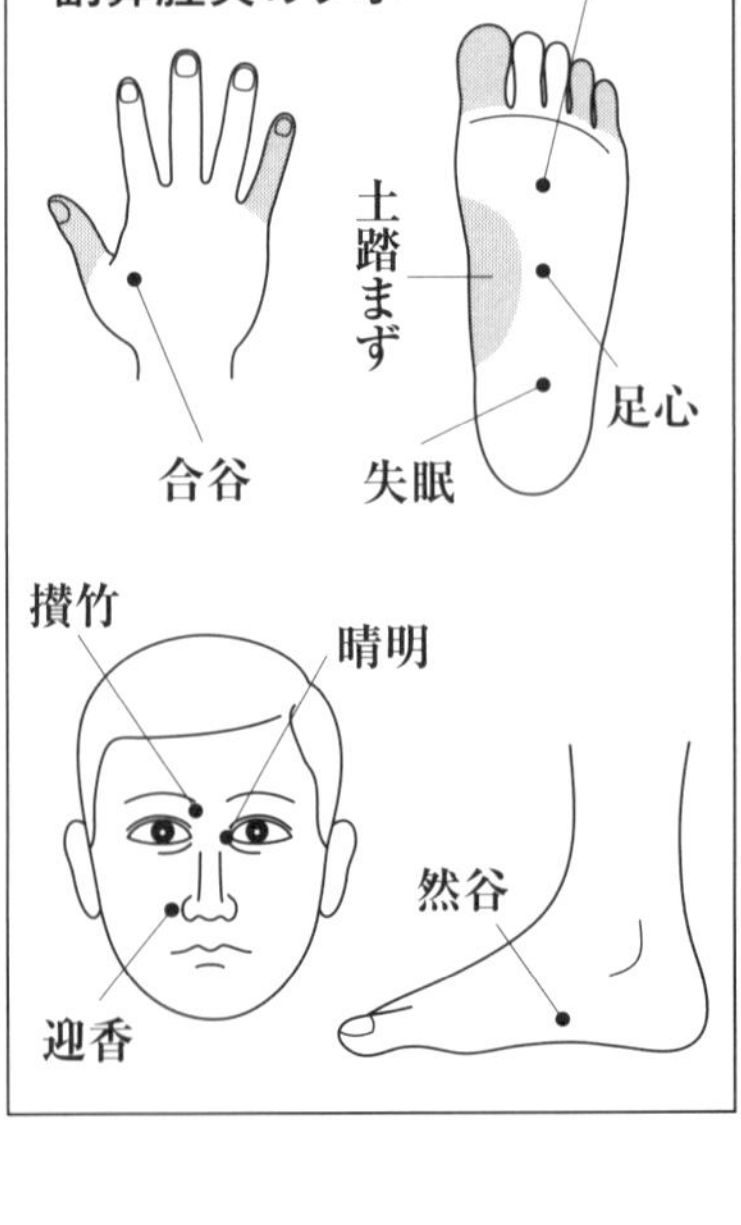

日常のつらい症状⑫

目の疲れ

仕事の合間に時々遠くを見る

仕事や読書で目を使うと、目が疲れる、痛む、かすむ、涙目、頭痛などの症状が出ることがあります。乱視や老眼、眼鏡が合わない、また白内障や緑内障などの病気が原因の場合もあります。

＊手当てのポイントは

①目の症状は大体、肝臓と腎臓の衰えが遠因になって起こります。近視、乱視、涙目などは肝臓で、足の**親指の爪先**が上につれています。白内障、老眼などは腎臓、膀胱に関連し、足の**小指**が硬直し、つれます。**第四指**とともにつねによく回しもむようにします。

②目のまわりのツボ、**晴明**《せいめい》、**攢竹**《さんちく》、**糸竹空**《しちくくう》、**瞳子髎**《どうしりょう》と**こめかみ**を押して刺激します。（図を参照）

③後頭部の**天柱**《てんちゅう》、**風池**《ふうち》のツボを押すと目がはっきりします。

④目の症状は目だけの問題ではなく、身体の働きが目に影響しているわけですから、足全体をよくもんで全身を活性化させることが大切です。

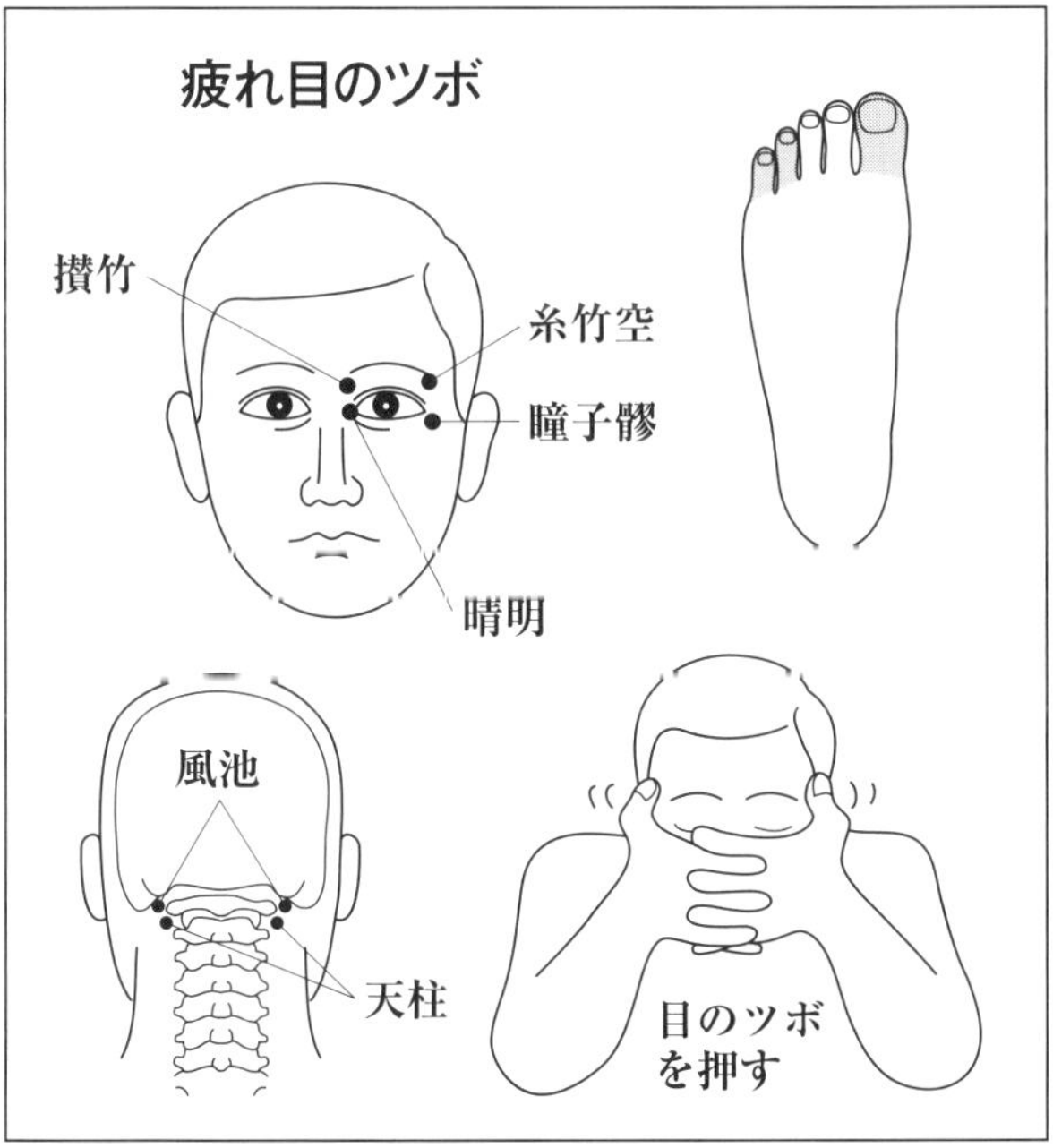

日常の
つらい症状⑬

いびき
病気が原因で起こることも

いびきは睡眠中に鼻やのどなどの気道が狭まって発生する振動音で、だれにでも起こります。疲労、飲酒、睡眠薬の服用などの影響でいびきが大きくなり、肥満、鼻の疾患、扁桃肥大などが原因の場合や、脳卒中などでは病的な大いびきになります。大いびきの後に呼吸が止まる「睡眠時無呼吸症候群」などもあり、周囲の人の注意が必要です。

＊手当てのポイントは

①いびきをかく人は、足の**親指**が大きくて立派な人が多いようです。肝臓の働きが良く元気ですが、高血圧や脳卒中を起こしやすい体質なので、よくもんで足首も回します。

②鼻、のどに関連する土踏まずの**足心ムネの部**と呼吸器の**第四指**をもみます。

③手の**親指**は、呼吸器（**肺経**）に関係するのでよくもみほぐし、のどに通じる**合谷**《ごうこく》のツボを押して刺激します。

いびきのツボ

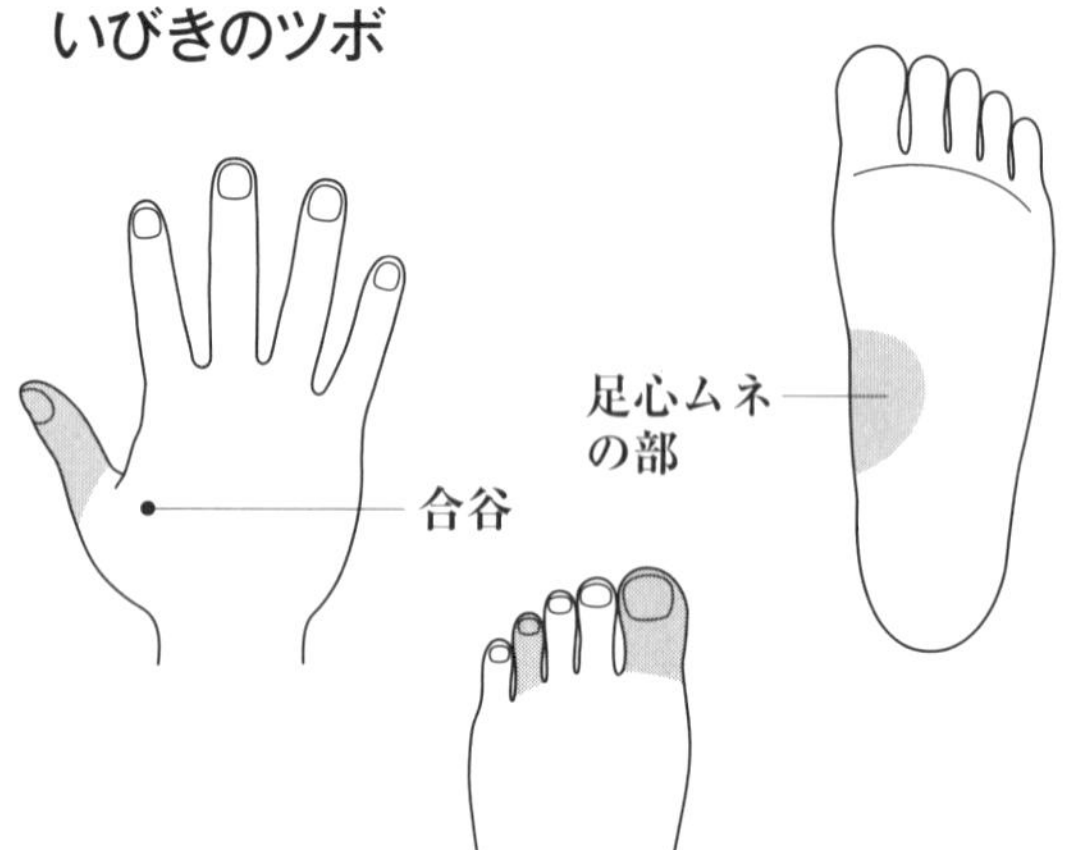

日常のつらい症状⑭

エコノミークラス症候群

長時間の飛行機の旅に注意

エコノミークラス症候群のツボ

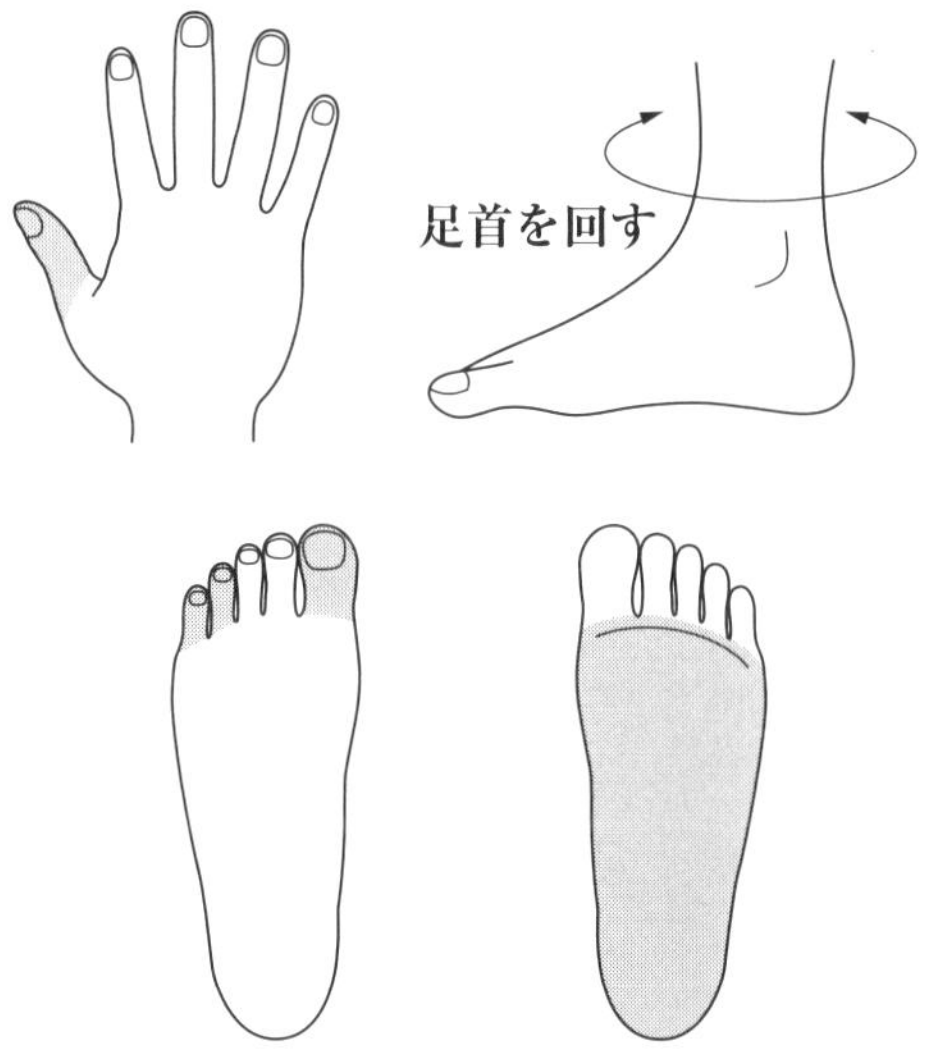

狭い座席で座ったままの同じ姿勢で足を動かさないでいると、血流が悪くなって足の静脈に血栓ができ、血流に乗って肺に入り、肺の血管をふさぐ、血栓症、肺塞栓症の症状を起こします。これがエコノミークラス症候群です。長時間、座ったまま席を立たず、太ももを圧迫し、足を動かさなかった人が飛行機を降りて歩き始めると、血栓が流れて血管をふさぐことになります。

＊手当てのポイントは

①立ったり、座ったりできる範囲で足を動かすようにし、太ももやそけい部をもみましょう。

②足がもめたら**親指**と**第四指**、**小指**、**足裏**を中心に。足もみが無理なら、座ったまま太ももを上げて足首を回したり、曲げ伸ばしして、足指をグーチョキパーで動かします。

③手は座席で**親指**を中心に、指、手のひらをよくもみます。

④乾燥しがちな機内では積極的に水分を補給し、飲酒、喫煙はほどほどにしましょう。

不眠

心配ごと悩みごとは布団の外に

不眠は神経質なタイプの人に起こりやすく、ストレスがたまりやすい現代、心身の不安感から不眠を訴える人も増えています。なかには毎晩ほとんど眠れないと思いこんでいる不眠ノイローゼなどもあるようですが、熟睡できないことは苦しいことで体調にも影響します。

＊手当てのポイントは

①足の**親指**に張りがなく先が尖った感じか逆にブヨブヨした感じ、**小指**が細く硬い、曲がるなど。小指からかかとにかけての**膀胱経**がたるんでいます。
②神経質な人の足は甲が薄く、骨が浮き出て見えます。
③眠るということは、血液が頭から手足の末端に移ること。眠れないのは脳に意思が残っているため血液の下行を妨げていることになります。

手足をもむことは末端に血液を引くことになるの

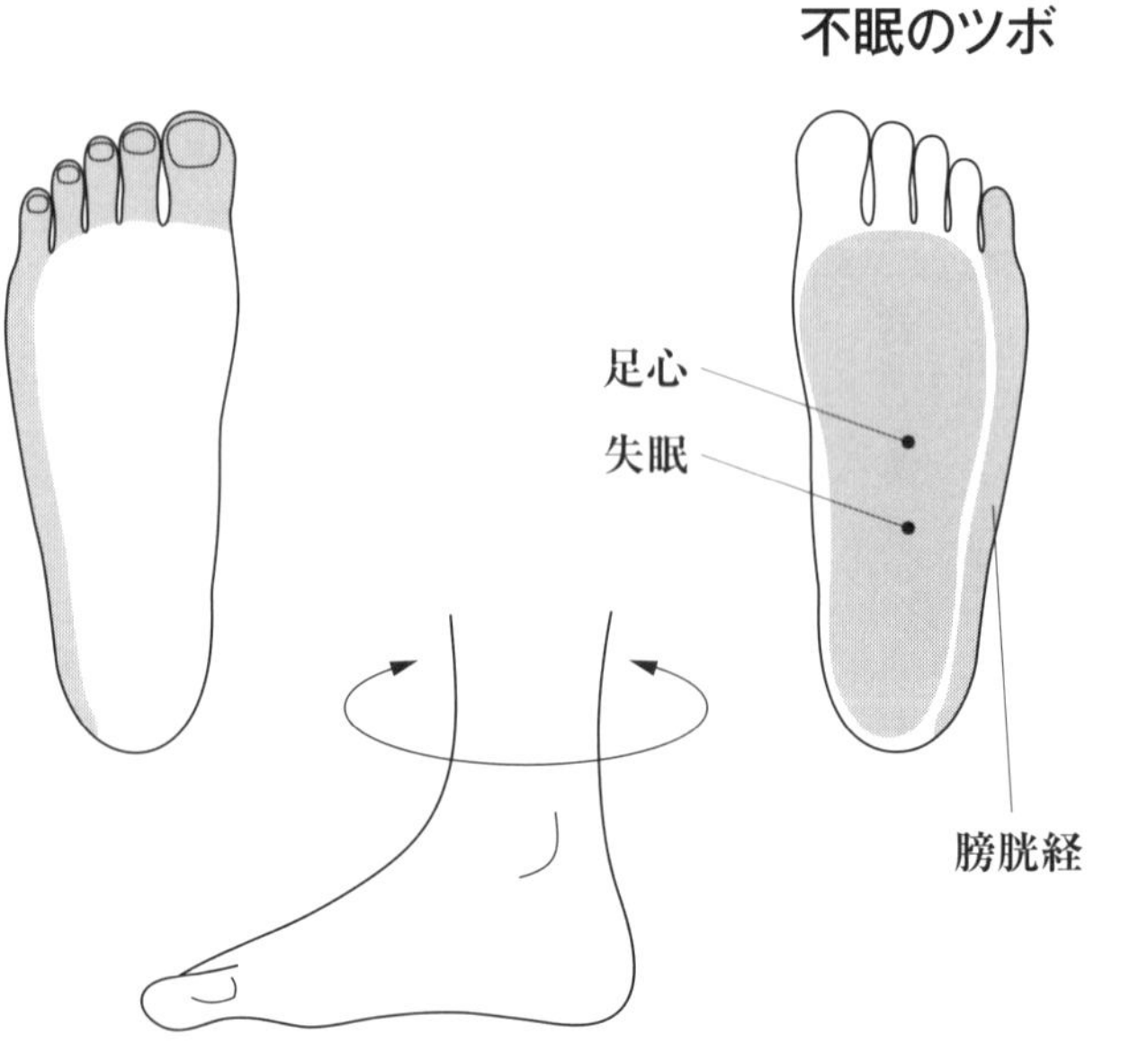

で、寝る前に足の**指先**をよくほぐし、脳につながる**足裏**をまんべんなくもんで足首を回し、血行を良くします。

④とくに足の**親指**、**第四指**は神経に、**親指**、**小指**、**膀胱経**は頭に関係するのでよくもみます。足首は首に通じ、血管が集まったところでもあるので、よく左右に回します。

⑤足裏かかとの**失眠**《しつみん》のツボを押します。**かかと全体**を竹踏みなどで三～五分程度刺激するのも良いでしょう。

⑥首の後ろの**天柱**《てんちゅう》・**風池**《ふうち》のツボを押し、首筋をほぐします。

＊こんなことも

就寝前に足浴をしてから足をもむと、さらに血行が良くなってよく眠れます。そのとき塩を一握り入れると温まります。

足裏中央の**足心**《そくしん》のツボに、肩こりに使う張り薬を楕円形に切って貼ること、やってみてください。昼間の適度の運動も大事です。

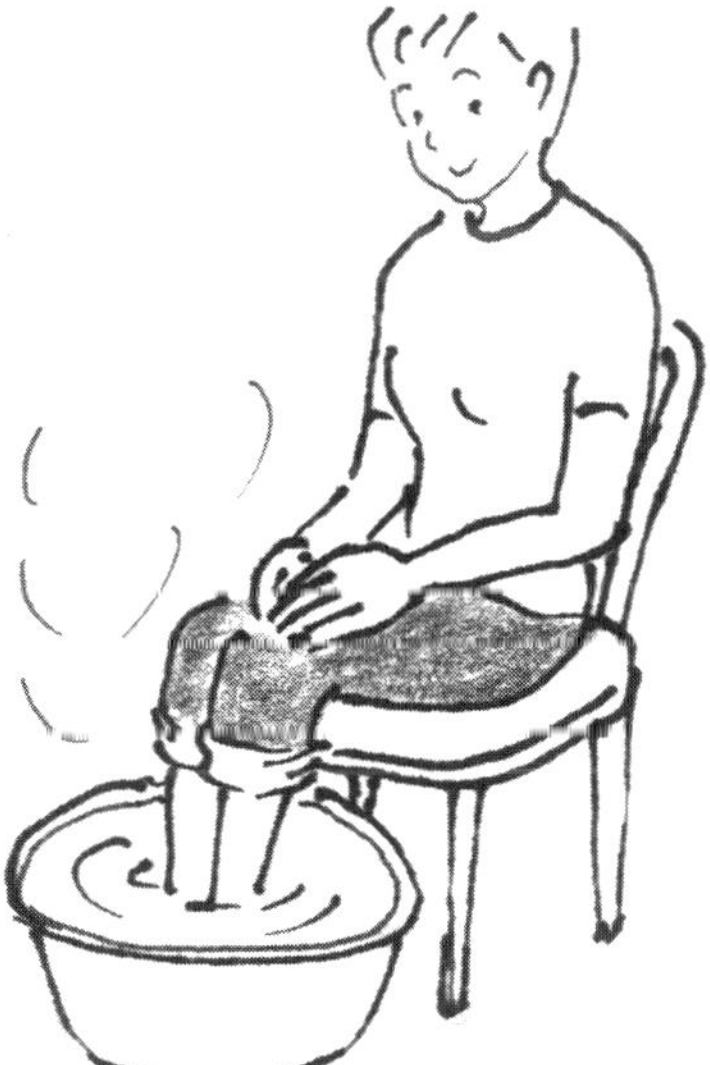

就寝前に足浴をしてから足をもむと、さらに血行が良くなります

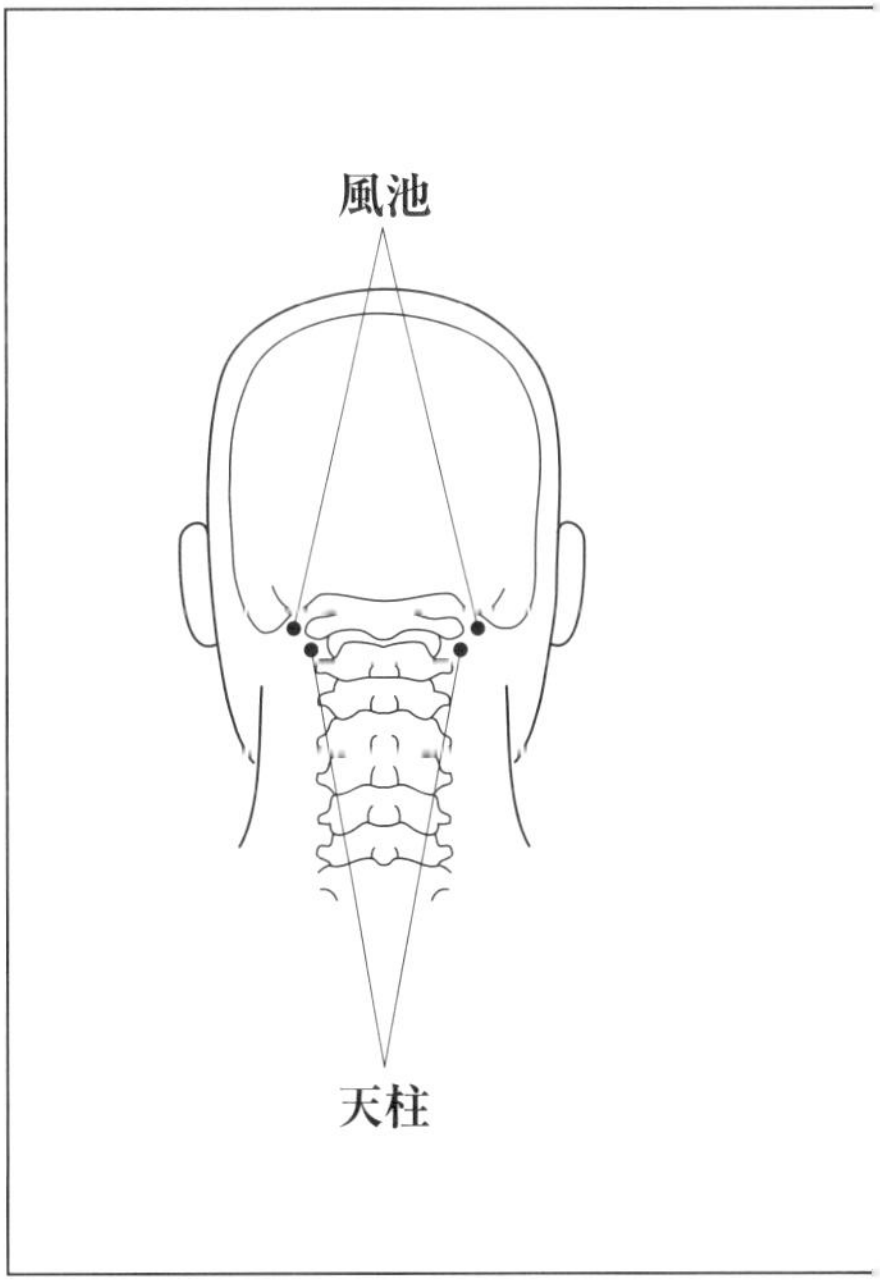

イライラ

心と身体は一つ

ちょっとしたイライラが身体に影響して血圧が上がったり胃腸の調子を崩したりします。毎日の生活全体を振り返ってみることも大事ですが、足をもむことで自律神経のバランスを整えましょう。

＊手当てのポイントは

①東洋医学では、イライラは肝の影響が強く肝が疲れるとイライラして怒りやすく、逆に怒りすぎると肝を傷めるといいます。そのためイライラしやすい人の足は、肝に通じる足の**親指**の先が反り返っているとか、大きくて張って《実》の状態が見られます。また、胆に通じる**第四指**が硬かったり、曲がっているなどの変化が見られるので、**親指**と**第四指**をとくによくもみ込み、やわらげるようにします。

②**足首**は高血圧、動脈硬化に関係するので両足とも左右に各二十回以上回し、血行を良くします。

③足裏の脳に関連する**湧泉**《ゆうせん》、**足心**《そくしん》のツボを中心に足裏全体をまんべんなくもみます。

④頭の頂上、**百会**《ひゃくえ》のツボを数回、手の**人差し指**と**中指**で押します。

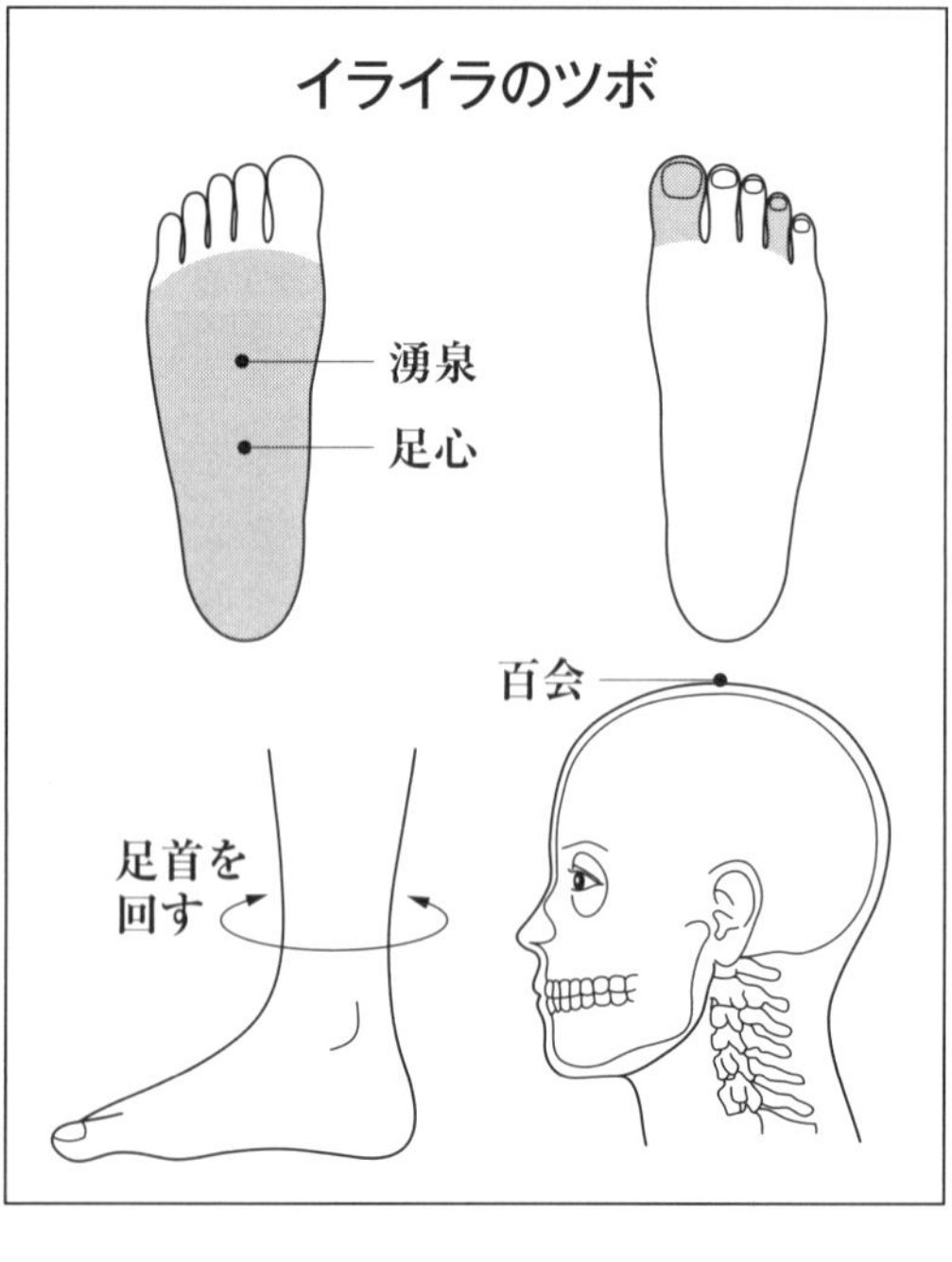

自律神経失調症・神経症・うつ病

心臓、腎臓、肝臓の働きを高めよう

　複雑な現代社会のなかで私たちはさまざまなストレスを感じ疲れています。心身ともにストレス状態のなかにあり、心の病気が増えています。

　しかし、精神・神経系の病気は、さまざまな自覚症状があるのに、検査をしても異常はほとんど見つかりません。

　現在では心の領域は脳にあると言われていますが、東洋医学では、五臓（肝心脾肺腎）に精神が内蔵されているとします。

　五行の考え方を割り当てて腎に精を、心に神を蔵すとみて、腎と心が働いているときは精神が安定しているとみます。また肝臓は神経に関わり、精神面に影響します。

《自律神経失調症》

疲労がたまったとき、心配ごとがあって眠れなかったときなど、急に心臓がドキドキして不安に感じることがあります。

　また、その他にも、のぼせ、めまい、イライラ、不眠、肩こり、食欲不振などなど、自律神経の乱れからさまざまな自覚症状が現れます。

　身体そのものの病変ではないので通常の検査では異常は見られません。

　そんなとき、**手足**をよく見てよくもみましょう。末梢神経への刺激は自律神経に働き、身体を整える効果があります。

《神経症》

　心の働きが要因となり、心と身体にさまざまな症状が現れます。不安、抑うつ、強迫神経症などがあり、自分の症状を過剰に考えて苦しみます。しかし、精神病のような幻覚や人格に著しい変化の症状は見られません。

《うつ病》

気分がつねに沈んで悲観的になります。神経症にも見られる症状ですが、より強い無力感、絶望感に駆られます。

二十代や中高年（初老期うつ病）に多く、身体の活動力も低下し、食欲、性欲の減退、肩こり、手足のしびれ、冷えなどの症状を訴えます。

＊手当てのポイントは

①神経質な性格の人は、足の**各指の関節**が高く、中間の肉付きが衰えて、ちょうどヒョウタンを並べたように見えます。**足の甲**が薄く、筋肉が衰えて、**中足骨**が表面に浮き出し、ゴツゴツしてつやのない足をしています。

②とくに**親指**が薄くて弾力がなく、**第四指**が弛緩して細く、軟らかすぎるようなときは根気や気力が衰えている状態です。

③東洋医学では、心、腎、肝、胆などの働きがしっかりしていれば、精神や神経系統は安定していると考えます。

心は足の**第二、三指**、手の**中指**、**薬指**、**小指**、**手のひら**、腎は足の**小指**と足裏の**湧泉**《ゆうせん》のツボ、肝と胆は足の**親指**と**第四指**、**足首**が関係しています。これらの場所をよく見てもんでいきます。

④足裏が力なく軟らかすぎて張りがなく、冷たくて小指側の外縁がたるんでいるような状態が見られます。足裏の**湧泉**や**足心**《そくしん》のツボは腎に関係し、脳にも通じています。

⑤関係している手足の場所をとくに入念に、縮んだ指は伸ばす気持ちで、硬い指はほぐし、フニャフニャした指は弾力が出るようにもみ、全体をよくもんで足首を回して足の状態を改善し、じっくりと心身を整えていきましょう。

＊こんなことも

精神的な症状は本人も家族もたいへんですが、家族で協力して手足をもんで、コミュニケーションをはかるようにすることで安心感が得られ、心のケアにもなります。また足をもむことは、気の流れ、血の流れを良くして回復につながることになります。

自律神経失調症・神経症・うつ病のツボ

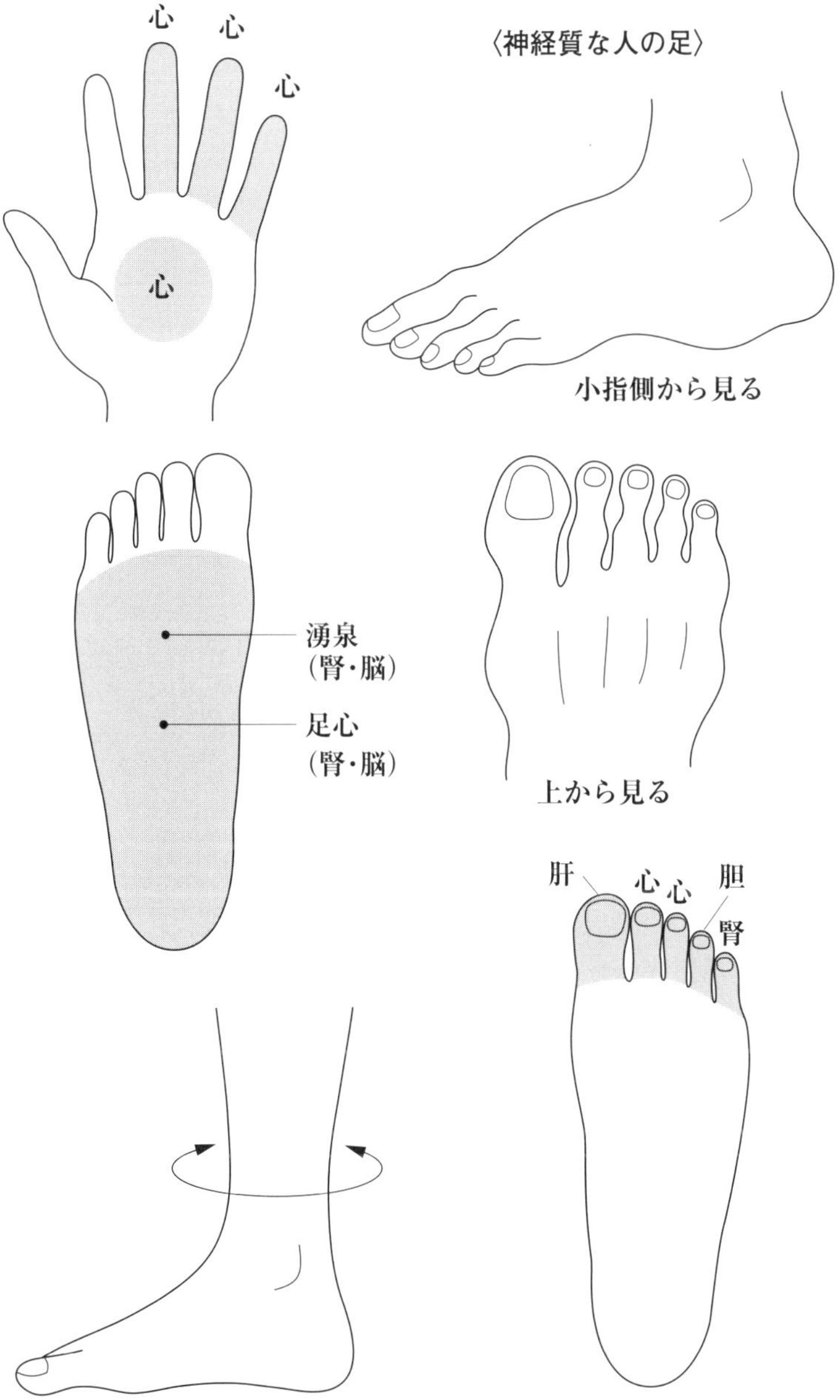

高血圧

――食事とウォーキングと足もみと

高血圧は他の病気の影響で起こる場合もありますが、原因のわからない本態性高血圧と言われるタイプが多いようです。自覚症状がない場合が多く健康診断などでわかることが多いようです。

高血圧は放置すると脳や心臓、腎臓などの動脈硬化につながり、合併症を起こしますので、きちんと正常値（最大血圧一三五以下、最小八五以下）になるように治療が大切です。

＊手当てのポイントは

①血管に関わる肝経の足の**親指**が大きくてブヨブヨしていて、とくに**左の親指**が右より大きい人は要注意です。

それと**第四指**が硬く曲がっている症状が見られ、血液に関わる腎につながる足の**小指**に硬直が見られます。

この三本をとくによく回しもみます。

②**足首**が硬くて回りにくいのは動脈硬化に注意、左右に二十回以上回し、前後に動かして、スムーズに動くように軟らかくします。

③外くるぶしの下、**申脈**《しんみゃく》のツボを押して痛むことが多いので時々押して痛みを取るようにします。

④足裏**湧泉**《ゆうせん》、**足心**《そくしん》、**失眠**《しつみん》、親指の**三毛**《さんもう》や、内くるぶし近くの**然谷**《ねんこく》のツボは腎に影響し、全身を整えるのでよく刺激して気を送るようにします。

⑤手足をもむときに指先をとくによくもみ刺激しましょう。

＊こんなことも

高血圧は、塩分の摂りすぎに注意し、動物性の脂肪を控えて太りすぎないような食生活が大切です。またつとめて歩くようにすること、ストレスの解消などを心がけます。カリウム、カルシウム、マグネシウム（野菜、小魚、牛乳、海草など）を充分に摂るようにします。
降圧剤が必要なら医師の指示に従いながら、毎日、暮らしのなかで手足をもむことを続けましょう。脳卒中や心筋梗塞などが起こってしまってからでは遅すぎます。

高血圧のツボ

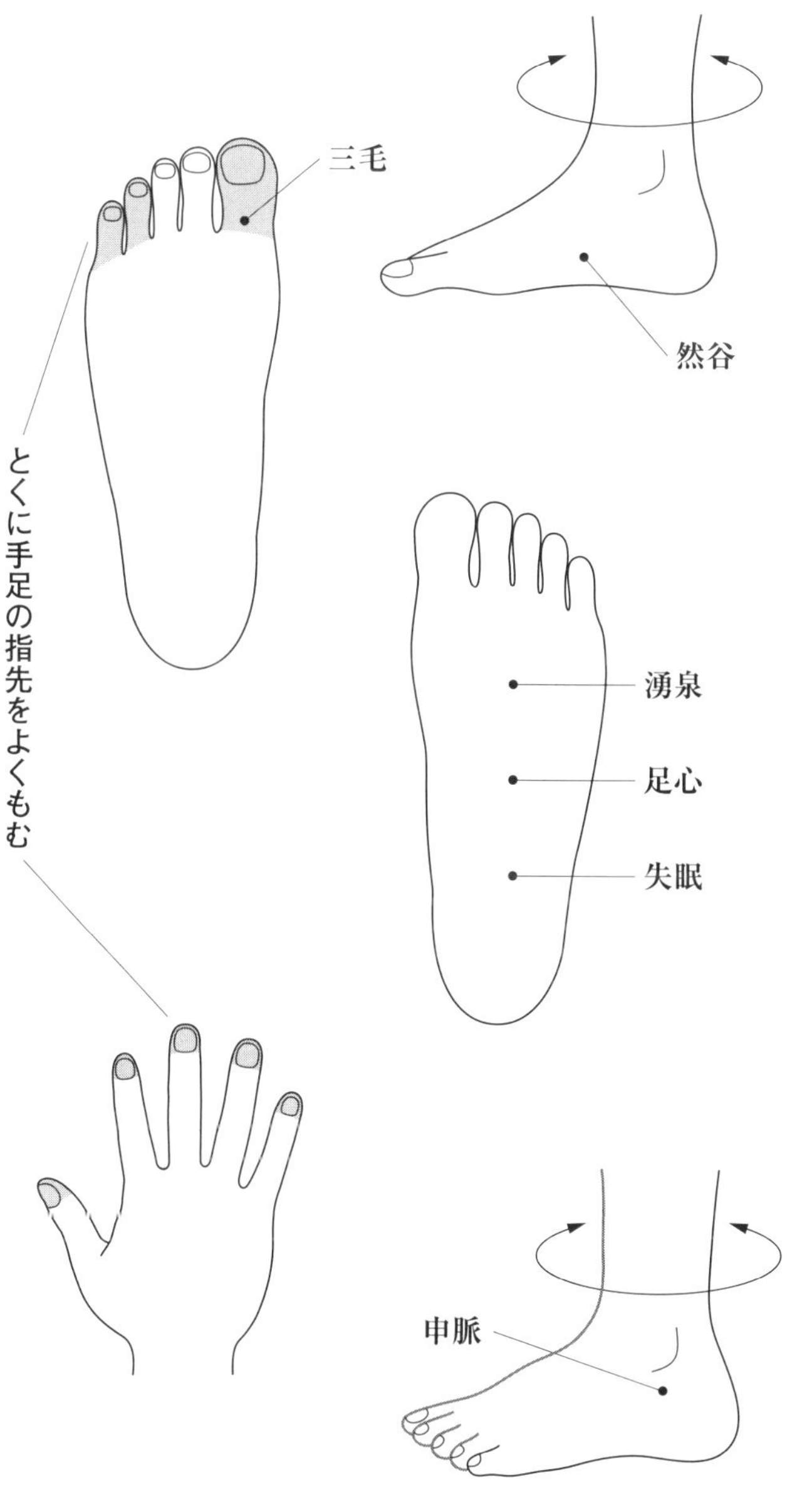

中高年の症状②

心臓病

狭心症や心筋梗塞が増えている

心臓病の代表的なものに、不整脈、狭心症、心筋梗塞、心臓弁膜症、心不全などがあげられます。最近増えているのが、心臓の血管の動脈硬化によって起こる虚血性心疾患と言われる狭心症や心筋梗塞で、急に胸が痛み出す危険な発作を起こすので要注意です。

心臓は血液を全身に送り出すポンプの役目をもつ重要な臓器です。東洋医学でも心臓を「君火」と言って一国の王にたとえ、身体にとってもっとも大切な臓器としています。

＊手当てのポイントは

①手の**中**、**薬**、**小指**の三指の間にすき間がなく弾力があって豊かにまっすぐに伸びている人は心臓が丈夫ですが、この指のどれかに痛み、つれ、しびれを感じたら心臓に要注意です。**関節**を一つ一つ動かしてもみほぐし、痛みを取るようにつねによくもみます。

②手のひらの心臓のツボ、**労宮**《ろうきゅう》と**少府**《しょうふ》は動悸、息切れに効果があります。手の**親指**を当てて、当てられた手をかぶせるようにして押し当て、テコの要領で刺激します。

③足は**第二**、**三指**が心臓に関連し、指先に力がなかったり、全体にやせて棒のように硬いなどの異状が見られます。押し込むように回しもみますが、そのとき、左手**親指**を足裏の**湧泉**《ゆうせん》のツボに当てながらもむと心臓に作用します。

④足の**親指**、**第四指**は筋肉、血管、自律神経に影響するので何度も回しもみます。

⑤足にむくみがあるようなときは、足の甲の骨間をさらうように心臓の方に向けて手の指先で押していきます。

⑥「心臓は一人病まず」と言われ、リウマチ、高血圧、動脈硬化、糖尿病、バセドウ病など他の臓器や病気も

心臓に影響します。関連するところをよく手当てすることが大事です。

とくに**小指**や**湧泉**のツボもみ、全体をよくもみましょう。

足は第二の心臓と言われますが、末端から中枢に血液を送り返す働きをしていますので、足を刺激しもみほぐすことは心臓の働きを助け症状を軽減する大きな効果があります。

*こんなことも

また、胸が苦しいとき、脇の下から握りこぶし一つ下の肋骨の間のくぼみに両手の**親指**を当てて、胸をそらしながらグッと押しながら、深呼吸すると胸が開けて楽になります。

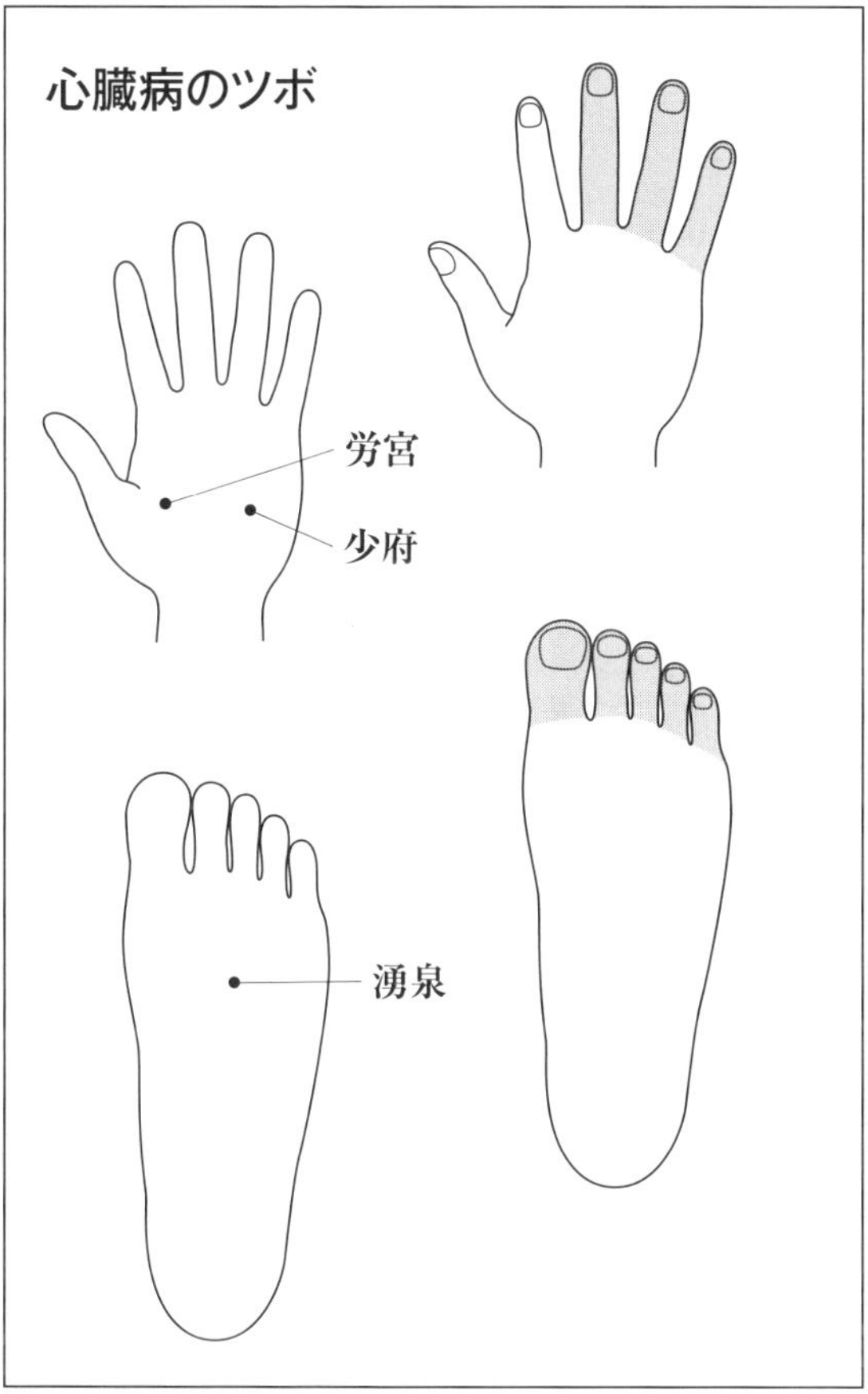

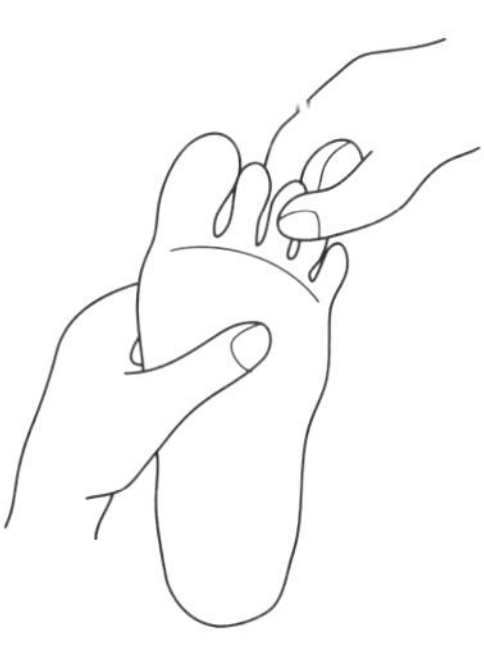

③左手親指を湧泉のツボに当ててもむ

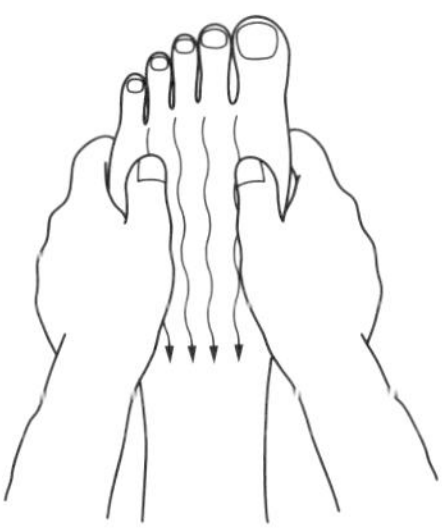

⑤足の甲の骨間をさらうように指先で押してむくみを取る

肝臓病

―肝臓はすべての力を発するところ

肝臓は栄養の貯蔵代謝、毒素老廃物を分解処理するなど、その他にも多くの働きをしている体内最大の臓器であり、人間の身体の営みの根源とも言える大事な臓器です。

肝臓の病気には過栄養から起こる脂肪肝、A、B、C型などのウイルスで起こる肝炎などがありますが、一部は慢性化し、さらに肝硬変や肝癌に移行することもあり要注意です。

肝臓は沈黙の臓器と言われます。症状がなくてもふだんから健康診査などでチェックしましょう。

東洋医学の考え方では、人間を大自然に当てはめると肝は東、春、朝に当たり、すべての始まりであり力の発するところといいます。

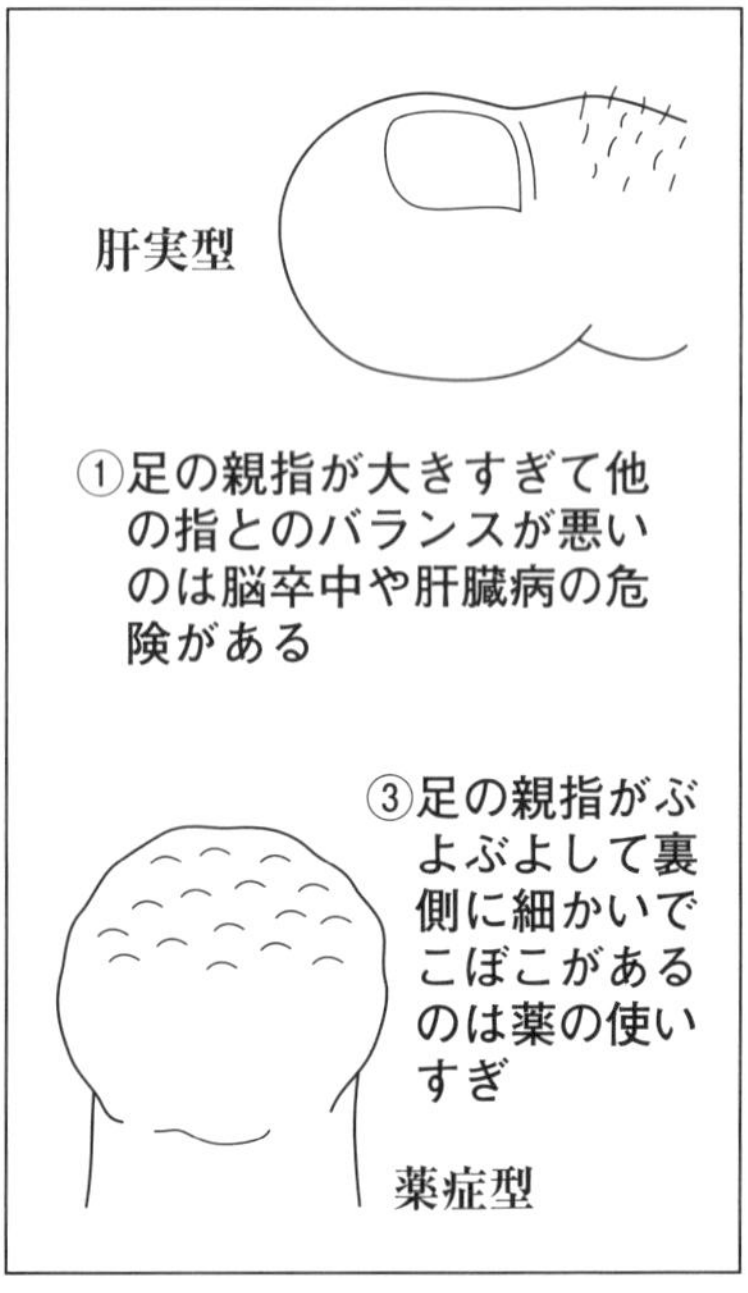
肝実型
①足の親指が大きすぎて他の指とのバランスが悪いのは脳卒中や肝臓病の危険がある
③足の親指がぶよぶよして裏側に細かいでこぼこがあるのは薬の使いすぎ
薬症型

足心道では、とくに肝経の足の**親指**は大切な指として「親指は薬箱」、どんなときでもよくもみ、手入れするようにしています。

＊手当てのポイントは

①足の**親指**、とくに右の**親指**は肝に関連し、健康な人の親指は右がやや大きめでゆったりとして弾力があります。

大きすぎて他の指とのバランスが悪いのは、脳卒中や肝臓病の危険がありますが、反対に先端が弾力なく

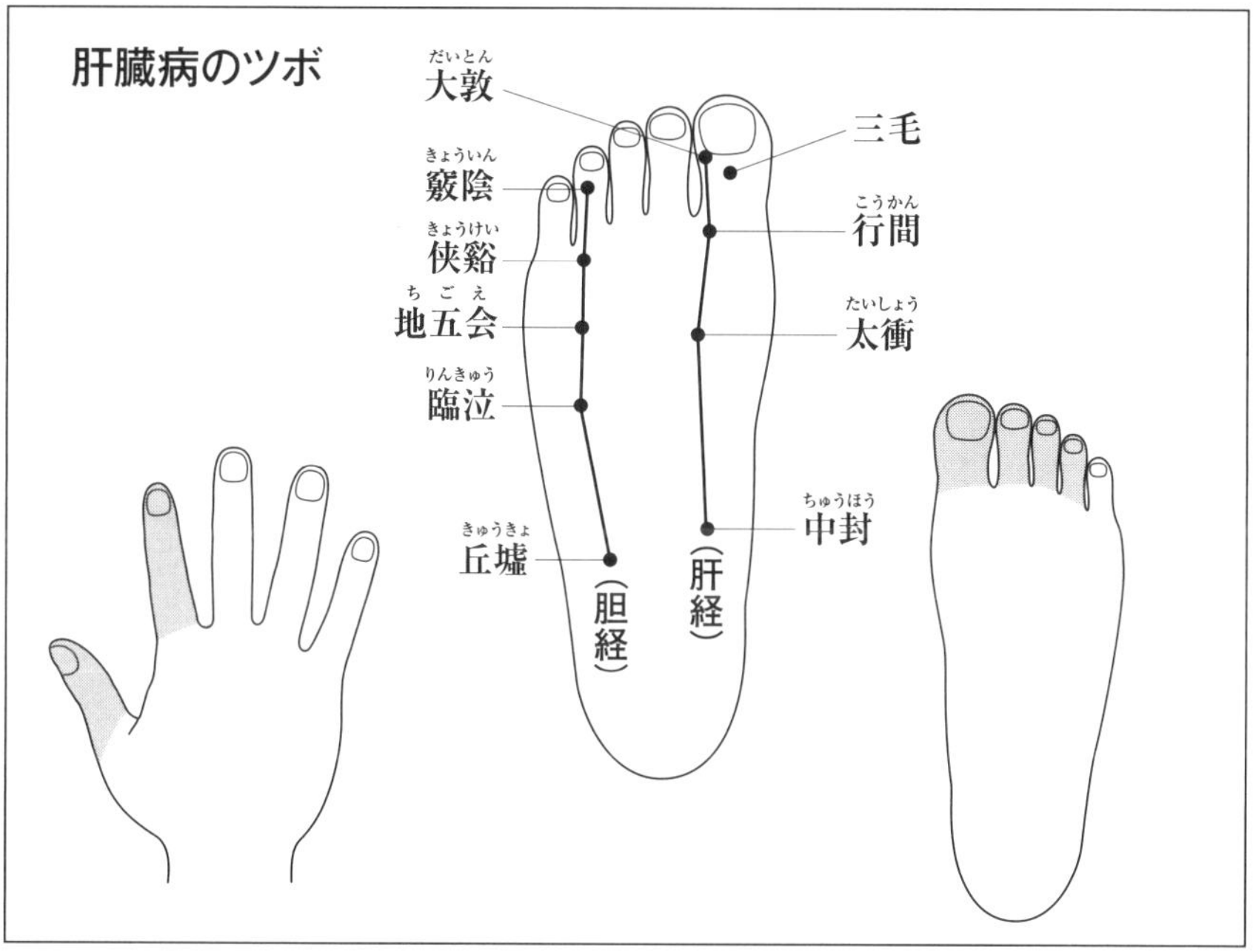

しなびているのも肝臓の働きの低下している可能性があります。どちらも軟らかく弾力が出るようによくもみ込みます。

②右**親指**の先端にシコリがあるようなときは、肝硬変などのおそれがあるので、シコリをほぐす気持ちでもみます。

③足の**親指**がぶよぶよして裏側に細かいでこぼこが見えるのは、薬の使いすぎによる薬症とみます。

④足の**第四指**は胆経、「肝胆相照らす」で肝とは密接に関連しています。弾力があって肉付きがよく、まっすぐな場合は肝の働きも良く、胆汁分泌も良いのですが、硬直、変形、しなびているなどが見られると肝、胆が疲れています。正しい形に近づけるようによくほぐし、回しもんでやわらげます。

⑤親指の根元の**三毛**《さんもう》のツボを手の**親指**の腹で押し込むようにさすり、足甲の肝経と胆経のツボのある骨間を指先で押して刺激します。

⑥足の**第二、三指**（胃経）もよくもみ込みます。

⑦手の**親指、人差し指**も節々を折にふれてよく動かし、もむようにします。

腎臓病

老化は腎臓から

腎臓は体内の水分を調節し、血液の濃度を一定に保ち、有害なもの、不要なものを尿として体外に排泄する働きをしています。病気には、急性、慢性の腎炎、腎臓結石、腎盂炎、ネフローゼ、尿毒症などがあります。

足心道では、目（白内障、老眼）、耳（耳鳴り、難聴）、口（歯周病）、骨（関節の痛み、リウマチ）などの老化が要因になる症状は、腎臓の働きの衰えからくると考えます。

＊手当てのポイントは

①腎臓の状態は内くるぶし斜め下にある**然谷**《ねんこく》のツボを観察します。

膨れているのは働きが強すぎることを示し、水分の取りすぎに注意します。しわっぽいのは反対に腎臓の働きが悪く、腎盂炎の場合は赤く腫れて熱をもっています。

ツボを**指先**で刺激しもみ込むようにします。

②かかとが硬い、またはカサカサに荒れます。

腎臓系の腰痛を起こしやすいので、入浴の際などに軽石などでこすり、尿素系のクリームなどをつけてよくもみ、軟らかくするようにします。

③足の**小指**が細い、硬い、曲がっているなどの変化が見られるのは腎、膀胱、婦人科などの異常が出やすくなります。**第四指**とともに正しい形になるようにやわらげ、もみ込みます。

④腎臓病のむくみは顔に現れ、足にも出ます。足のむくみには足の甲の骨間を手の指で押し込むように身体の方にこすり上げます。

⑤足裏の**湧泉**《ゆうせん》、**足心**《そくしん》、**失眠**《しつみん》のツボは腎に関係するので、**親指**を当てて気を送るように五秒くらいずつ二〜三回押します。足裏全体もよくもみましょう。

⑥腎臓病が原因で高血圧になったり、反対に高血圧が原因になって腎障害を起こすことがあるので、血圧に関係する肝経の足の**親指**、**第四指**、**足首**などをやわらげるように、回しもみます。

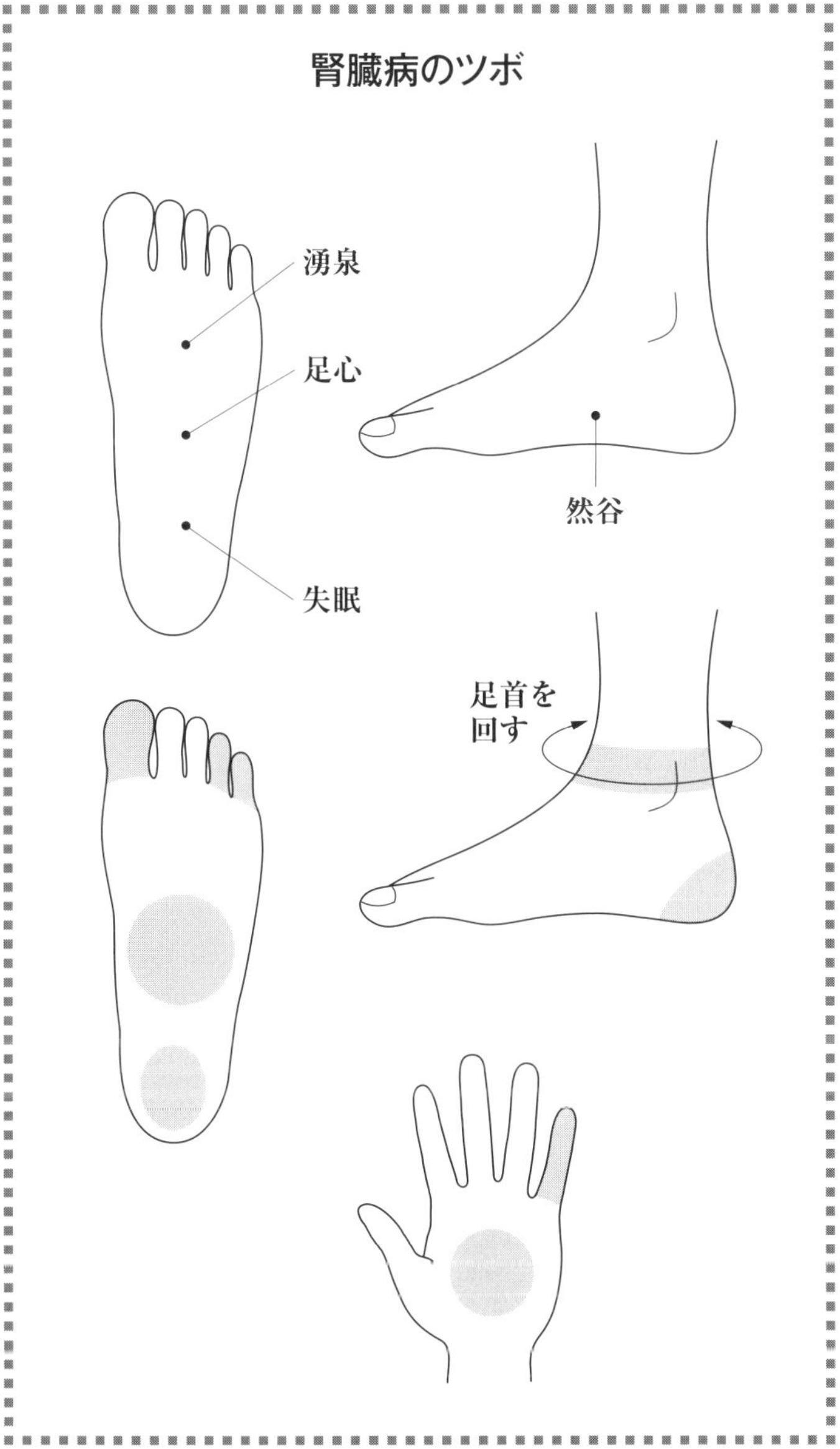

⑦足の冷えが強い反面、ほてって冬でも布団から足を出して寝るような人も腎臓に要注意です。

⑧手の**小指**、**手のひら**も腎に関連しますので、折にふれてもむようにします。

痛風・高尿酸血症

アルコールはほどほどに

尿酸が血液中に増えて関節にたまり、赤く腫れ激しい関節痛の発作を起こします。とくに足の**親指**のつけ根の関節に多く起こります。

ほとんどが男性で、四十代以降の中年に多く見られます。発作は一週間程度でおさまりますが、尿酸値が高くなると発作の回数が増え、心臓、腎臓、脳の血管などにも障害を起こします。高タンパク、高脂肪、高カロリーの食事が原因と言われる生活習慣病です。

＊手当てのポイントは

①痛むところはさわれないので、できる範囲で行います。足の**親指**の大きな人は、よく食べ、よく飲み、意欲的でよく働きますが、痛風になりやすいタイプです。

②血液に関連する症状は、腎につながる足の**小指**が硬い、曲がるなどが見られるのでよくもみます。内くるぶしの近く**然谷**《ねんこく》のツボ、足裏の**湧泉**《ゆうせん》、**足心**《そくしん》、**かかと**などをもみ、刺激します。尿酸の代謝異常が原因ですから、腎臓の働きを良くすることが先決です。

痛風・高尿酸血症のツボ

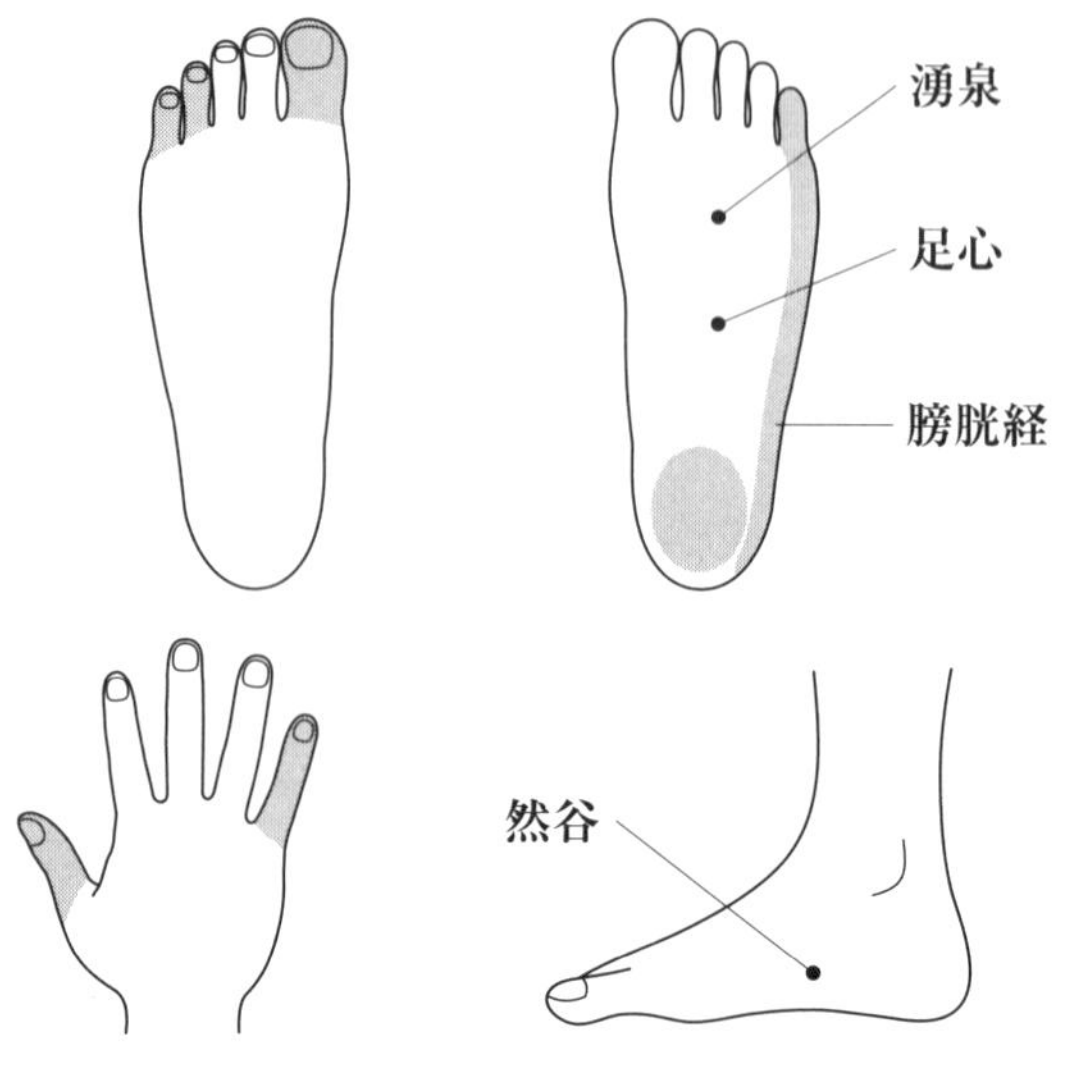

③痛みに関連する肝経の**親指**、**第四指**をもみますが、発作で痛む場合は手を当てて気を送ります。日頃から足をよくもんでおくことが大切です。手の**親指**、**小指**もよくもんでおきましょう。

④腫れて熱、痛みがひどい場合は冷湿布をすると良いでしょう。

＊こんなことも

発作がおさまったからといって治ったのではないので、おさまってからも注意が必要です。多食、美食を避けてダイエットを心がけ、プリン体が多い動物性タンパク質や脂肪、お酒を控えます。

水分を充分に摂り尿酸を排泄させるように心がけながら、手足もよくもんで血行を良くし再発を予防しましょう。

基本は食事

昔はぜいたく病と言われた痛風ですが、今では食生活の変化で尿酸値の高い人が増え、痛風の発作を起こすことが多くなっています。

元凶と言われるプリン体を多く含む食品としては、まず肉類、魚類で、とくにレバーや白子など内臓類に多くなっています。

また納豆が大豆製品のなかでもプリン体を多く含むとされ、植物性であっても大豆は高タンパク食品なので注意が必要です。

プリン体が少ない食品としては、穀類、野菜、果物、乳製品が挙げられます。野菜は水分を多く含み、牛乳はプリン体がほとんど含まれていない食品です。酒類ではワインや蒸留酒（焼酎、ウイスキーなど）が比較的プリン体が少なく、ビールは麦芽に多く含まれるので良くありません。

調理法としては、プリン体は水溶性の性質を持っているので、水でゆでるのが効果的。だし汁にはかつお節より昆布だしを使いましょう。

糖尿病

―合併症がこわい

糖尿病は体質の遺伝や肥満、運動不足、ストレスなどが誘因になって、膵臓から分泌されるインスリンというホルモンの働きが不足します。

インスリンは糖分を制御するホルモンなので、糖分の代謝がうまくいかなくなり、血液中に糖が増え、尿にも糖が出てくるのです。そのままにしていると心臓、腎臓、脳、眼底などの動脈硬化が進み、さまざまな合併症を併発します。

＊手当てのポイントは

①脾経で膵臓も見るので、膵臓の働きは足の**親指**で見ます。親指が薄くて力がないのは、膵臓の働きが衰えてインスリンが減った状態を示します。スタミナ不足になって身体がだるくなり、すぐ横になりたくなります。

反対に**親指**が大きくブヨブヨしているのも膵臓の働きが良くないとみます。また、親指の外側の側面が硬くしこりになっているのは膵臓の働きが弱っているとみます。

親指に張りが出るようによくもみ、側面のしこりがあれば軟らかくなるようにもみほぐします。

②足の**小指**が硬く、小指からかかとにかけての外縁が

糖尿病のツボ

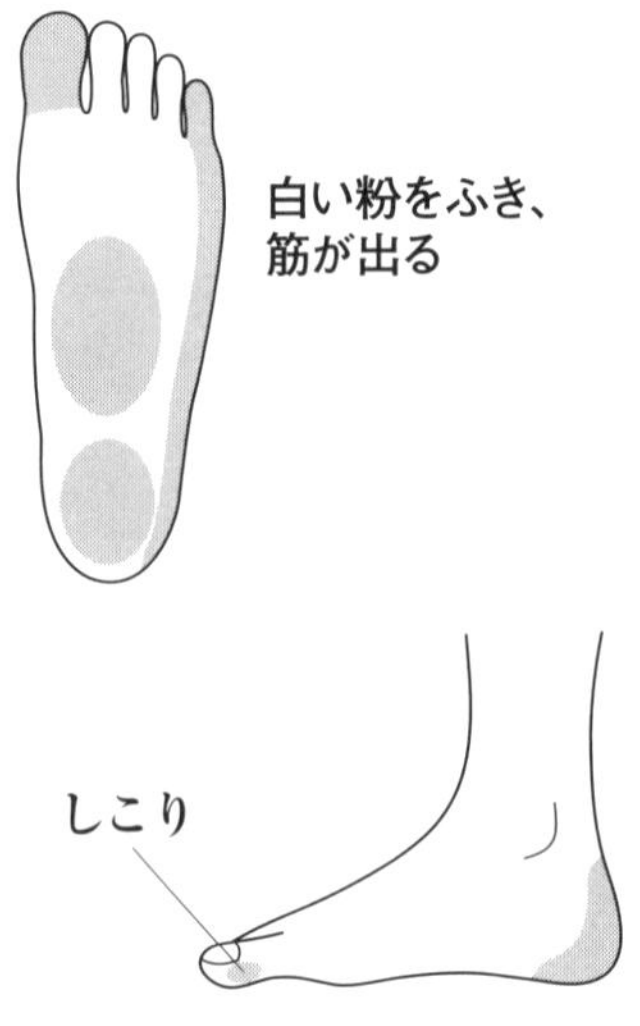

たるみ、指でつまめるような状態の人は糖尿病の場合もあるので、**小指**を回しもみ、外縁を押し込むようにして刺激します。

③足裏全体に粉をふいたような筋が見られるのは、血糖値の高い可能性があります。血糖値が低くなると自然に消えます。糖尿病が進むと足のしびれなども起こります。

④**親指**が大きく、腎、副腎に関連する**かかと**にしこりができたり、異常にがさがさに荒れているのは、アドレナリン（糖分促進）の異常とみて、かかとと足裏全体をよくもみます。入浴時などにかかとを器具などですり、クリームを塗ってもみ込んで、軟らかくするようにに手入れします。

＊こんなことも

南瓜と小豆と昆布を塩味で煮て食べる方法が、食事療法として知られています。

足心道は創始者自身の糖尿病が手足末梢療法で治癒したことから始まりました。ぜひ実践なさってください。

脾は孤臓なり

東洋医学では、現在の膵臓を脾臓とし、脾臓は左の肝臓と見ていたといいます。脾臓以外の他の臓器、肝心肺腎は左右に二つ（心臓は二室に分かれる）あるのに対して、脾臓（現在の膵臓）だけが一つであると考えられていたようです。「脾は孤臓なり」です。

足心道では、膵臓も脾臓も足の親指（脾経）で観察しますが、実際に糖尿の場合も、親指に変化が現れます。

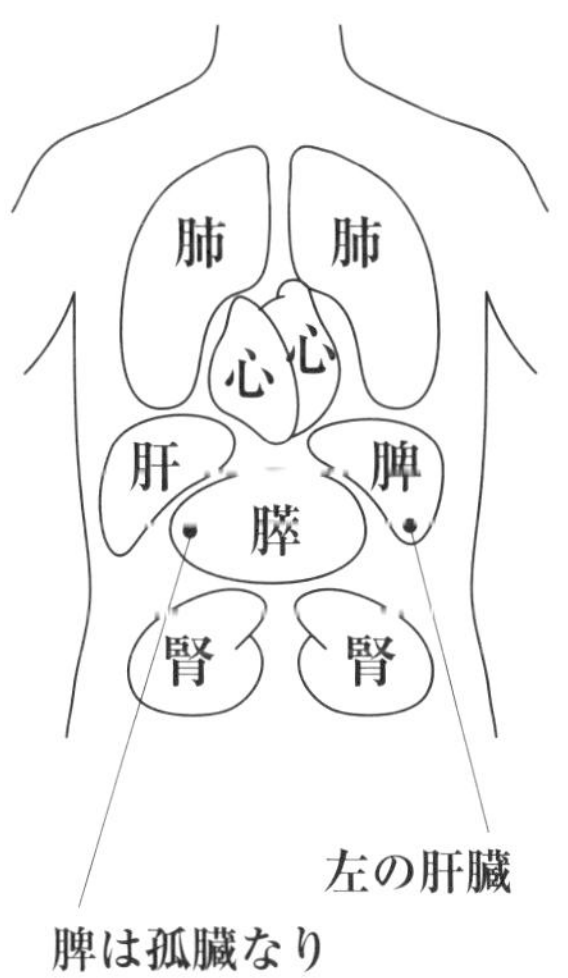

メタボリック症候群（内臓脂肪型肥満）

太りすぎない生活習慣を

メタボリックとは代謝のこと。皮下脂肪ではなく、内臓に脂肪がつく内臓脂肪型肥満で、さらにその上に高血圧、高脂血症、高血糖、低ＨＤＬコレステロールなどが、軽度であっても重なった状態のことを言います。

症状が重なることによって動脈硬化が進行する危険性が高くなり、心筋梗塞、脳卒中、糖尿病などの引き金になります。

内臓脂肪の目安になるのは腹囲で、男性八五センチ、女性九〇センチまでが正常範囲に入るとされていますが、これには異論も多いようです。

中高年に多く、男性の半数、女性の二割が危険と言われています。

メタボリック症候群の対策としては、まず太りすぎないことです。体質的な遺伝もありますが、運動、食事、飲酒、たばこなどの生活習慣が大きな要因になり

メタボリック症候群のツボ

●高血圧には

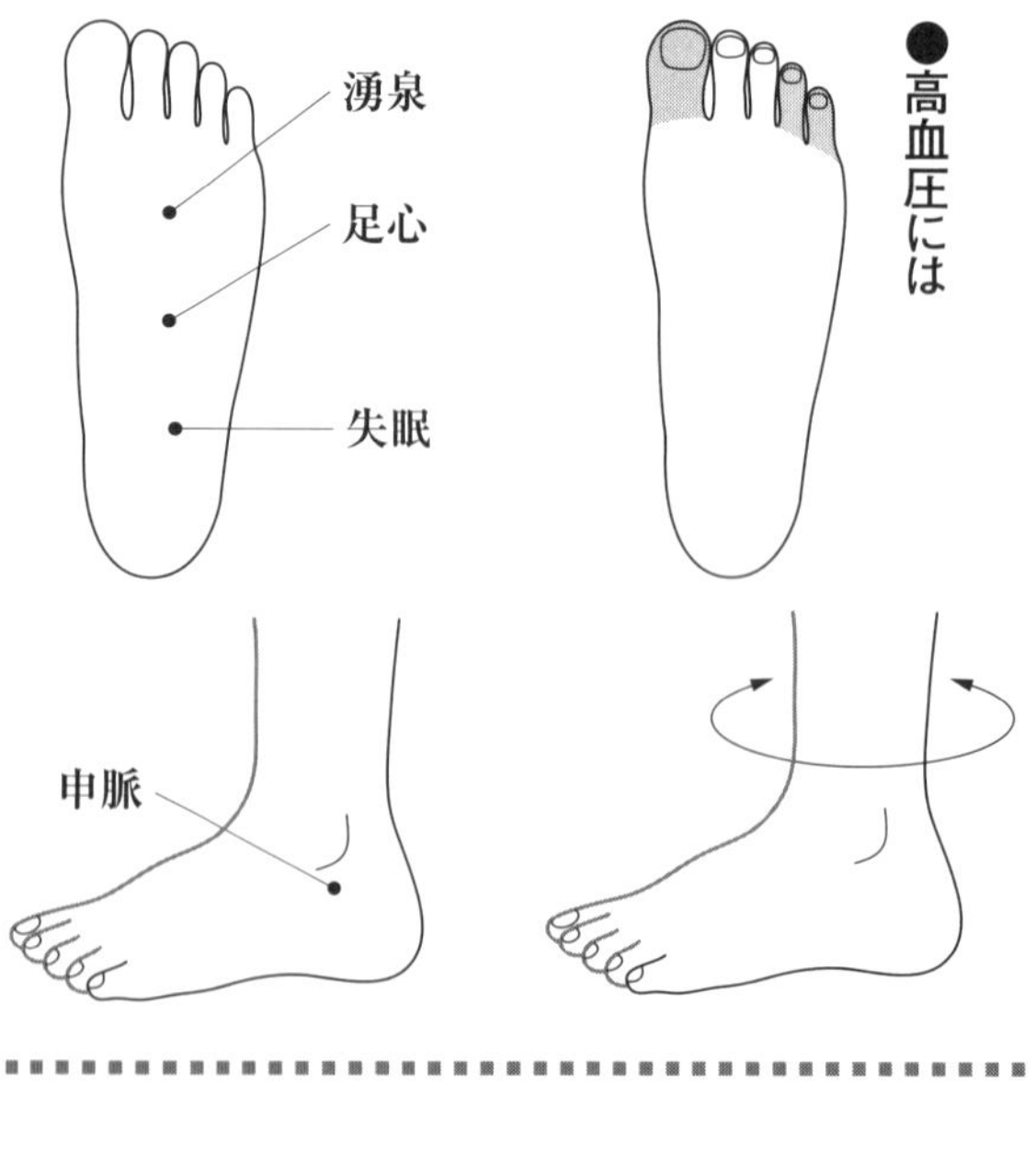

ます。

　生活パターンを変えることから始めて、適正な体重を保つ努力をしてみましょう。

　また、生活のなかに足をもむことを取り入れることが全身の代謝を良くし、太りすぎの抑制につながります。

＊手当てのポイントは

①まず毎日の習慣として**手足全体**をよくもむことで代謝を高め、とくに自分の症状に合わせてポイントを丹念にもみます。

②高血圧の項94ページを参照して、足の**親指**、**第四指**、**足首**を回しもみます。

　足裏の**湧泉**《ゆうせん》、**足心**《そくしん》、**失眠**《しつみん》のツボ、外くるぶし下の**申**《しん》**脈**《みゃく》を押して刺激します。

③高血糖のおそれのある人は、足の**親指**と**小指**、小指からかかとへの**外縁**（膀胱経）と**かかと**をよくもみます。

④肥満（138ページ参照）は、**足首**を左右前後に回します。足裏のツボを押し、**かかと**をもみます。

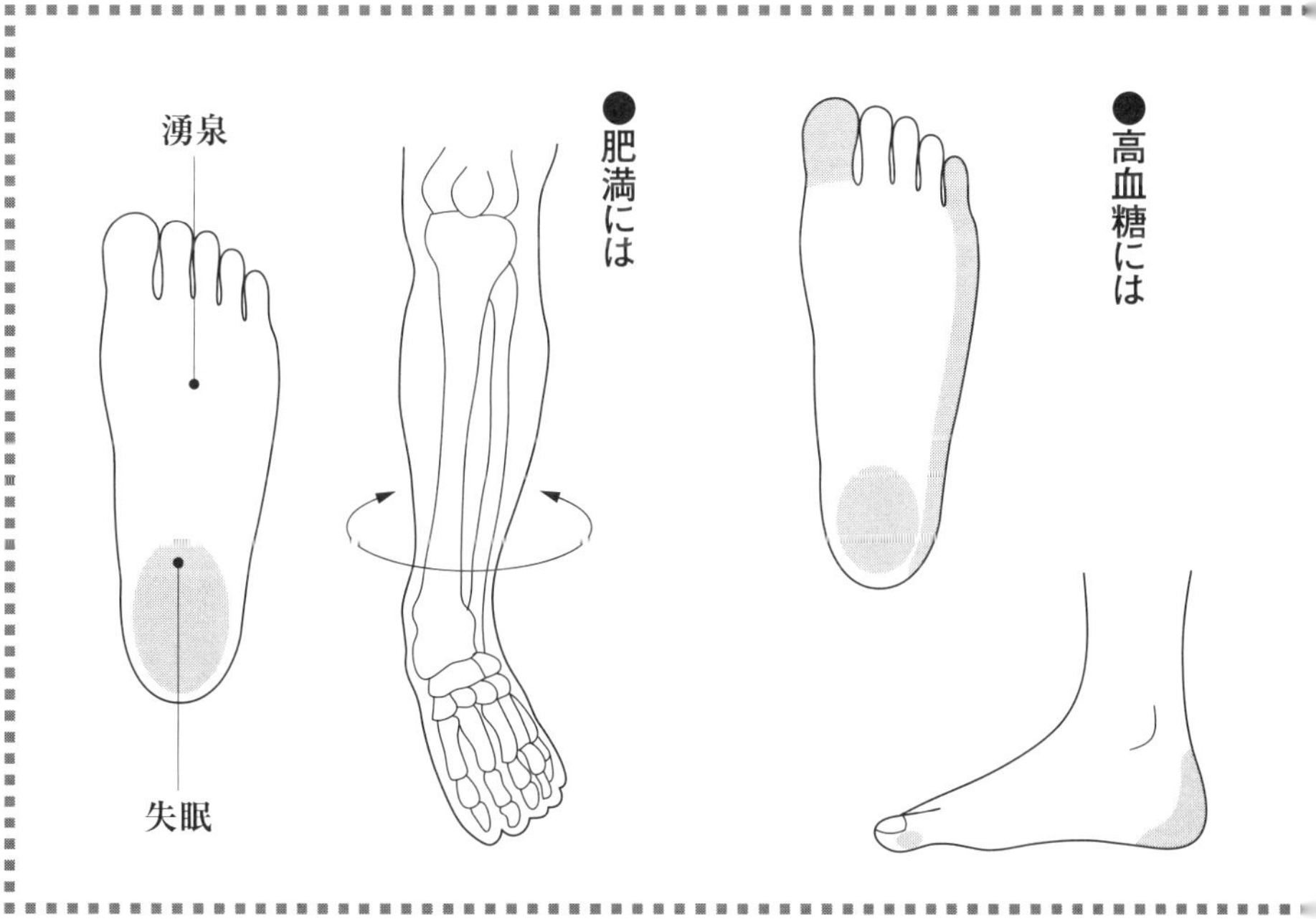

中高年の症状⑧

脳卒中のリハビリ

足もみでリハビリ効果を高める

脳卒中は脳の血管異常によって、意識や言語の障害、手足のマヒなどが起こるもので、脳の血管が詰まる「脳梗塞」、血管が破れる「脳出血」、脳の外側の膜で血管が破れる「くも膜下出血」などがあります。

病院では、発作の後の危険な時期を過ぎたら早めにリハビリを始めますが、足心道でも医師の許可を得て、なるべく早くリハビリと並行して家族で足をもんであげると血行が良くなって足が温まり、内臓の働きも良くなって回復を早めます。

病状に応じて無理のないよう、早めに家族で協力して回復へ努力しましょう。

＊手当てのポイントは

①初めのうちは、足を温めるつもりで指を握ったり放したりして、足の**甲**、足の**裏**をさすります。あお向けに寝ている膝の下に座布団を二つ折りにした程度のクッションを入れて、上半身や頭に響かないようにします。

②リハビリの段階になったら脳梗塞の場合は腎経の足の**小指**を軟らかくなるようにもみほぐし、足裏の**湧泉**《ゆうせん》、**足心**《そくしん》、**然谷**《ねんこく》を押します。

●脳梗塞の場合

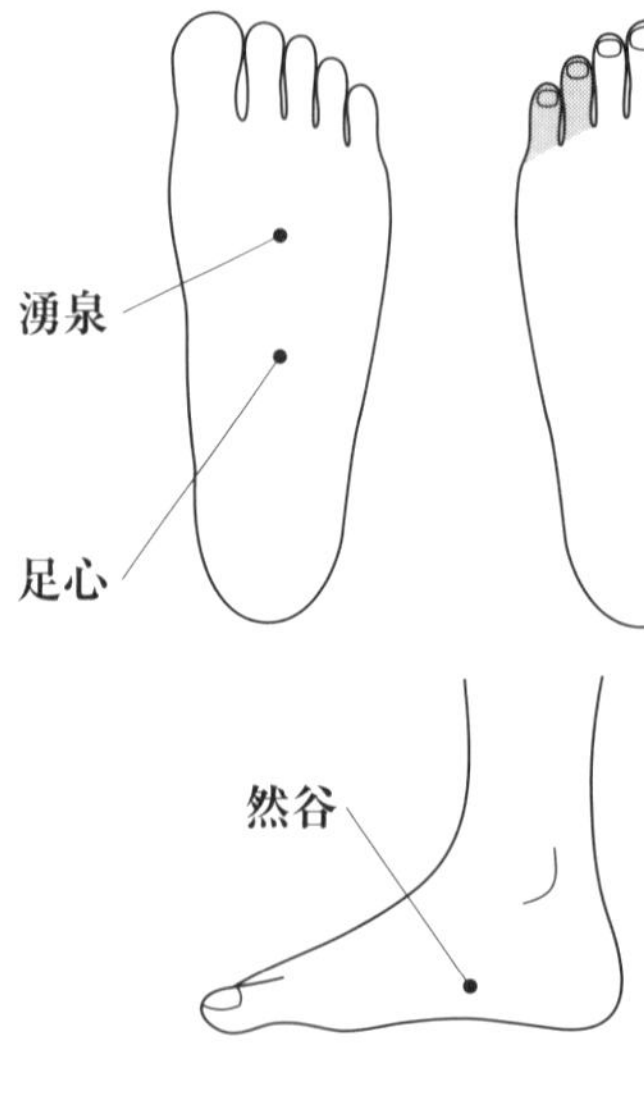

③脳出血は肝経の足の**親指**、**第四指**と足甲の肝経のツボ、**大敦**《だいとん》、**行間**《こうかん》を押します。

④言語障害には、土踏まずの**足心ムネの部のど**のツボをよく押しもんで、シコリや痛みを取り除くようにします。

⑤マヒがあると回りにくいですが、**足首**は動脈硬化、血行に関連するので左右によく回してやわらげるようにします。

⑥手足をまんべんなくもみほぐします。手は脳とつながっているので、指の節々を動かし、**手のひら**をもみ、**甲**をさすって、**手首**もよく回します。

＊こんなことも

脳卒中のことを中気とか中風といいますが、それぞれに意味があります。東洋医学では、中風は体内に異常発酵したガスに中《あた》ること、中気は外気の変動に中ること。外気の変動が急激だった場合に「卒然（にわかに）として気に中る」として卒中といいます。冬、寒いトイレで急に倒れたりする、という話などはよく聞くところです。

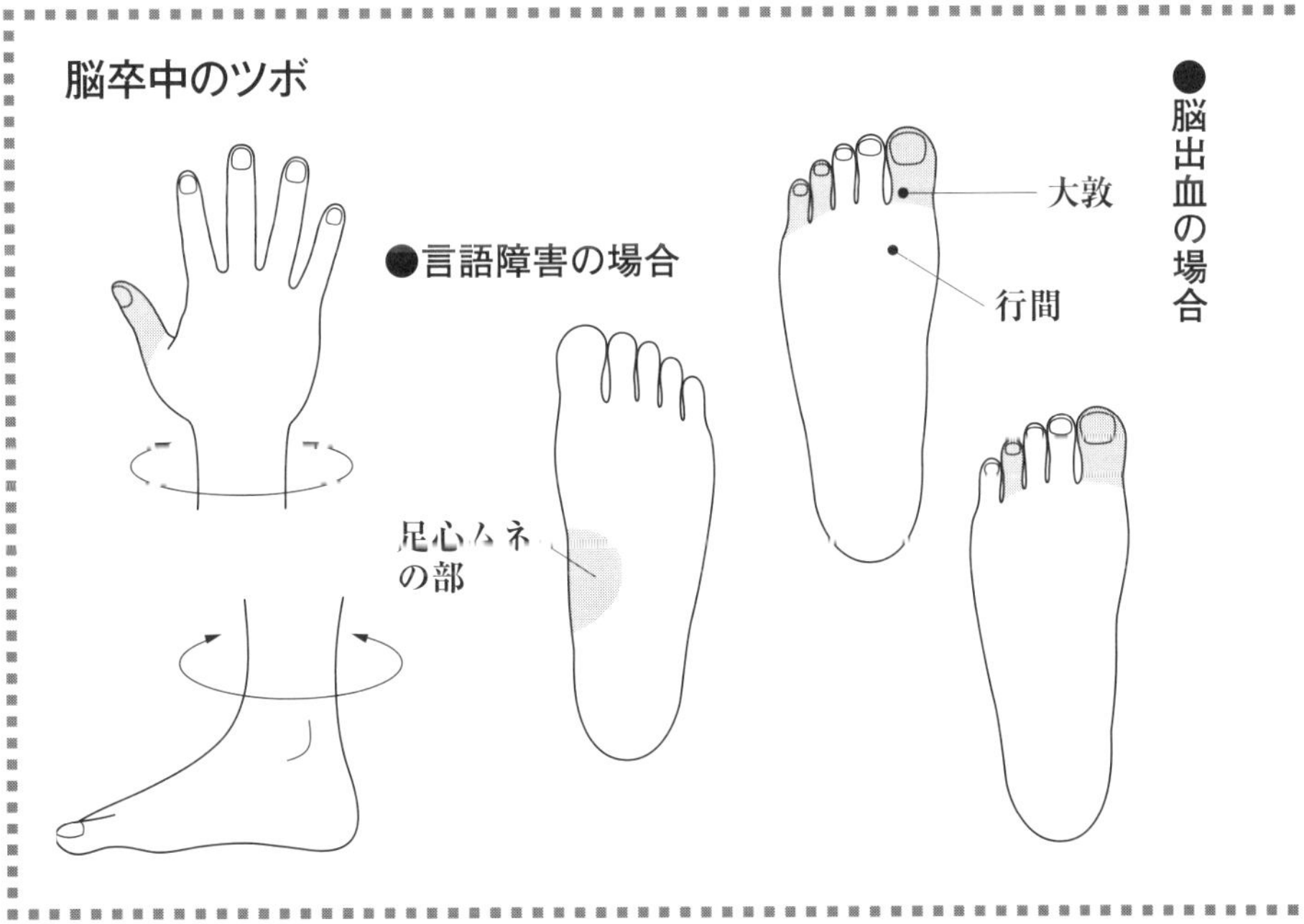

中高年の症状⑨

もの忘れ・認知症

頭を使い好奇心旺盛に人とつき合おう

認知症は、原因不明のアルツハイマー型や、脳梗塞などが原因で発症する脳血管型とその他の原因によるものなどがあります。かつては日本では、脳血管型の認知症が多数を占めていましたが、最近ではアルツハイマー型が増えてきています。

また、病的でなくても、加齢とともに物忘れをしたり、記憶力が衰えるのは自然のことではありますが、同じ世代であっても人によってかなり違いが見られます。社会性を保ちながら生活習慣病を近づけない生活をすることが、認知症防止のためには大事なことのようです。

また、手足は脳と密接な関係があり、手を使う職業の人は認知症にかからない、足が弱ると脳の働きが鈍るなどと言われています。ツボや手足をもむことは、血流を良くし、脳を活性化することにつながります。

＊手当てのポイントは

①高齢者の症状は主に足の**小指**に出ます。健康な高齢者でも小指は他の指より硬いのが普通ですが、脳梗塞

もの忘れ・認知症のツボ

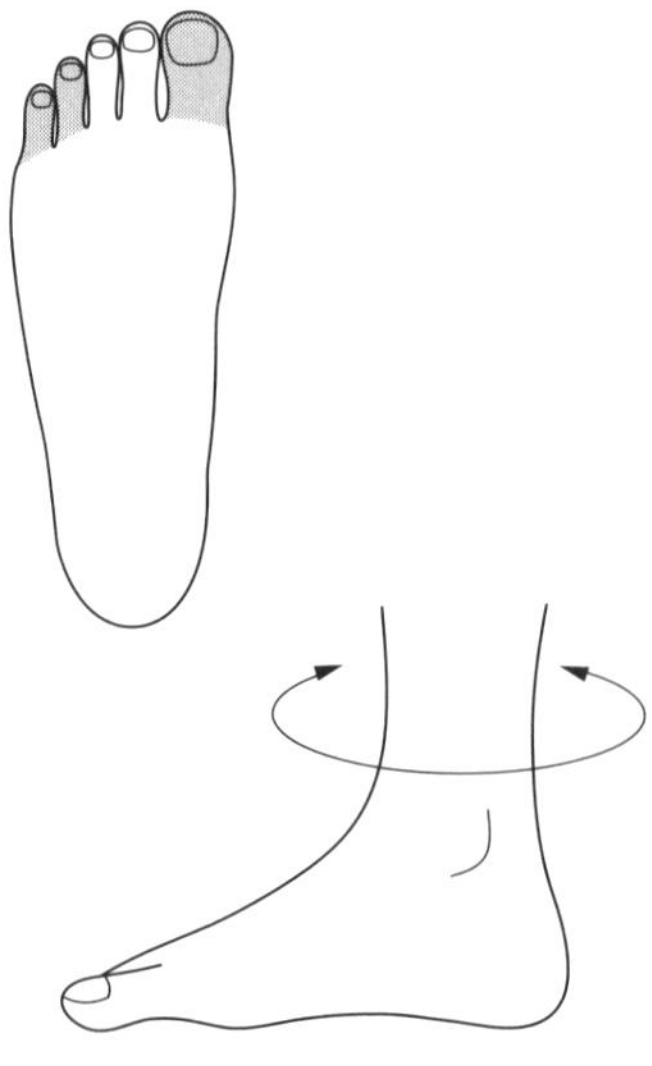

の場合はとくに、小指が硬く細くなる変形が見られます。

②足の各指の関節が高く中間の肉が衰えてひょうたん型で、**親指**に丸みがなく薄くなっています。全指をよく回しもみ、**小指**をとくによくもみます。

動脈硬化、神経に関係する**親指**、**第四指**もよくもみます。足首を左右に二十回くらいずつ回し、やわらげます。

③足裏の肉が薄くかかとがしわっぽくなっています。足裏の**湧泉**《ゆうせん》、**足心**《そくしん》のツボを押し、**かかと**をもんで、腎経の**然谷**《ねんこく》のツボを押します。小指からかかとへの膀胱経は脳にも影響をおよぼすのでよくもみます。

④足の全指が弛緩しながらも、指先は丸く豊かに見えることがあります。血流を良くするように**指先**はとくによく刺激します。

⑤手の指先と大脳は密接な関係があるということなので、**親指**で他の指先を順に押して刺激します。心と腎は精神に関連するので**手のひら**と**中**、**薬**、**小指**をとくによくもみます。

⑥頭頂の**百会**《ひゃくえ》のツボを押します。

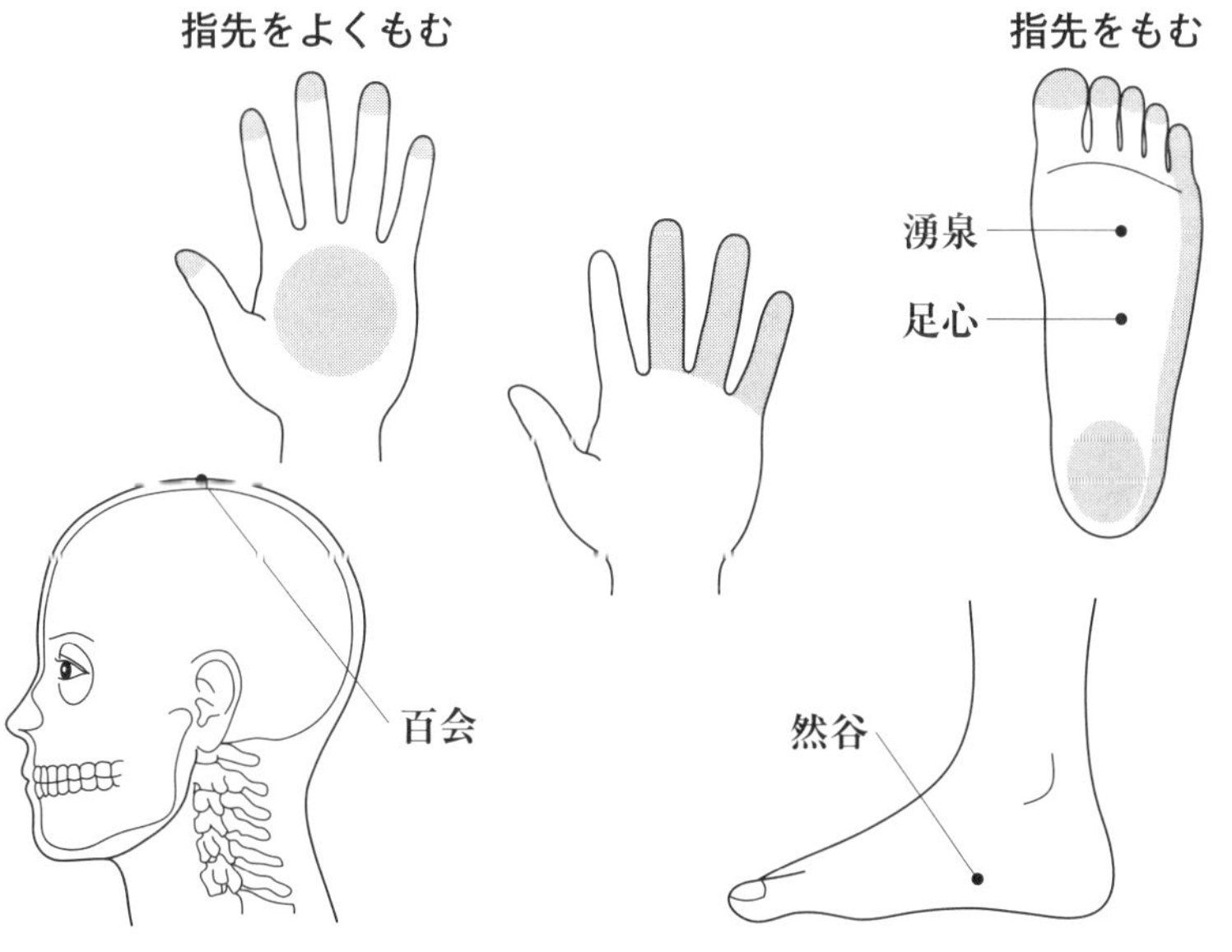

白内障・老眼・飛蚊症

―高齢者の目は腎の衰えから

白内障は目の水晶体に濁りが出る病気で、ほとんどが加齢によるものですが、なかには糖尿病によるものもあります。目のまぶしさを訴え、視力も低下します。老眼は四十歳を過ぎるころから水晶体の弾力性が低下して、近くを見るときにピントが合わず、小さなものが見え難くなります。飛蚊症は、目の前を虫が飛んでいるように見えたり小さな影がちらちら見えるもので、目の老化から中年以降に起こりやすくなります。若い人も強い近視の人に起こりますが、視野の中の影が増え視力が下がっていく場合は要注意です。

白内障・老眼・飛蚊症のツボ

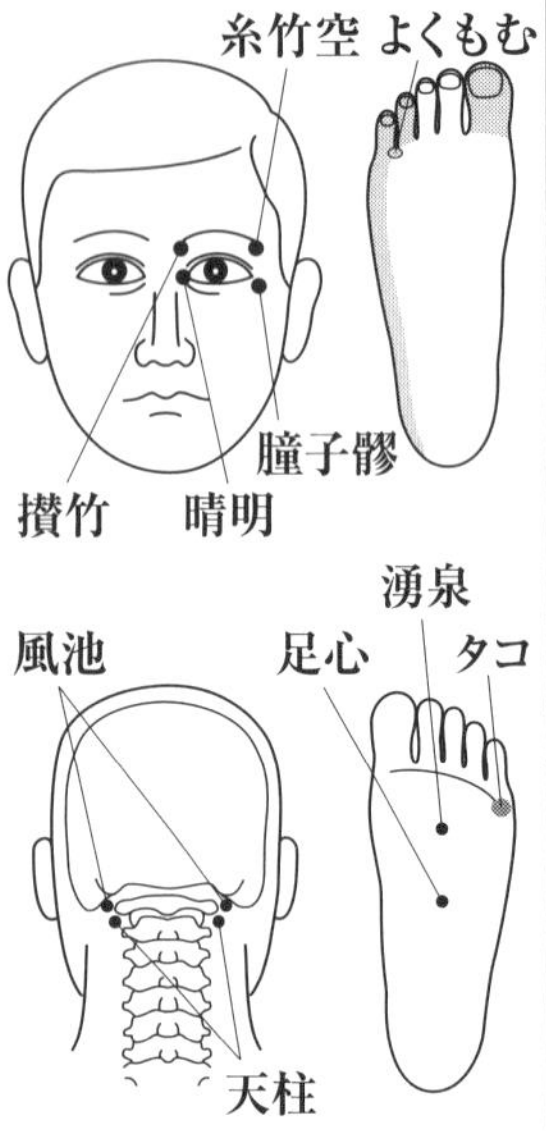

＊手当てのポイントは

①老人性の目は腎に関連し、足の**小指**が硬い、曲がる、細いなどの変化が見られます。小指のつけ根にはタコ状のしこりができたりします。小指を矯正するようなつもりでよくもみやわらげます。タコはよくもんで早く取れるように手入れします。

②**小指**から**かかとの外縁**を押し込むようもみ込みます。

③足裏の**第四指つけ根**、**指の股**をよく刺激し、**湧泉**《ゆうせん》・**足心**《そくしん》のツボを押します。

③目まわりの**晴明**《せいめい》・**攢竹**《さんちく》、**糸竹空**《しちくくう》・**瞳子髎**《どうしりょう》を机に肘をつき両手を組み**親指**を交互にツボに当て静かに押します。最後にまぶたの上から眼球周囲を軽くマッサージ。

④首の頸椎の両側と**天柱**《てんちゅう》、**風池**《ふうち》を押します。目のまわりの血流が良くなり機能低下を調整。（P85）

中高年の症状⑪

耳鳴り・難聴

両方同時に起こることもある

耳鳴り・難聴は老化や過労、睡眠不足などで起こるものに加え、耳鼻科の病気、高血圧や脳の病気、自律神経の乱れ、薬の副作用など原因はさまざまです。難聴には先天性のものもありますが、加齢とともに耳が遠くなる聴覚障害が多く見られます。

東洋医学では、耳の症状は腎経、膀胱経に関連すると言われ、腎気の衰えが難聴を起こすことになるとされます。

＊手当てのポイントは

足の小指のつけ根あたりに硬いタコのようなかたまりが見られます。ほとんどのお年寄りの足の**小指**に硬直、変形が見られるのは老化現象の現れ、腎の衰えを意味します。よくもみほぐしましょう。

②足裏の**湧泉**《ゆうせん》、内くるぶし斜め下の**然谷**《ねんこく》のツボを押して刺激します。

③耳の前の突起（**迎珠**《げいじゅ》）の前、**聴宮**《ちょうきゅう》のツボを口を開いて押します。耳の後ろの**完骨**《かんこつ》のツボを押します。

④両手の**中指**で耳たぶを前に折り曲げ、中指に添えた**人差し指**で耳たぶをはじきます。繰り返し行います。

耳鳴り・難聴のツボ

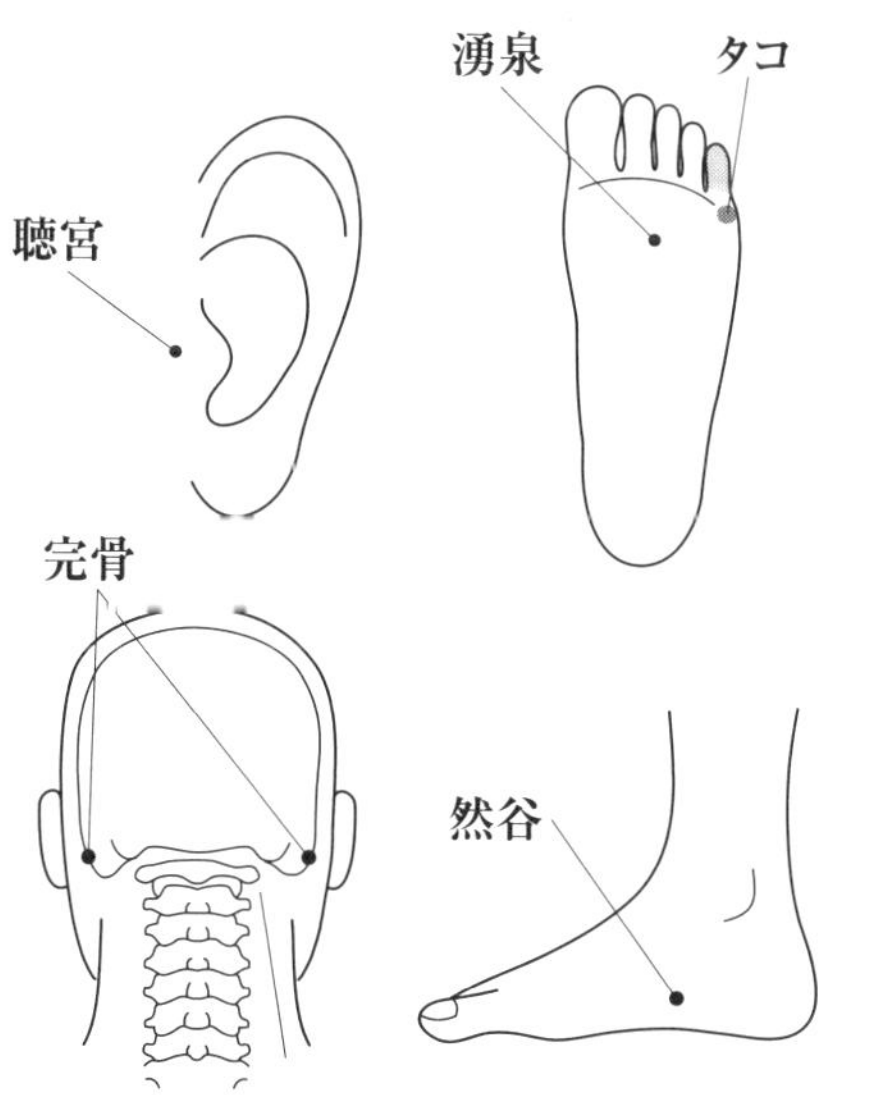

歯周病

内臓を整え 正しい歯磨きで予防する

歯垢のなかの細菌が歯ぐきに炎症を起こし、歯を支える組織を徐々に侵します。初めは歯ぐきの縁が赤く腫れ、歯磨きなどで出血する程度ですが、歯ぐきがしだいに下がって歯がグラグラし出し、やがて抜け落ちます。歯のつけ根から膿が出て口臭を伴うこともあります。

二十代から始まり、五十代では八割近くの人がかかっていると言われます。

歯周病になってしまったら歯科での治療が必要ですが、歯は全身に関連していますから、手足をもんで内臓の働きを良くすることが、根本的な治療や予防につながります。

＊手当てのポイントは

①東洋医学では「腎は骨髄を司る」といい、骨や歯は腎の影響を受けると言います。歯の病気は腎、膀胱に関連する足の**小指**の変化を見ます。

膀胱経の**小指**と外縁をもみ、腎経のツボ、足裏の**湧**《ゆう》**泉**《せん》、**足心**《そくしん》、内くるぶし斜め下の**然谷**《ねんこく》のツボを押します。

②歯ぐきは大腸経で、手の人差し指が関連します。歯

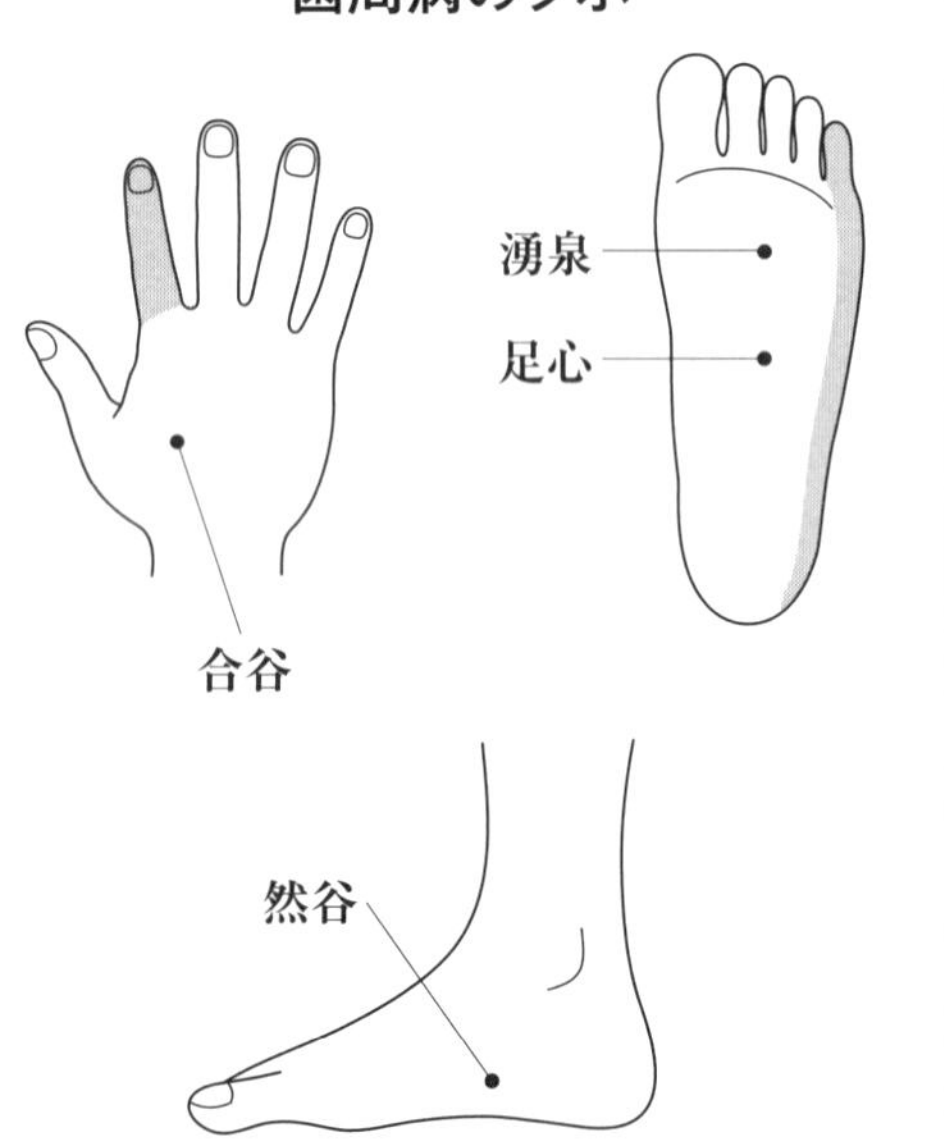

質の弱いひと、歯ぐきが沁みる人は**人差し指**の先端が細くなっていることが多く見られます。心がけて指先をよく動かし、もみましょう。

③手の**合谷**《ごうこく》のツボも歯に関連するので、圧痛やシコリを調べて、親指と人差し指ではさむようにしてもみます。

＊こんなことも

歯磨きは、歯と歯ぐきの間に歯ブラシの毛先を押し当てたまま左右に細かく動かし、時間をかけてていねいに磨くことです。正しく磨けば歯肉のマッサージになります。歯垢は早めに歯科医で取ってもらいましょう。

ナスのへたを黒焼きにした粉末や塩を歯磨きに使うのも歯ぐきの腫れがとれて効果的です。

眼は心身の窓

目は心の窓と言います。悲しいときには眼を赤くして泣き、得意のときには眼が輝き、失意のときにはどんよりと濁ります。これらも、眼の清濁は肝臓、充血は心臓というように内臓の働きが関連します。

眼の病気は大体肝臓と腎臓の機能の衰えが原因となっています。近視、乱視、斜視などは肝臓で、足の親指のつま先が上につれていきます。白内障、老眼、飛蚊症は腎、膀胱、小指の硬直や変形が見られます。

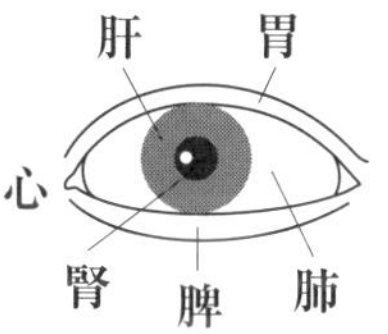

大体、老人の眼は小指に、若い人の眼は親指に変化が見られます。

飛蚊症は腎臓、目星は肺、涙目は肝、胆、「ものもらい」など、まぶたに故障が起きるのは脾臓の疲れです。

親指、小指を中心にまんべんなくよくもみましょう。眼の根本的な治療につながります。

中高年の症状⑬

頻尿・尿漏れ

冷えに気をつけて足もみと足湯を

中年からの少々の尿漏れや頻尿は、自然の現象ですが、膀胱炎、前立腺肥大、脳神経の病気などが原因で起こる場合もあります。

四十～五十代の女性に多い尿失禁は、くしゃみや咳、大笑いをしたり、重い物を持って腹圧が加わると起こる「腹圧性尿失禁」です。

出産、老化の影響で骨盤の筋肉や、膀胱の括約筋が衰えて尿漏れが起こります。

尿の一日の回数は、気温や摂取した水分量、発汗などによって変わりますが、昼間は八回以内、就寝時は二回までが目安でそれ以上は頻尿とされます。

下半身の保温と足湯、そして足をもむことで血流を良くして改善しましょう。

＊手当てのポイントは

①腎臓、膀胱に関連する足の**小指**が衰えて細く、硬いか、逆に軟らかくフニャフニャになるなどの変化が見られ、小指側の外縁、膀胱経がゆるんで指でつまめるような状態が多く見られます。よくもみ込むようにします。

②足の**親指**、**第四指**は筋肉、神経、血管の弾力性、柔軟性に関係します。括約筋を強めるために、硬軟や変形をよく見て、正すように回しもみます。

③**土踏まず**や**かかと**に張りがなくカサカサになってい

頻尿・尿漏れのツボ

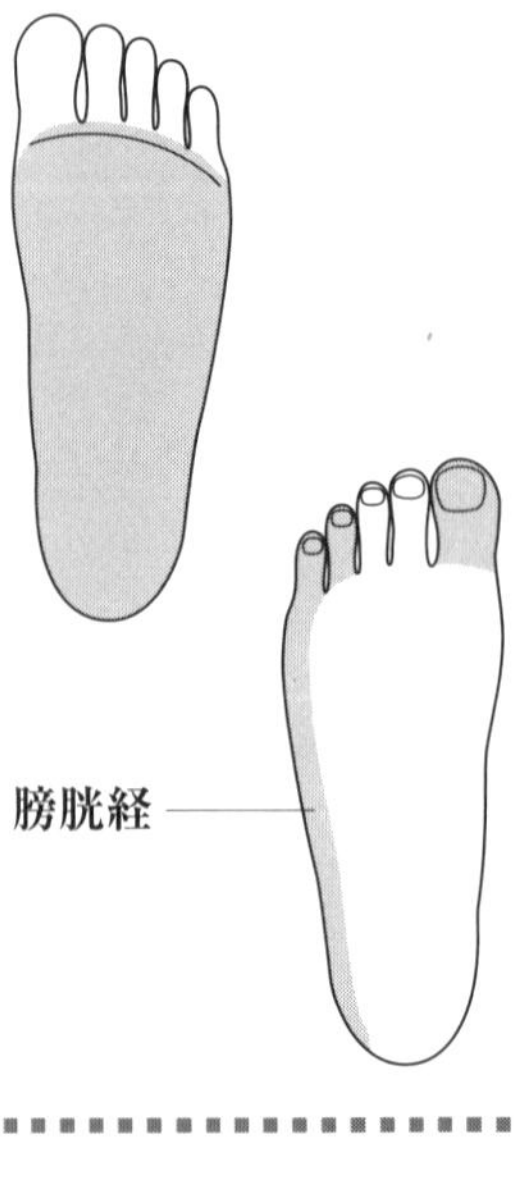

たり、内くるぶし斜め下の**然谷**《ねんこく》のツボが膨れているなどの症状が見られます。

足裏の**湧泉**《ゆうせん》、**足心**《そくしん》のツボを押し、足裏をまんべんなくもみます。

④内くるぶしから指三本分上がった骨の際にある**三陰交**《さんいんこう》のツボは冷えに効果があるのでよく押して刺激します。

⑤下腹部とお尻の仙骨のあたりにカイロなどを張って温めます。

足をもむ前に足湯をすると効果的ですが、塩を一握り入れると良いでしょう。

＊こんなことも

尿漏れには、尿道の回りの筋肉をゆっくり吊り上げるように息を吸いながら締めて五〜六秒止め、ゆっくり吐きながら元に戻しゆるめます。これを朝夕十回以上繰り返します。

高齢者の夜間の頻尿には、果物や利尿作用のあるお茶などを摂りすぎないように、入浴後足もみをして就寝するとトイレの回数が減り、よく眠れます。

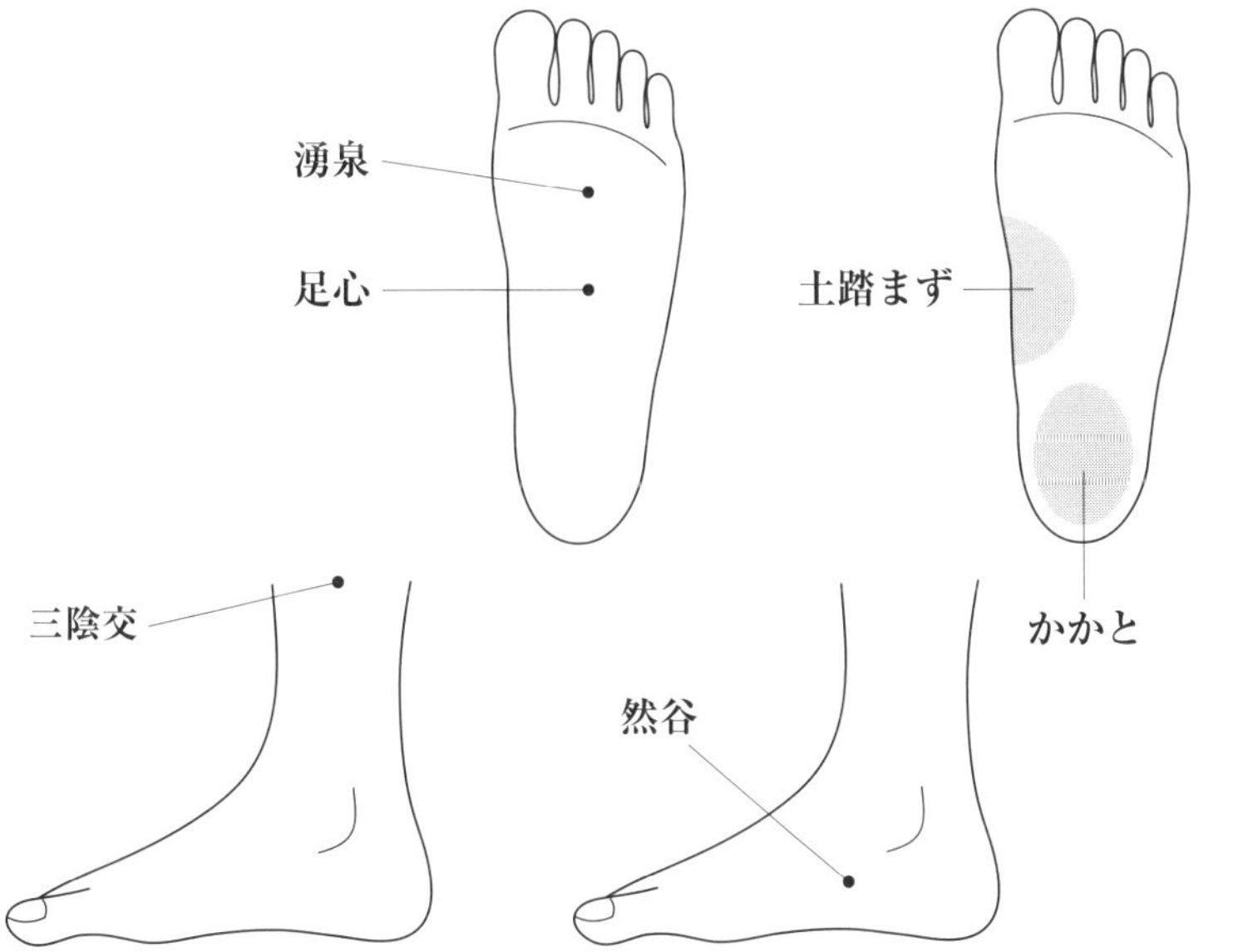

前立腺肥大

尿道が圧迫される男性の症状

前立腺は男性の膀胱の出口に尿道を取り囲むようにあり、精液の成分になる液体を作り出す働きをします。大きさはクルミ大でその中心を尿道が通りますが、熟年期過ぎころから肥大して尿道を圧迫し、膀胱も刺激を受け、尿が出にくい、残尿感があるなど排尿障害を起こします。ホルモンバランスの崩れから起きると言われ、高齢者の六〇～七〇%に見られる老化現象です。

＊手当てのポイントは

①膀胱経の足の**小指**は老化現象の現れる指であり高齢者には変化が出やすい指です。変形、硬軟、細くて肉付きが良くないなどが見られます。よく回しもみ、かかとへの外縁の膀胱経も押し込むようにもみ込みます。

②かかとの内側は下腹部に当たり前立腺も関係します。硬くなってタコのようにしこりができ、反対に全体に張りがないなどが見られます。しこりがあれば取れるように、**かかと**全体に張りが出るようにもみます。

③足の**親指**、**第四指**は筋肉に関連、よくもみましょう。

④手の**親指**は男性の性器に関連します。折にふれてもみ、動かします。

前立腺肥大のツボ

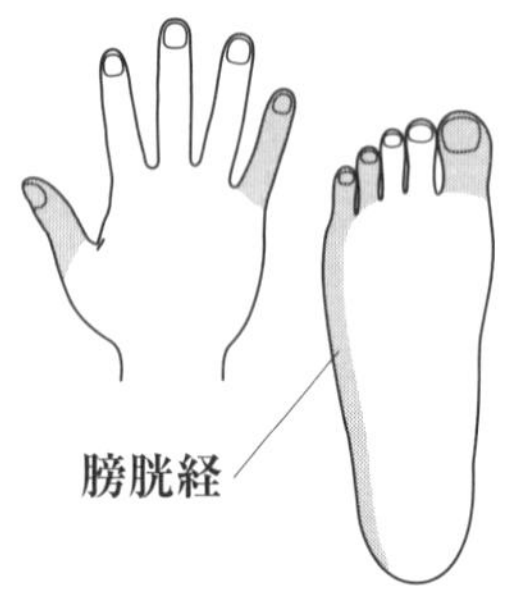

＊こんなことも

尿を我慢せず、便秘せず、適度な運動、水分を摂り、酒、刺激物を摂りすぎず、毎日入浴して血液循環を良くし、下半身を冷やさないことを心がけましょう。

中高年の症状⑮

骨粗しょう症

骨密度を落とさない生活習慣を

骨の量が減り、進行すると骨が空洞になって、すぐに骨折したり腰痛を起こすようになります。

圧倒的に女性に多く、とくに閉経後の五十歳前後から、女性ホルモンの減少が発病に関係し、加齢とともに骨量が減っていきます。大腿骨や股関節を骨折すると、寝たきりになるおそれもあるので、戸外で日光にあたって、適度な運動を日課にし、カルシウムを摂り、食生活のバランスに気をつけるなど、骨密度を低下させないような日常の生活が大事です。

＊手当てのポイントは

①骨の異常は、腎に関連する足の**小指**を見ます。小指は婦人科にも関係しますので、硬軟、変形、大小などの何らかの変化が出ます。よくもみましょう。

②日光に当たると皮下でビタミンDが作られ、Dは腎臓、肝臓で変化して腸からのカルシウムの吸収を助けます。腎臓とともに肝臓の働きを良くするように足の**親指**と**第四指**ももんで力をつけるようにします。

③腎経のツボ、足裏の**湧泉**《ゆうせん》、**足心**《そくしん》、**失眠**《しつみん》を順に刺激し、十秒ほど押しては放し、四～五回ずつ繰り返します。

④**小指**から**かかと**への外縁の膀胱経をもみ込みます。

⑤内くるぶし、斜め下の**然谷**《わんこく》のツボ、手指三本上の**三**《さん》**陰交**《いんこう》のツボを押します。

⑥足首を左右二十回ずつ回します。足をもみ、足首を回していると身軽に動けて転倒防止にもつながります。

骨粗しょう症のツボ

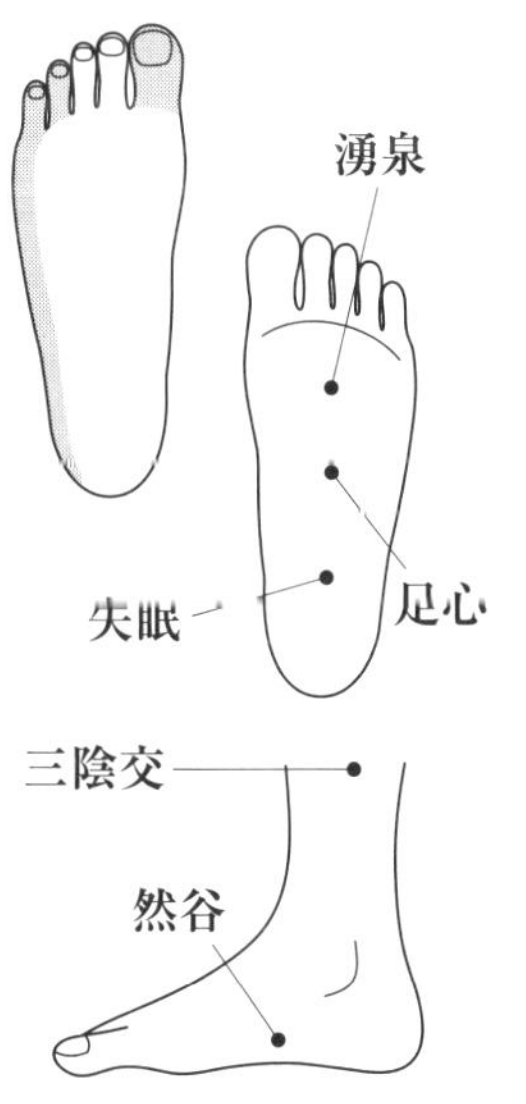

冷え性

手足をもんで血流を良くしよう

冷え性は、手足や腰などが冷えて夏でも靴下が離せない症状で、夜、身体が温まらずに寝付けないなどと訴えます。

また、顔はのぼせているのに手足が冷える「冷えのぼせ」という症状もあります。

思春期や更年期の女性などに多く見られる症状で、原因はさまざまですが、性ホルモンの分泌不足、低血圧、貧血、自律神経失調などが原因と言われています。

東洋医学の考え方では、気の流れが滞って血行が悪く、水分の調節がうまくいかないことから起こると言います。

血液の循環が悪いことから頭痛、めまい、肩こり、胃弱、便秘などの症状を併せもつ人が多く見られます。

＊手当てのポイントは

①足の甲が薄く、**親指**も薄くなっている人が多く見られます。親指の脾経は婦人科に関連し、肝経は力の出るところなのでよくもみ込みます。

②足の**小指**がボテッとしていたり、逆に硬く棒のようになって小さく、全体に冷たく、活気がない足をしています。

③**小指**から**かかと**への膀胱経がブヨブヨして力なくた

冷え性のツボ

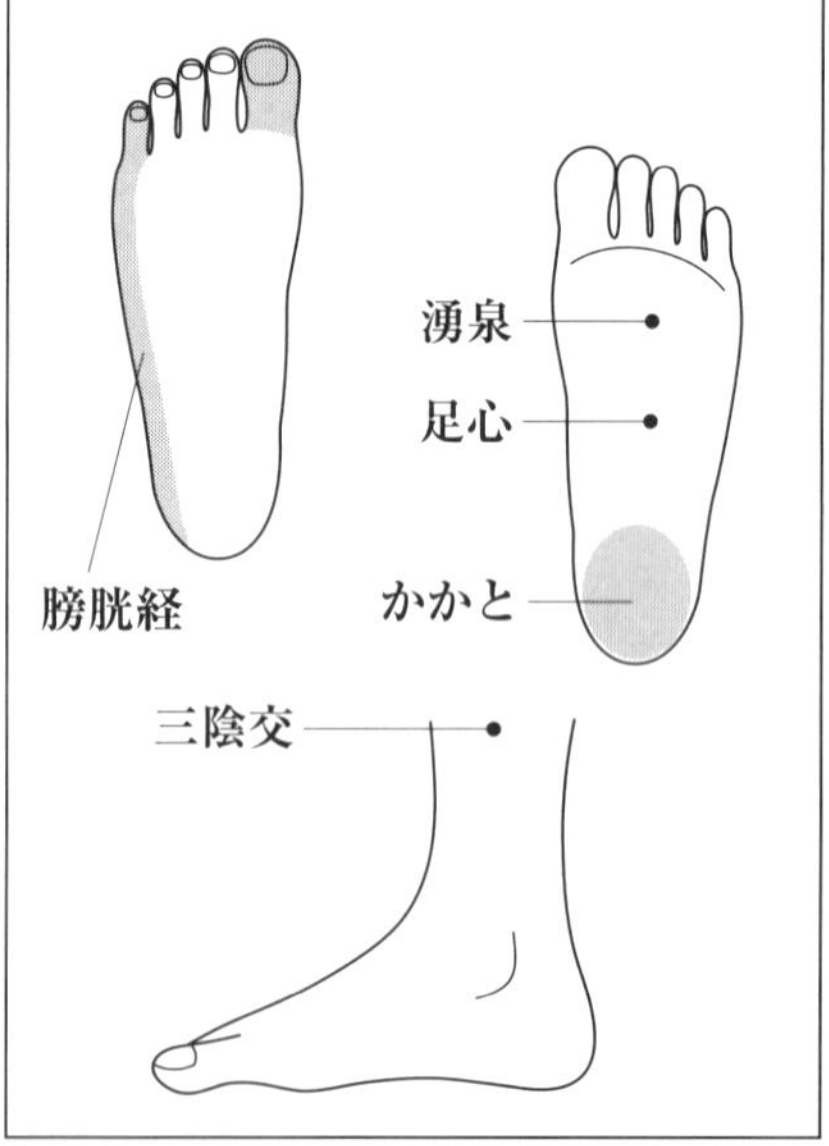

るんでいるのが、冷え性の人に多く見られます。小指から膀胱経をもみましょう。

④かかとがザラザラしていたり、かさついた感じは冷え性によく見られる形です。足裏の**湧泉**《ゆうせん》、**足心**《そくしん》のツボを押し、足裏全体をよくもみます。

⑤内くるぶしの高い骨のところから指四本上の**三陰交**《さんいんこう》のツボは冷えに良いツボなので、時々押して刺激します。

⑥足湯か入浴の後、血行が良くなるように足全体をまんべんなくもむようにします。

＊こんなことも

身体を冷やす食品、生野菜のサラダや漬物、白菜、茄子、季節はずれのきゅうりやトマトなどを食べすぎないように、野菜は火を通したものが身体を冷やしません。果物も食べすぎないように。

カイロで冷えを防ぐ

手軽で気持ちよく温めてくれる使い捨てのカイロ。下着に貼るタイプが便利ですが、どこを温めれば効果的なのでしょうか。

①温めると冷え対策に良いツボは、まずお腹のへそから指二本ほど下にある気海《きかい》（任脈《にんみゃく》）を中心に貼りましょう。

②ゾクッと寒さを感じたら、首を下に向けたとき、背中に丸く出た骨のすぐ下、大椎《だいつい》（督脈《とくみゃく》）のツボのあたりに貼ってその上からマフラーをすれば風邪対策に。このツボは頭から肩にかけてのこり、頭痛や風邪に効果のあるツボです。

③膝のお皿の内側を六センチほど上がったくぼみにある血海《けっかい》（脾経）は女性の特効ツボと言われます。両足のツボにミニカイロを貼り、膝掛けをすれば、生理痛や冷えに良いでしょう。

④腰の腎兪《じんゆ》（膀胱経）は、背骨の両側四〜五センチ、脇腹の一番下の肋骨と同じ高さのあたりにあるツボで、腰痛、冷えに効果があります。

生理痛・生理不順

―ホルモンバランスの乱れ―

程度の差はありますが、ほとんどの女性の生理中に起こる下腹痛や腰痛、頭痛、だるい、といった症状が生理痛です。生理不順は生理の周期が乱れたり、出血量が異常に多い、または少ないなどの状態を言います。これらは特別な病気や異常があって起こる場合もありますが、環境の変化やストレスなどが影響してホルモンのバランスが崩れたことから起こることが多く、精神的な要因も大きいようです。

＊手当てのポイントは

①婦人科に関連する足の**小指**が曲がる、硬い、縮むなどの変化が見られ、小指からかかとへの外縁の膀胱経がゆるみブヨブヨしています。**小指**を回しもみ、やわらげるように、膀胱経は押し込むようにしてもみます。

②痛みや神経に関係のある足の**親指**に弾力がなく、**第四指**に変形が見られることが多いのでよくもみます。**親指**は婦人科に関連する脾経にも関連しています。

生理痛･生理不順のツボ

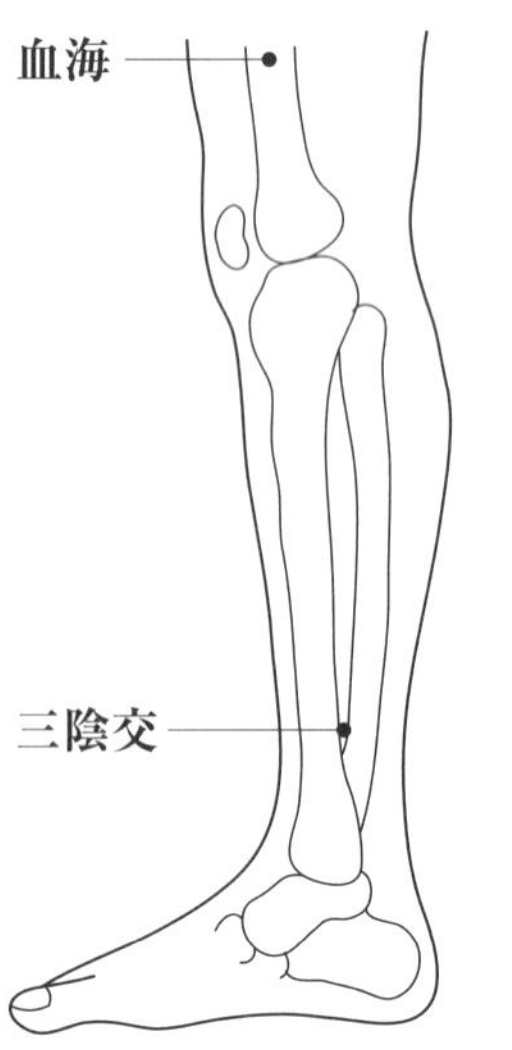

③足裏の**湧泉**《ゆうせん》はホルモンに関わるので、**足心**《そくしん》のツボとともに軽く押して刺激します。かかとは下腹部、副腎など骨盤内の働きを良くします。軟らかくなるようにもみましょう。

④**三陰交**《さんいんこう》（内くるぶしから手指四本上の骨のきわ）と**血海**《けっかい》のツボ（膝骨の内側のへりから上へ三指幅）は婦人科の特効ツボです。時々押して刺激します。

⑤下腹を温め、足腰を冷やさないように注意します。

女性の悩み③

子宮筋腫

かかとのしこりに注意

子宮にできる良性の腫瘍で、大きくなると生理痛や生理過多、出血による貧血やめまい、下腹部の圧迫感、排尿・排便障害などが起こります。流産や不妊の原因になることもあります。小さい筋腫は症状がないことが多く、かなり大きくなっても無症状のこともあり、出血などで気づくことがあります。

＊手当てのポイントは

①足の**親指**、**第四指**、**小指**は婦人科に関連します。親指がブヨブヨしている、第四指が硬く縮んでいる、小指が硬く曲がっているといった変化が見られます。よく回しもみます。

②下腹部に関連するかかとの内側が硬くなったり、かかとの中にグリグリしたしこりができている場合は、ほぐすようにしてもみ込みます。

③**三陰交**《さんいんこう》、**血海**《けっかい》のツボは婦人科に効き血行を良くするので押しもみます。

④大きくなると、下腹部に触れれば確認できるようになります。小さいときは心配ありませんが、大きい筋腫は専門医に相談しながら経過を見るようにしましょう。

子宮筋腫のツボ

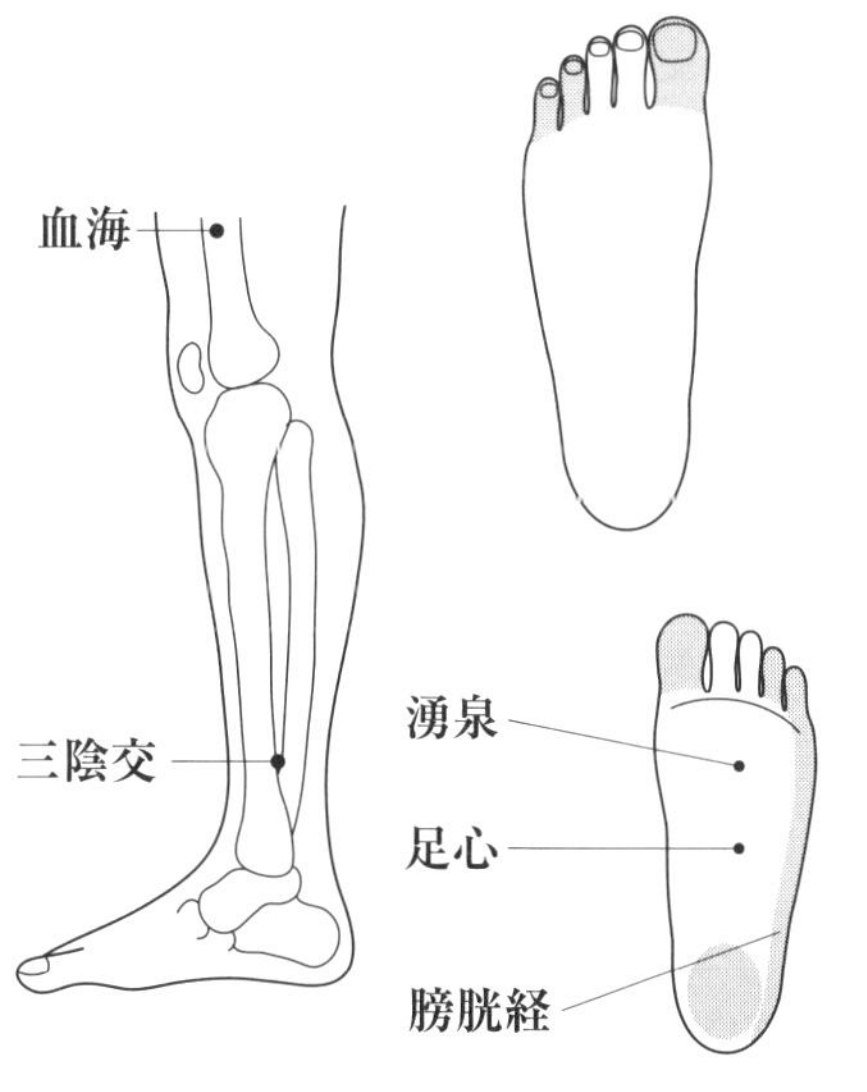

女性の悩み④

不妊症

原因不明も多い

結婚後二年以内に大体八〇～九〇％の女性が妊娠すると言われます。二年以上たっても妊娠しない場合は不妊症の疑いがあります。原因は女性にも男性にも、あるいは両方にある場合もありますが、病院で受診しても原因がみつからないで悩んでいるのをよく聞きます。妊娠、出産を経験後不妊になることもありますが、不妊に悩んでいたのが突然妊娠することもあります。あきらめずに努力してみましょう。

＊手当てのポイントは

①足の**小指**は婦人科系で硬い、変形しているなどが見られます。軟らかく良い形になるように回しもみます。

②**親指**をもみます。指の裏がザラザラして荒れていたり、弾力がないなどがあれば、とくによくもみます。

③足裏のかかとは骨盤の症状が関連します。弱々しい感じだったり、硬くなっている場合があります。軟らかすぎる場合には弾力が出るように、硬いときはやわらげるように強めにもみほぐします。

④あお向けに寝て手の**人差し指**、**中指**、**薬指**の三本をそろえた指先で、みぞおちからへそまでの中心線（任《にん》脈《みゃく》）を左右の手を交互に当てて押していきます。息を吐きながらゆっくり押します。その後、**手のひら**でへそのまわりから下腹部を「の」の字にさすります。毎日、寝る前に数回行います。（「便秘」１４１ページ参照）

⑤男性は足の**親指**と**小指**をよくもみほぐし、弾力を持たせます。寝る前に夫婦でもみ合うのも効果的です。

不妊症のツボ

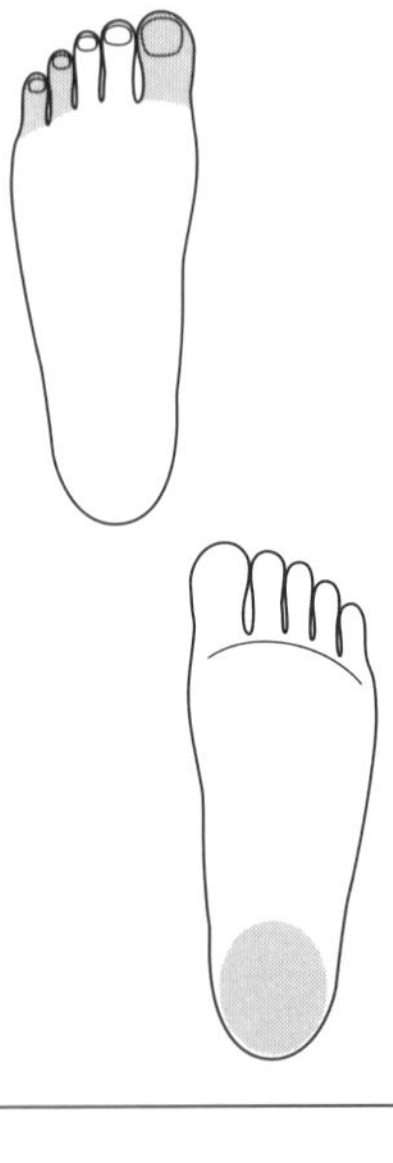

女性の悩み⑤

つわり

ピークを過ぎると自然に治る

つわりは妊娠初期に起きる食欲不振、吐き気、悪心、嘔吐などの症状で、個人差があり、大部分の人に起こりますが、ほとんどない人もあります。普通は妊娠五ヶ月くらいで自然に治ってしまいます。

早朝など空腹時に吐き気をもよおしますが、一般に酸味のもの、冷たいものが食べやすいようです。

＊手当てのポイントは

①肝経と脾経のある足の**親指**を入念にもみます。とくに根元を回し、指先を刺激して、爪の生え際の**三毛**《さんもう》のツボを押さえます。**第四指**と**小指**ももみます。

②胃の調子を良くし、食欲が出るように、足の**第二、第三指**を回しもみ、足首前面の**解谿**《かいけい》と膝下の**三里**《さんり》のツボを押します。

③手首の手のひら側で腕の中心、手首のしわから手指三本分上がったところ**内関**《ないかん》のツボが特効ツボなので、気分が悪くなったときと朝晩に押すと良いでしょう。手の**合谷**《ごうこく》も押します。

④後頭部の**天柱**《てんちゅう》のツボを押し、首筋をもんでやわらげることも吐き気に効果があります。

つわりのツボ

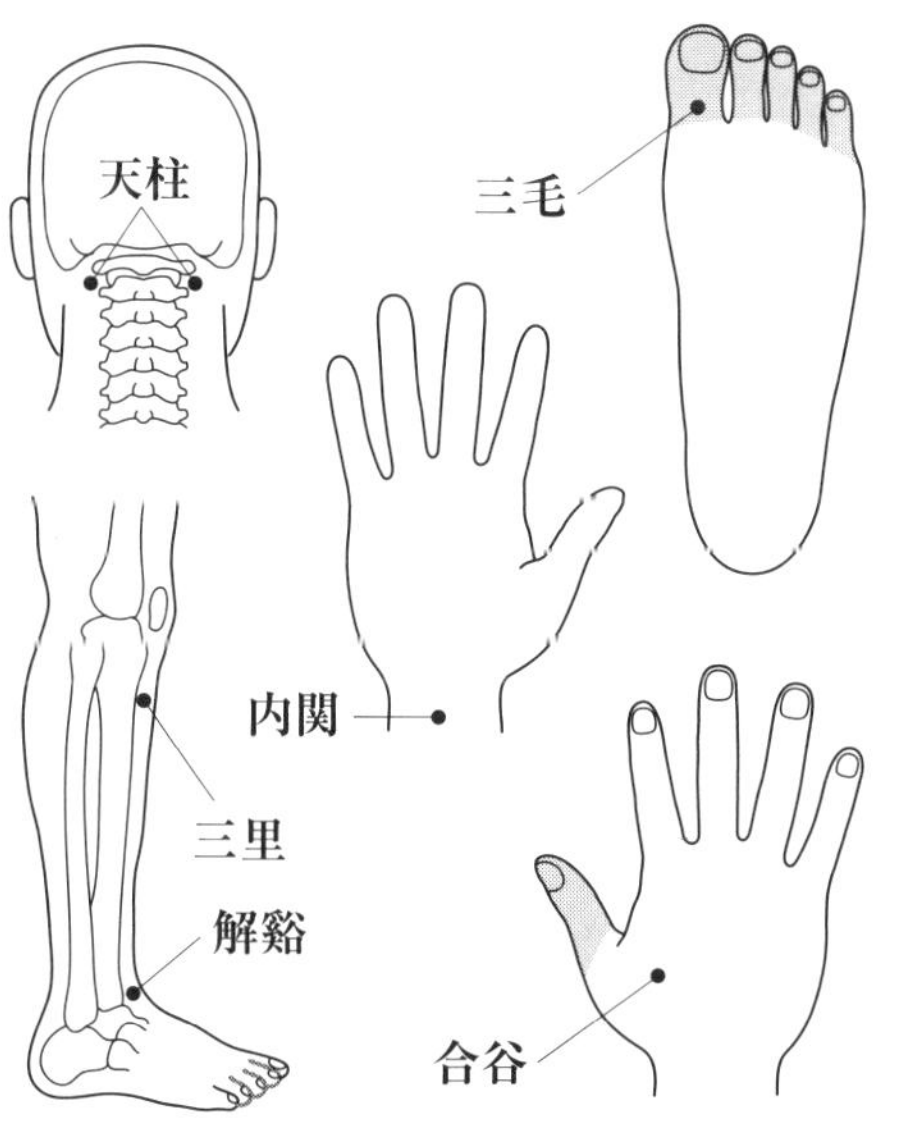

女性の悩み⑥

更年期障害

さまざまな症状が入れ替わり立ち替わり

女性の更年期、四十歳を過ぎるころから五十歳過ぎころになると卵巣の働きが衰えてきて月経が停止します。この閉経の前後の時期には、女性ホルモンのバランスが大きく変わります。

ホルモンの変動は、自律神経にも影響し、生理的、心理的にさまざまな症状が現れます。頭痛、のぼせ、ほてり、動悸、疲労感、肩こり、イライラ、めまい、不眠などの多彩な症状が入れ替わり立ち替わり起こってきます。

更年期の期間や程度には個人差が大きく、寝込むほどの人もあれば、なんの症状もなく過ごしてしまう人もあります。

＊手当てのポイントは

①婦人科系の症状は足の**小指**に現れ、曲がったり、硬くなったりしています。**小指からかかとへの外縁（膀胱経）**がゆるんで力なくつまめるような人は冷えに症状がある場合が多いのです。

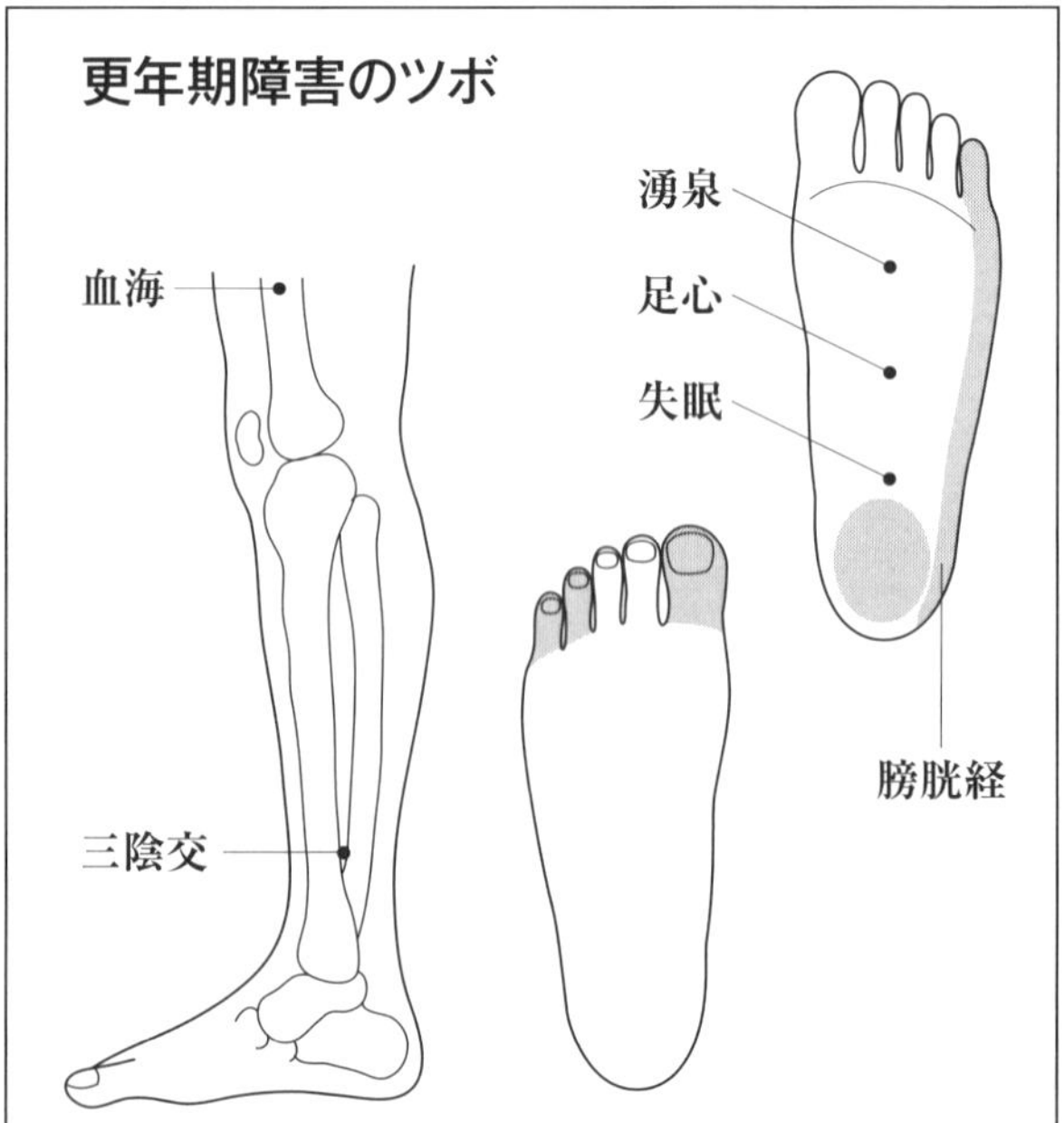

ホルモン系に働く**小指**をつねに回しもみ、膀胱経を押し込むようにもみます。

②足の**親指**は肝経と脾経に通じています。自律神経への働きかけは肝経、婦人科系、血液の調整は脾経に関連します。

ブヨブヨして、押しても元に戻らないようなら、もんで弾力が出るように。

第四指も神経に関連します。硬い、曲がる、縮むなどが見られます。よくもみ込み、足首も左右に二十回ずつほど回し血行を良くします。

③足裏の**かかと**、**湧泉**《ゆうせん》、**足心**《そくしん》、**失眠**《しつみん》のツボは腎に関連し、ホルモンバランスを整えるために数回ずつ押しもんで刺激します。

④女性の特効ツボと言われる内くるぶし近くの**三陰交**《さんいんこう》のツボ、膝の近く**血海**《けっかい》を何度も押しもみして刺激してください。

楽しく入る足湯の効果

服を着たまま手軽に身体を温められ、気分転換にもなる足湯が人気です。

足湯の効果としては、血流が良くなり、だるさ、不眠、足の冷えなどの改善が期待できます。それに、リラックスすることによって、副交感神経が活発になり、心拍数、血圧を下げて、身体を休ませる効果があります。高齢者や病人にも安全に全身浴と同じ効果が得られると言います。

医学的調査では、冷えの症状、更年期障害、うつ状態の改善のほかに、免疫機能もアップするということです。

温度調節のできる足浴器もありますが、四〇～四一度Cのお湯を入れたバケツをビニール袋に包めば、お湯が冷めにくく、サウナのような効果もある足浴が手軽に楽しめます。十～十五分ぐらいつかります。

お湯に塩を一握り入れ、また、入浴剤やアロマオイルなどを入れると、さらに効果的に足湯を楽しむことができるでしょう。

女性の悩み⑦

母乳の出が悪い

―母乳は赤ちゃんの安全食―

母乳には赤ちゃんに必要な栄養がすべて含まれていて、免疫物質を含んだ赤ちゃんの安全食です。母乳による育児はお母さんとのスキンシップでもあり、母子双方の心身に良い影響をもたらします。ぜひとも母乳で育てたいものです。

＊手当てのポイントは

①胃経は足から乳房を貫いて通っています。母乳の出が悪いときは、足裏**湧泉**《ゆうせん》のツボを**左手親指**で押さえながら、胃に関連する**第二、三指**を右回しに回しもみます。
②足の**親指**、**第四指**をもみます。
③母乳の出を良くするホルモン分泌を高めるように足の**小指**、**かかと**をもみます。
④手の**小指**と甲側つけ根の**前谷**《ぜんこく》のツボを押し、手首にかけての外縁、小腸経をよくもみましょう。

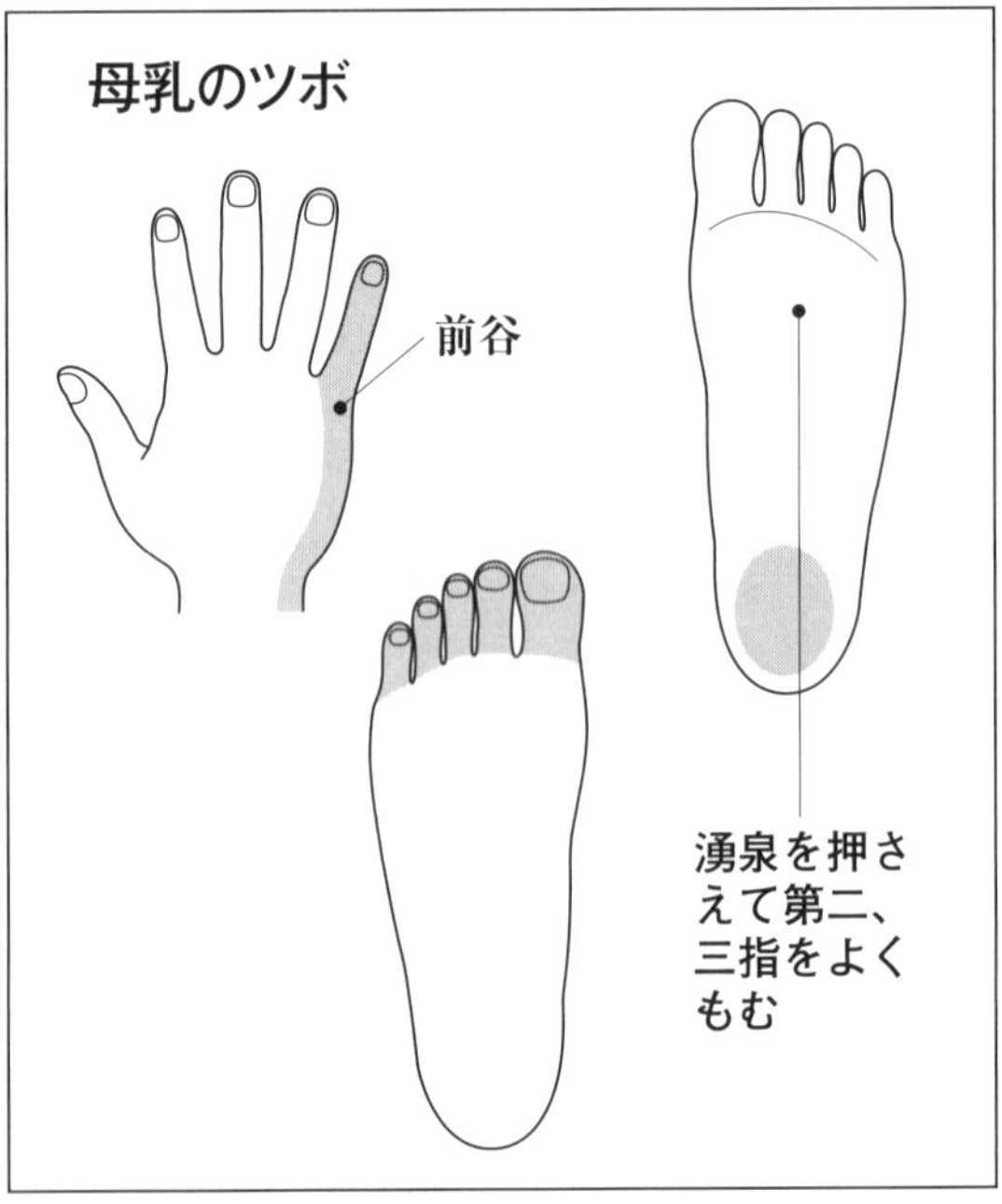

⑤母親の栄養、休養、睡眠にも気をつけて、乳房のマッサージを受けたり、乳腺炎などを起こしている場合は、専門医に相談しましょう。

女性の悩み⑧

膀胱炎

身体の抵抗力を高める

膀胱炎は女性に多く、大腸菌などの病原菌の感染によって起こるとされています。女性は尿道が短いので発症しやすく、排尿時の痛み、頻尿、尿の白濁、血尿などが起こります。薬を服用することで比較的早く治りますが、再発しやすく、こじらせると腎盂炎を起こすことなどもあり要注意です。健康なときには、細菌が侵入してもほとんど炎症を起こしませんが、過労、ストレス、風邪などで抵抗力が弱ったときに発病しやすく、冷えや排尿の我慢なども引き金になります。

＊手当てのポイントは

①膀胱経の足の**小指**の変形、小指からかかとへの外縁のたるみを正す気持ちでもみほぐします。足裏**湧泉**《ゆうせん》、**足心**《そくしん》、内くるぶし斜め下の**然谷**《ねんこく》のツボを手の**親指**を当てて押します。腎に影響する**かかと**ももみ込みます。

②足の**親指**と**第四指**は肝に関連するのでよくもんで、身体の抵抗力を高めるようにします。

③就寝時下腹部を両手でなでおろすようにさすります。

＊こんなことも

下半身を冷やさないように衣服に注意し、毎日入浴して保温と清潔に努めること、腰湯で温めるのも効果があります。生野菜、果物、砂糖などの摂りすぎで身体を冷やさないよう食生活にも注意します。膀胱炎を繰り返し起こさないように体質を改善しましょう。

膀胱炎のツボ

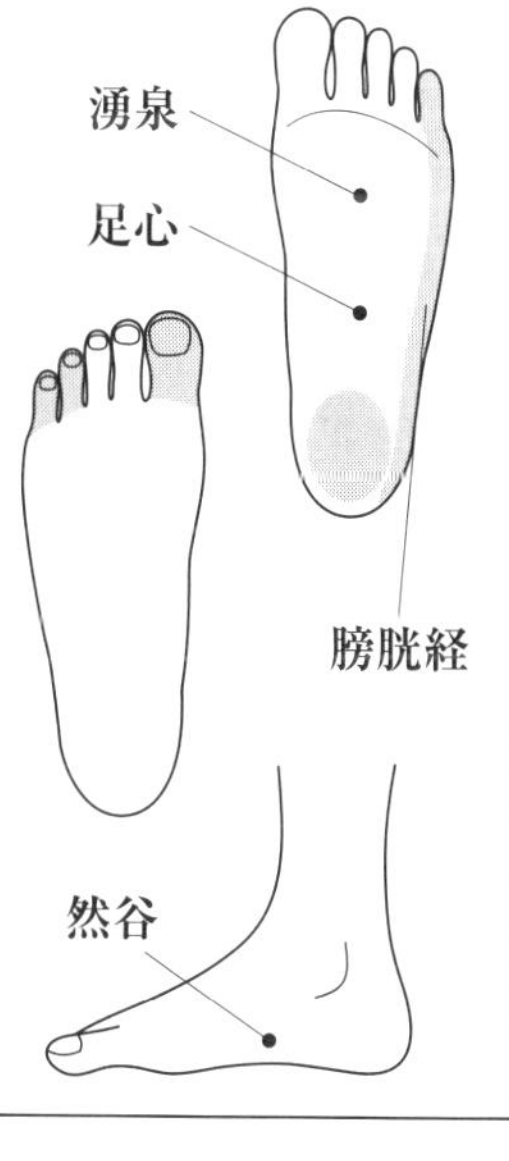

女性の悩み⑨

足のむくみ

水分の代謝異常で起こる

むくみは水分代謝の異常から細胞外の水分が増加した状態です。心臓、腎臓、肝臓などの疾患から起こる場合と長時間の立ち仕事、過度の飲食などが原因の場合もあります。

顔のむくみは腎臓病、足は心臓、肝硬変などが多いようです。東洋医学ではむくみは腎の不調から水分が滞って起こると考えます。

手術でリンパ節を切除したことで起こるリンパ浮腫の場合は、リンパトレナージという特別なマッサージを受けながら、足心道の操法も併用して行うと効果的です。

＊手当てのポイントは

①内くるぶし斜め前の**然谷**《ねんこく》のツボがふくれていれば腎臓が働きすぎて過労気味、シワっぽい場合は働きが弱くなっています。**親指**を当てて押しもみ、刺激します。

②足の小指、**小指**から**かかと**へかけての**外縁**、膀胱経をよくもみます。

③足甲の骨間を身体の方に向けて溝をさらうように、手指で押してむくみを取るように押していきます。

④心臓疾患がある場合には、手の**中**、**薬**、**小指**、**手のひら**をもみ、足の**第二**、**三指**は、左手の**親指**を足裏の**湧泉**《ゆうせん》にあてがって回しもみます。

⑤内くるぶし近くの**三陰交**《さんいんこう》のツボ、足裏**湧泉**のツボを押し、足裏全体をもみます。竹踏みや棒踏みも効果があります。

⑥足のつけ根の**そけい部**をもんで血流を良くします。

＊こんなことも

【彼岸花球根湿布】

足のむくみだけでなく、膝や肋膜、腹膜、その他身体のどんなところでも水がたまる、むくむという症状には、**彼岸花**の球根湿布がよく効きます。体内の不必要な水分を尿として排出してくれます。

●作り方

球根（大きならっきょうくらいの大きさ）の外皮や根を除いてすりおろし、小麦粉を同量混ぜ、少量の水を入れて練ります。布に伸ばして両足裏の**土踏まず**、**湧泉**から**然谷**にかけて貼り、包帯などで固定します。

一晩おきに貼って、起床時にはがします。球根は毒性があるので、おろし金は専用のものを使います。（「膝痛」67ページ参照）

【ゆで小豆】

小豆を四倍の水で煮こぼさないようにしてよく煮てから、汁と一緒に食べると良いのです。小豆は利尿作用があると言われ、便秘にも効果があります。

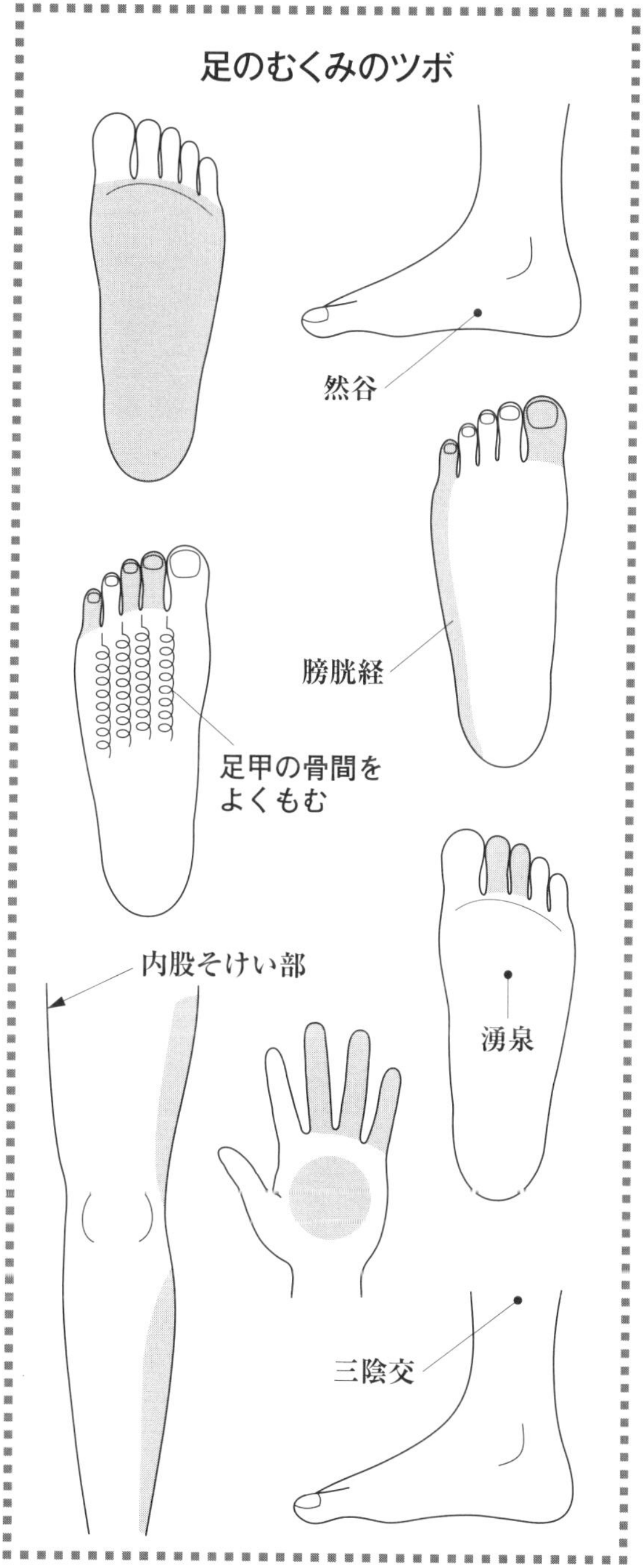

低血圧

毎日の生活のなかで体質改善

低血圧の場合でもはっきりとした原因もなく症状もない場合は問題ないのですが、立ちくらみ、めまい、肩こり、食欲不振、息切れ、疲れやすい、朝起きられないといった症状とともに手足が冷えやすいなどと訴える人もいます。

どちらかといえば、やせ型の女性に、胃腸の働きが弱く、神経質な人が多いようです。

＊手当てのポイントは

①足全体に厚みが薄く、ブヨブヨして冷たく、血色が悪く、足裏全体がシワっぽくて、かかとに弾力がないなどの変化が見られます。

虚弱体質の人に多い症状です。まず**足全体**をよくもんで血行を良くすることです。

②副腎の働きを良くして、アドレナリンの分泌をうながし血圧に影響するように、かかとの**失眠**《しつみん》のツボに**親指**を当て、**かかと**の方に押し込むように押して放すことを数回行います。かかともよくもみます。

③副腎に関連する脾臓につながる足の**親指**に異常が出やすく、親指に力なくブヨブヨして張りがない感じが見られ、胃と脾に関わる**第二、三指**もグニャグニャして力ない感じです。

親指は肝にも関連し、自律神経、頭痛にも効果があります。**第四指**とともによくもみ込みましょう。

④**第四指**や**小指**が硬く棒状で細い人がよく見られます

低血圧のツボ

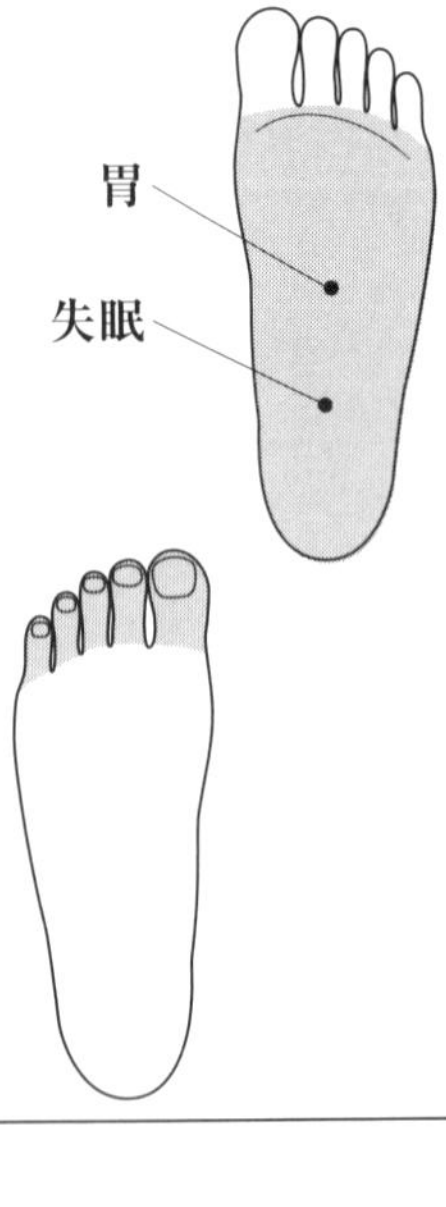

が、腸の働きが悪く、冷えやすい状態です。よく回しもんでやわらげるようにします。

⑤身体が冷えるような人は足の小指からかかとへの膀胱経がゆるみ、力なくたるんでいます。押し込むようにして刺激します。

⑥足裏中心の胃のツボを**親指**で押し、シコリを取るようにします。足裏全体をもんで弾力が出るようにしましょう。

また、疲れない程度に竹踏み、棒踏みなどを活用するのも良いでしょう。

＊こんなことも

朝、寝床の中で手足を思いっきり伸ばして背伸びする伸展法を行います。まず、手先と足のつま先とを一緒に伸ばします。次に手首と足のかかとを同時につっぱります。血行が良くなり、低血圧の人も床離れが良くなります。

朝風呂や体操、ウォーキングなどで体力を作り、食事は身体を温めるもの、栄養価の高いものをバランス良く摂って体質改善を心がけます。

伸展法

●陰伸　腹部には「陰腺」が通ります。陰腺を伸ばすため、手のひらを広げ押すように手を伸ばし、足のつま先を一緒に伸ばします。

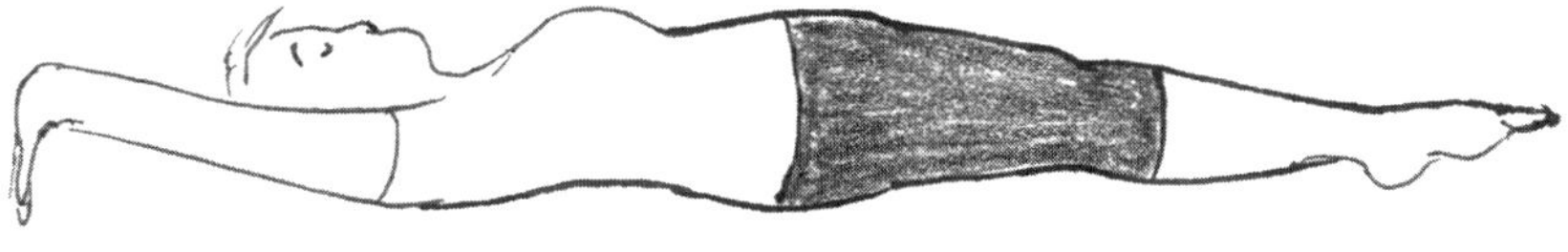

●陽伸　背部には「陽腺」が通ります。陽腺を伸ばすため、手の甲を外側にしかかとと一緒に張ります。

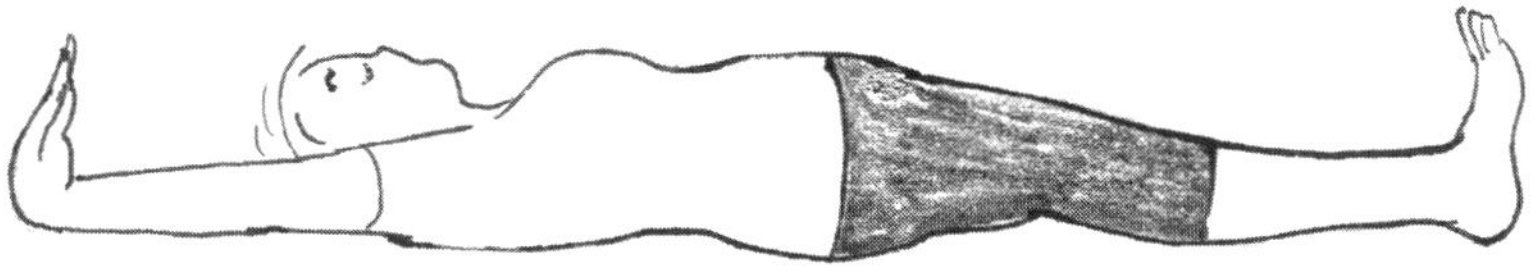

痛みを感じて困難なときは、手の陽と足の陰、または足の陽と手の陰を組み合わせてもよいのです。自操法のあとで行うのも身体がラクになります。

女性の悩み⑪

めまい・立ちくらみ・メニエール

めまいにはタイプがある

めまいには周囲の景色がグルグル回る強烈なめまい、身体がふらふらするめまい、急に立ち上がったり、長時間立っていたときにふらつく立ちくらみなどがあります。

何かの原因があって、身体のバランスを保つ機能が損なわれているために起こります。代表的な疾患にはメニエール病がありますが、低血圧、高血圧、貧血、難聴、更年期障害、自律神経失調、過労、ストレスなどでも起こります。

メニエールの場合は、周囲がグルグル回る激しいめまいが起こり、耳鳴りや難聴、冷や汗、頭痛、吐き気などを伴います。

＊手当てのポイントは

①メニエールをはじめ、めまいの多くは内耳周辺の血流が関係して起こると考え、耳に関連する足の**小指**を見ます。

硬い、変形などの変化が見られ、足裏側のつけ根にタコができるなどの変化があれば、耳に関係する病気が疑われます。とくによく**指先**を刺激してからもみ込みます。

②足の**親指**は、神経や頭に関連します。その症状によっては、他の指と較べて大きすぎる、反対に小さすぎる、フニャフニャで弾力がない、または異常に硬い、足首が硬くて回りにくいなどといった変化が見られます。

第四指と併せてよくもみます。

高血圧によって、また首筋が硬いときに起こるめまいには、足首を左右に各二十回以上回し、前後に動かしてやわらげます。

③膀胱経と足裏**湧泉**《ゆうせん》、**足心**《そくしん》、**失眠**《しつみん》のツボを押しもみます。

低血圧や貧血に関連します。
④後頭部のツボ、**天柱**《てんちゅう》、**風池**《ふうち》と耳たぶの後ろのくぼみにある**完骨**《かんこつ》、頭頂の**百会**《ひゃくえ》、耳の前の**聴宮**《ちょうきゅう》のツボを押し、首筋をやわらげます。

めまい・立ちくらみ・メニエールのツボ

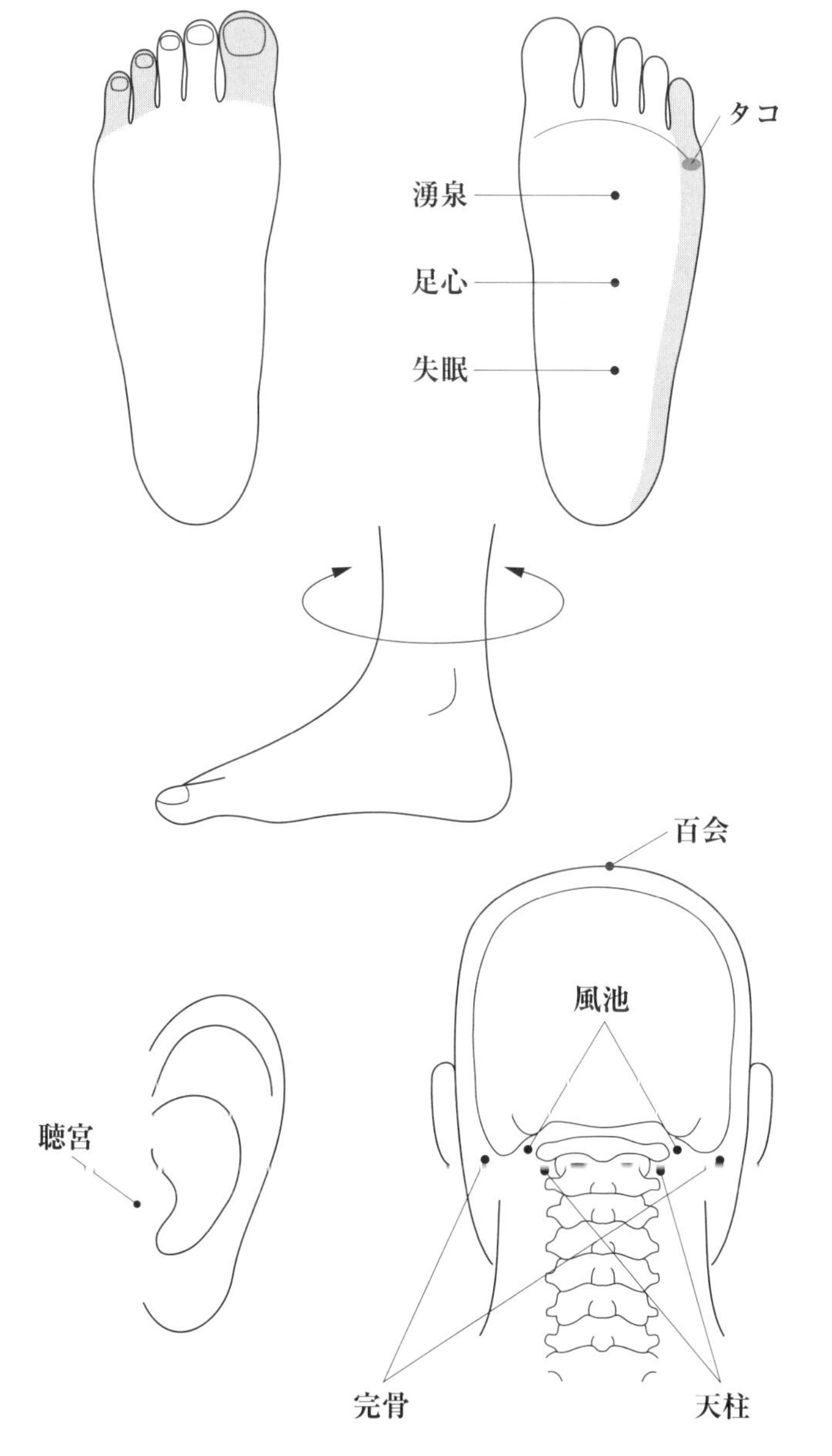

関節リウマチ

痛むところもなるべく動かして――

免疫機能の異常によって手足や手首の関節に炎症が起きて、こわばり、熱、腫れ、痛みを生じ、進行すると他の関節にも広がって関節の変形や全身の器官に障害が起こります。

次第に進行する例、あまり進行しない例、悪化と軽快を繰り返す例などさまざまです。

女性に多く、三十～五十歳台の働き盛りの女性に多く見られます。

＊手当てのポイントは

①東洋医学では、骨や関節の病気は腎と関係が深いとされています。

リウマチは、腎臓の働きで毒素、老廃物を処理し切れず関節をおかすとの考えから、まず足の膀胱、腎臓に関わる**小指**を見ます。小指が薄く貧弱で硬い、小指からかかとへの外縁、膀胱経がたるんでブヨブヨ、**然谷**《ねんこく》付近がふくれるか、逆にシワっぽくなるなどの変化が見られます。

小指は回しもみ、膀胱経の外縁は押し込むように骨に沿って押しもみます。

②足の甲側の、指を曲げたときに浮き出る関節に痛みが出ることがあるので、軽くもんで痛みを取るようにします。

③足首を正面から見ると二本の腱が離れて平らに見えアキレス腱のあたりに贅肉がつき、足首が太くなる歪《わい》

関節リウマチのツボ

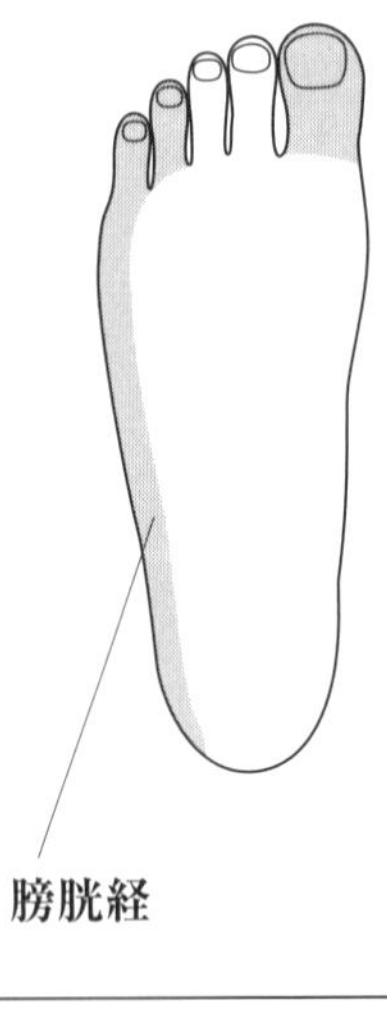

開《かい》が見られることもあります。なるべく左右前後に回すようにします。

④痛む、つれる、しびれるなどの症状は足の**第四指**に**変化**が見られます。硬かったり変形が見られたら、軟らかく良い形になるようにもんでいきます。

⑤足の**親指**は肝なので、強い薬を使いすぎると薬症が出て、裏側に山形のデコボコができたり、ぶよぶよで弾力がないなどの変化が見られます。よくもみ込んでおきましょう。

⑥腎経の足裏**湧泉**《ゆうせん》から、側面の**然谷**《ねんこく》、内くるぶしきわの**太谿**《たいけい》のツボを順次押していきます。一回十～二十秒押して放すことを五～六回ずつ繰り返します。

⑦関節が変形してしまうと、元に戻すことは難しいと言われます。

痛むところは動かしにくいと思いますが、少しずつ動かしてやわらげるように、手足の指の関節をほぐして硬直を防ぐようにします。入浴したり足浴をして温めてから関節をほぐすと良いでしょう。

冷えないようにすることも大事で、つねに保温に気をつけます。

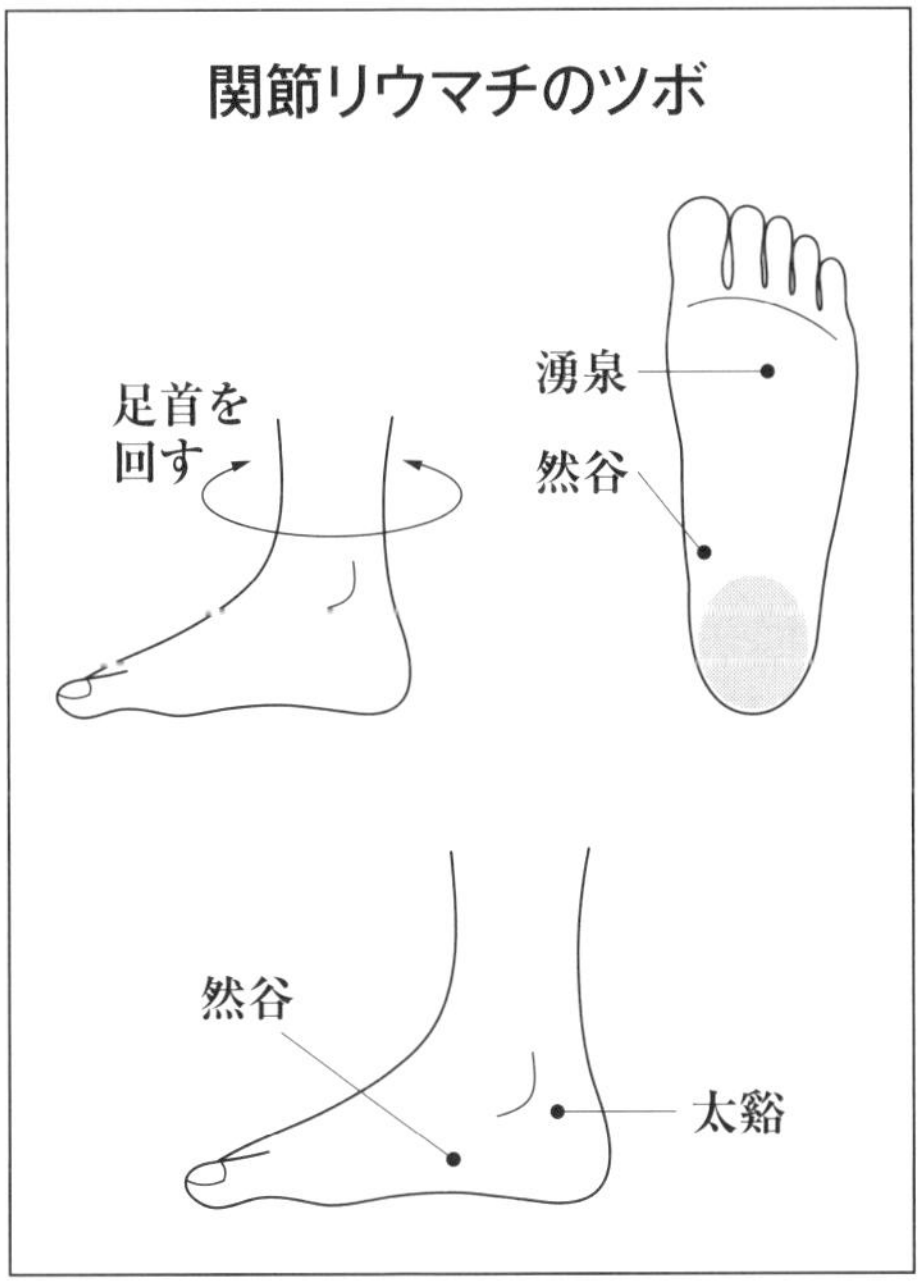

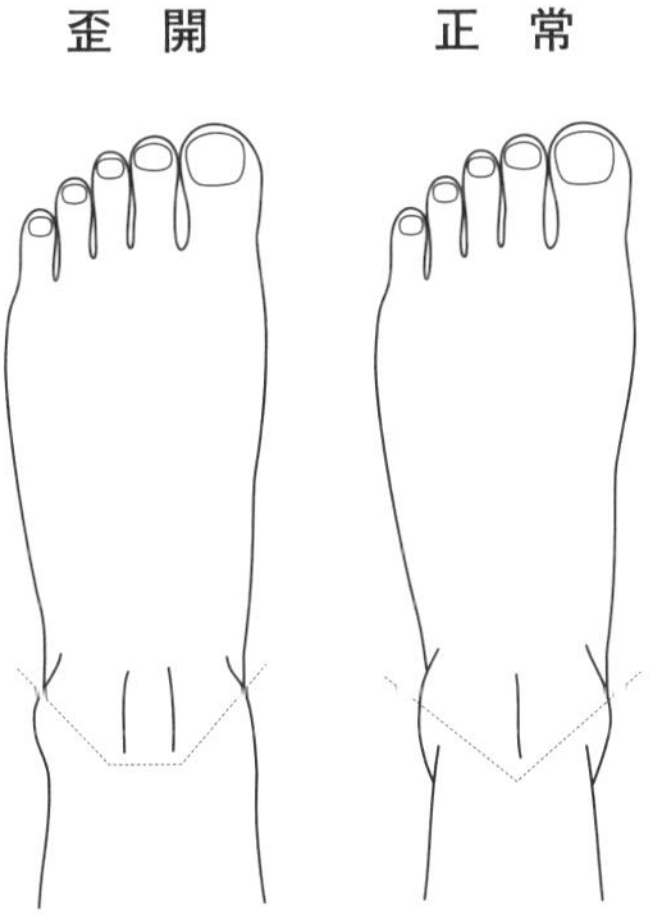

③足首を正面から見ると二本の腱が離れて平らに見え、アキレス腱に贅肉がつき、足首が太くなる

女性の悩み⑬

肥満・ダイエット

肥満は万病のもと――

肥満が問題なのは美容のためや動きにくいというだけでなく、生活習慣病の原因にもなるからです。動脈硬化による脳卒中や心筋梗塞、脂肪肝、痛風、糖尿病、胆石症、不妊、腰痛や膝痛などを起こす確率も高くなります。

肥満は体質的なものもありますが、多くは過食によるカロリー過多と運動不足が原因になります。まずストレスによる過食や遅い夕食などの生活を改善し、運動をするなどの努力が必要です。

足をもむことで急激に体重が減るというものではありませんが、足の変化しているところをよくもみ刺激することで、太る原因になる病的な部分が改善され、その人に適した体重になります。

＊手当てのポイントは

①太っている人に多いのは**足首**の歪開《わいかい》で、脛骨と腓骨の間が開き、足首のくびれがなくなります。くるぶしの後ろに贅肉がつきます。

かかとが硬く偏平足で歩きにくく、脚が疲れて転びやすくなります。歩きにくいためにさらに運動不足になり、肥満を助長させます。

脛骨と腓骨を近づけるように足首を握り、左右前後によく回し動かすようにします。

②足首の前側の骨の両側に指を当て、両方の骨を近づ

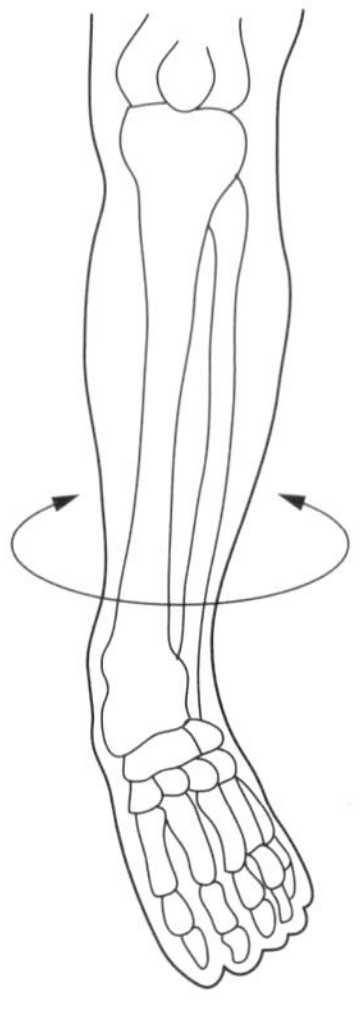

①脛骨と腓骨を近づけるように足首を握り、左右前後によく回し動かす

けるように押し、もみほぐします。

③歪開は副腎ホルモンのアンバランスと見ます。関連するかかとの失眠《しつみん》のツボと脳下垂体に通じる湧泉《ゆうせん》を押し刺激します。

ホルモンのバランスを整えます。

④膝近くの**三里**《さんり》のツボは胃に効果があります。

⑤耳の穴の前にある**迎珠**《げいじゅ》のきわと入り口のまわりに、食欲を抑制するツボがあります。時々押してみましょう。

*こんなことも

若い女性に多いのが無理なダイエットです。

実際には健康体重なのに食事を制限する過度なダイエットは、必要な筋力を落とし、女性としての発育を阻害、免疫力を弱めるなどのダメージのもとになります。

バランス良い食事と適度な運動で健康体重を保ちましょう。

標準体重の計算法MBIでは、身長（メートル）の二乗に二十二をかけた答えが理想体重とされています。

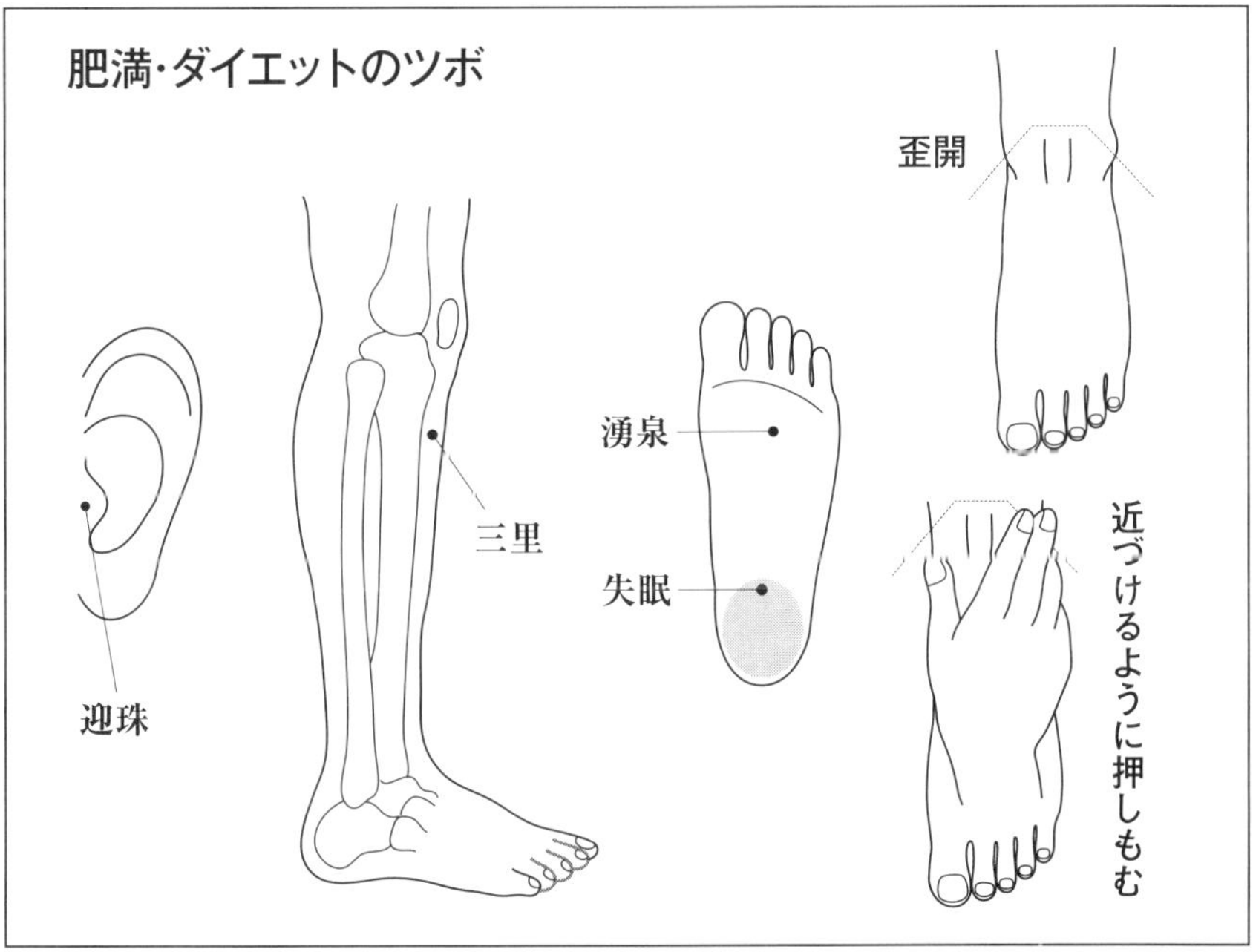

女性の悩み⑭

便秘

――快便快通は健康のもと

便秘の原因は、腸の機能低下、運動不足、精神的緊張、食物繊維や水分の摂り方が少ないなどが考えられます。

長期間続くとお腹が張って苦しいだけでなく、頭痛、不眠、痔、吹き出物、肌荒れ、肥満などの症状が見られるようになります。

食物繊維を多く摂り、起床時に水を飲む、運動をして身体を動かすことも大事です。

＊手当てのポイントは

①足の**第四指**が棒のように硬くなっているのが見られます。軟らかくなるようによく回しもみ、**親指**ももみます。

②足甲の骨間、親指と第二指の間のツボ**太衝**《たいしょう》、膝関節の内側のくぼみにある**曲泉**《きょくせん》のツボに痛みがあることが多いので、押して痛みを取るようにします。

③足裏かかとの上部、腸のツボとかかと全体をもみます。

④手の**人差し指**の根元が硬いのは宿便があると見ます。毎朝トイレでもみほぐします。

⑤手の**薬指**の根元は旅行などで起こる神経性の便秘に関係します。

つけ根をもみましょう。

⑥寝る前にあお向けに寝て、右手の五本の指をそろえ硬くなった**お腹の中央の線**に指先を縦に当てて、息を吐きながら十秒ほど押して放します。みぞおちから始めてへそまで来たらまた、みぞおちに戻ります。これを三～四回繰り返します。

腹結《ふっけつ》のツボ（乳首の真下でおへその線から指二本下がったところ）も同じように押します。

⑦最後に、手のひらで下腹部をへそを中心に「の」の字に繰り返しさすります。

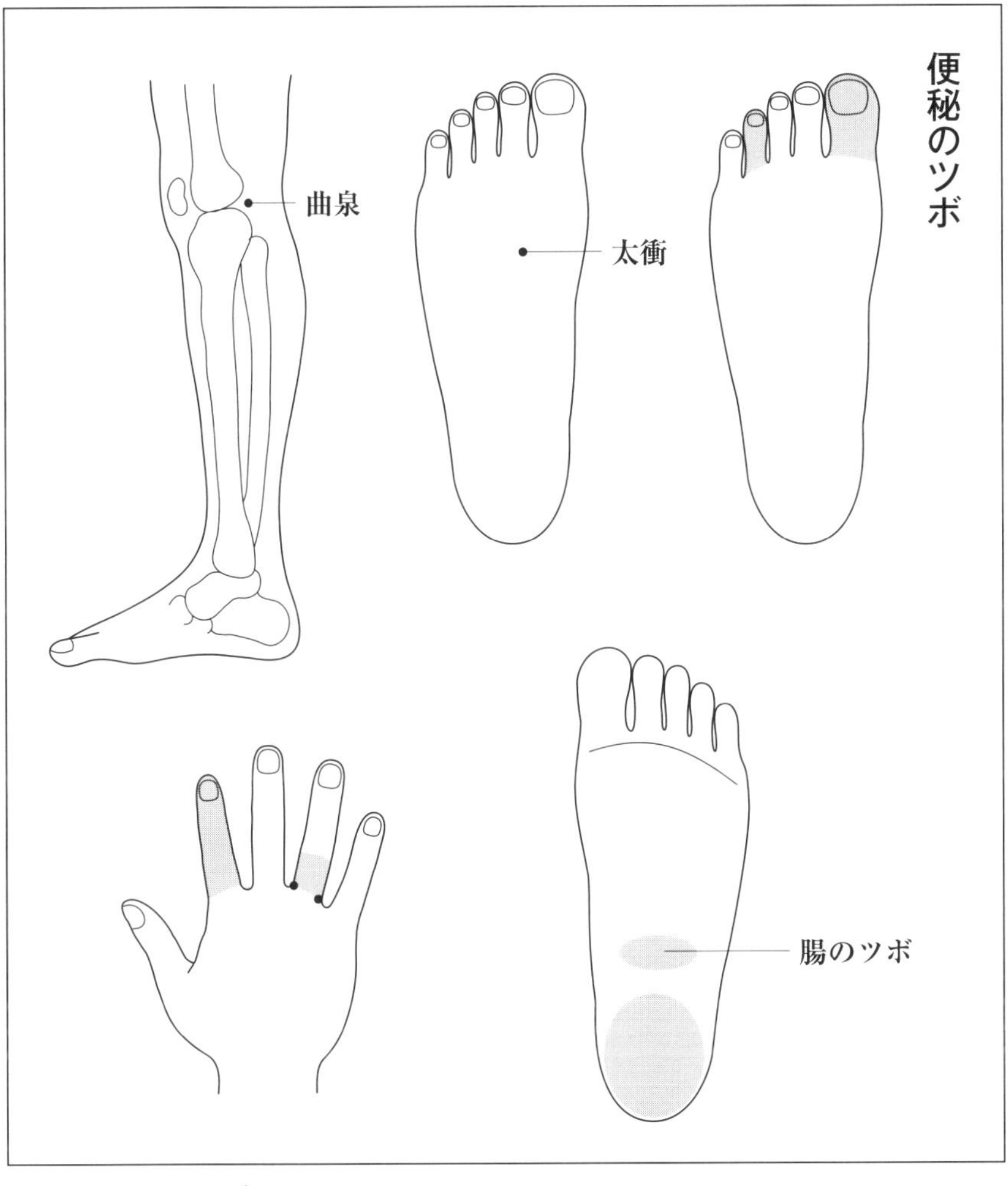

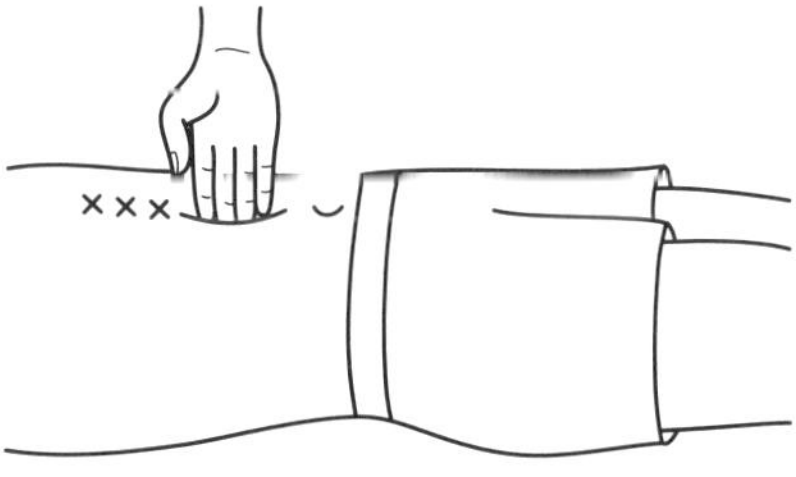

⑥右手の五本の指を硬くなったお腹の中央に当てて、みぞおちからへそまで押す

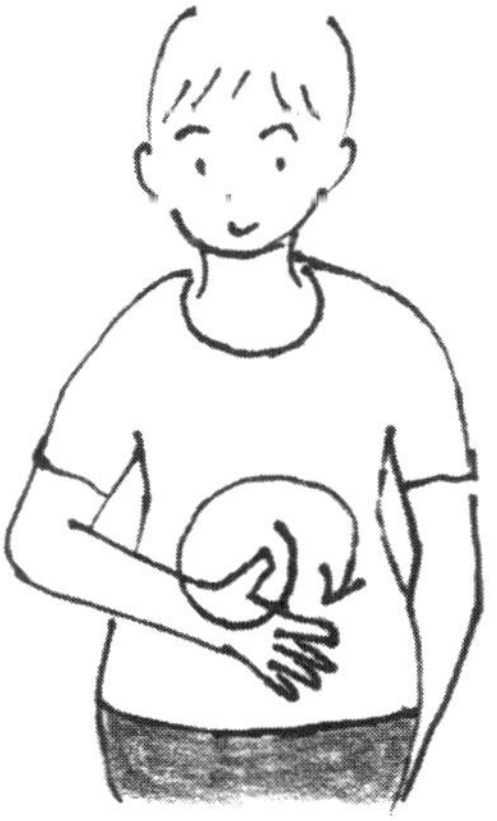

⑦へそを中心に手のひらで下腹部を「の」の字に、繰り返しさする

女性の悩み⑮

甲状腺・バセドウ病

さまざまな症状が出る

甲状腺は、新陳代謝を盛んにするホルモンを分泌する臓器です。あまりなじみのない臓器ですが、首の前側、のど仏のすぐ下にあり、重要な内分泌器官の一つです。

甲状腺の病気は女性に多く見られ、甲状腺機能亢進症、甲状腺機能低下症、腫瘍その他の症状があります。よく聞くのはバセドウ病（機能亢進症）で、甲状腺ホルモンの分泌が増えて身体の新陳代謝を必要以上に高めてしまう病気です。動悸、息切れ、不整脈、手足や身体のふるえ、眼球突出、首の腫れなど症状はさまざまです。反対に甲状腺機能低下症は機能が衰え、新陳代謝ができにくくなります。

＊手当てのポイントは

①足裏のかかとの外側が馬蹄形に硬くなり、足全体に弾力なく、土踏まずののどのツボにクリクリしたシコリが見られるなどの変化を観察してもみほぐします。

②**親指**がブクブクして力がないのは、疲労感、不眠、イライラの症状に関係するので、親指も回しもみます。親指爪の下の**三毛**《さんもう》のツボを押します。

③ホルモンに関する腎経の**小指**、内くるぶし近くの**然**《ねん》**谷**《こく》、足裏の**湧泉**《ゆうせん》、**足心**《そくしん》のツボを押します。

④動悸、息切れなど心臓の症状には手の**薬指**、**中指**、**小指**、**手のひら**をもみましょう。

甲状腺・バセドウ病のツボ

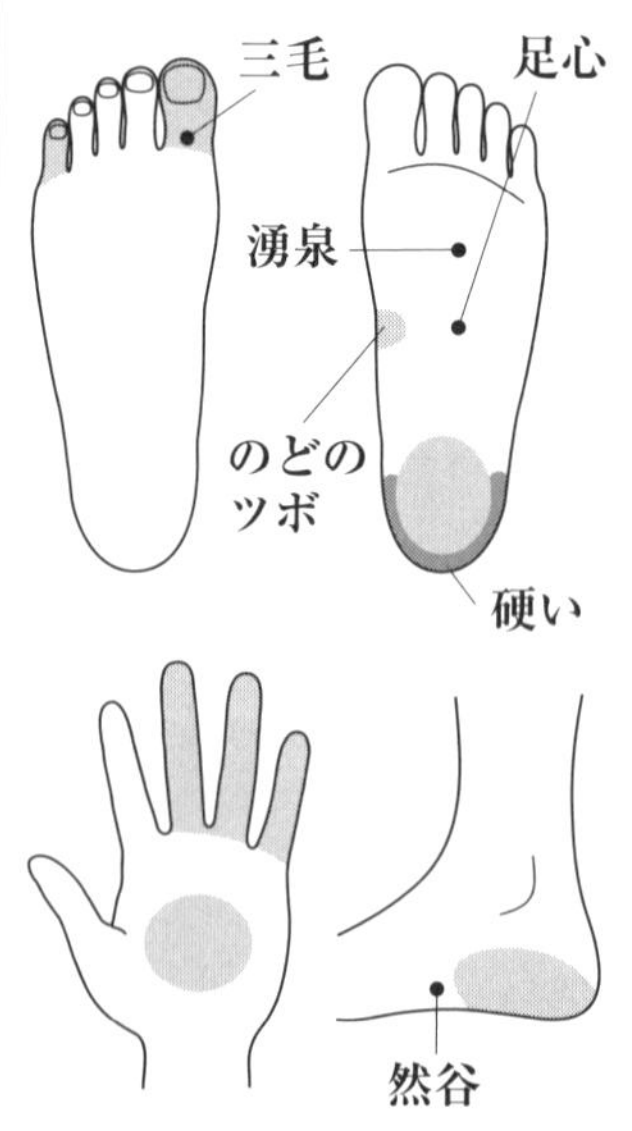

女性の悩み⑯

外反母趾

姿勢に影響し腰痛にも――

足のトラブルで多く見かけるのが女性の外反母趾です。親指つけ根の関節が外側に突き出し、症状が進むと腫れて痛みます。遺伝やリウマチなどによるものもありますが、主な原因は合わない靴にあるようです。

関節の軟らかい女性の足は靴の圧迫で変形しやすく、ハイヒールや先の細い靴をはくことが多いために起こりやすくなります。遺伝的なものもあり、その場合は変形しても痛みが少ないようです。毎日もんで手入れすることでかなり改善されます。

*手当てのポイントは

①左手で飛び出した骨を押し込むように押さえ、**親指**と**第二指**を広げるように**親指**を回しもみます。気がついたときにいつでも回しもみし、根気よく続けます。

②**第四指**、**小指**をもみ、足甲の**太衝**《たいしょう》、膝関節上内側の**曲泉**《きょくせん》のツボを押します。

③腰痛になりやすいので足全体をよくもんで足の疲れを取ります。

*こんなことも

鼻緒のついた草履などを室内でスリッパの代わりに常用するのも指を広げるので効果があります。毎日履く靴は足に合って歩きやすいものを選ぶこと。足と身体の健康のためには靴選びも重要なポイントです。

外反母趾のツボ

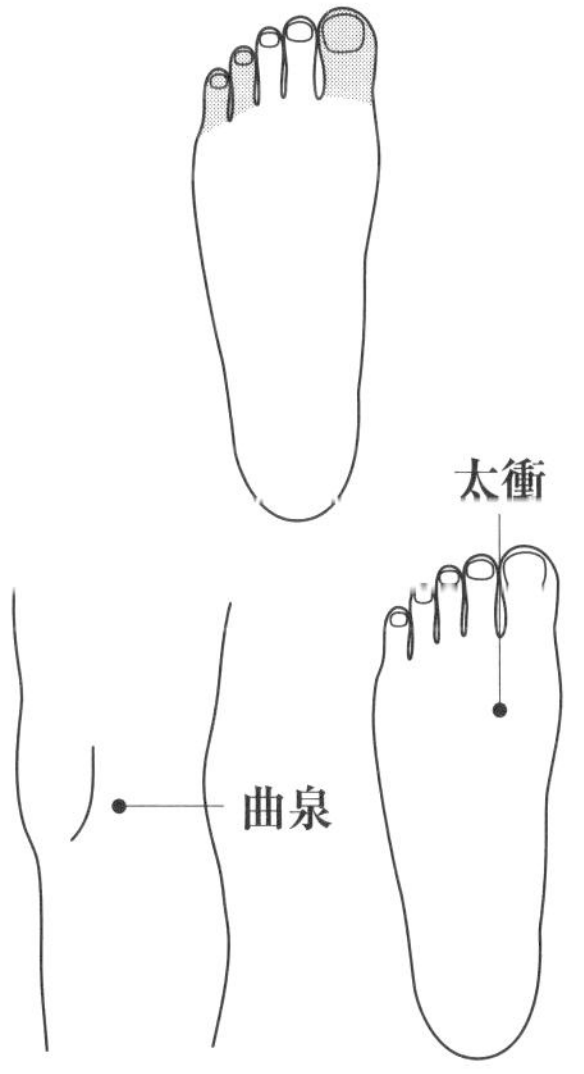

女性の悩み⑰

静脈りゅう

―高齢になると出やすくなる―

脚の皮膚のすぐ下の静脈が太くなり、皮膚から浮き出てコブのようにふくらむのが下肢静脈瘤です。

血管内の弁が機能しなくなって、心臓に戻っていく血液が逆流し、たまった状態が長く続いてコブができます。

足がだるい、重い、痛い、かゆいなどの症状が出て足がつりやすくなります。悪性ではありませんが、症状が進むと皮膚が黒ずみ、潰瘍ができることもあります。

女性に多く、また長時間立ち仕事をする人や高齢者に出やすい症状です。妊婦も腹圧で血液が戻りにくいので起こりやすいのですが、出産後はほとんど消えてしまいます。

＊手当てのポイントは

①うっ血に注意して毎日、足全体をよくもんで血行を良くするようにします。

②足の**小指**の硬軟、変形を見てもみほぐし、足裏**湧泉**《ゆうせん》のツボを中心に**かかと**や**足裏全体**をよくもみます。

③血管の弾力性を保つように肝経、足の**親指**、**第四指**の弾力が出るようにもみ込みます。

④足甲の骨間をさするとむくみを取るのに役立ちます。身体の方に向けてさすり上げます。

⑤足首には血管が多く集まっているので、左右に二十回くらいずつ回し、前後に動かし血流を良くするようにします。

⑥足のつけ根の**そけい部**をやわらげるように、足を伸ばし、両手の親指で押していきます。

⑦脚部をさする場合は下から上に手のひらでさすり、こぶのように浮き出ている血管には強く触れないようにします。

＊こんなことも

悪化させないために、長時間の立ち仕事はなるべく避けて、合間には脚の屈伸運動や脚を投げ出して座ることなどを心がけます。

就寝時には、座布団などで下肢を心臓より高くなるようにして寝るようにします。

静脈りゅうのツボ

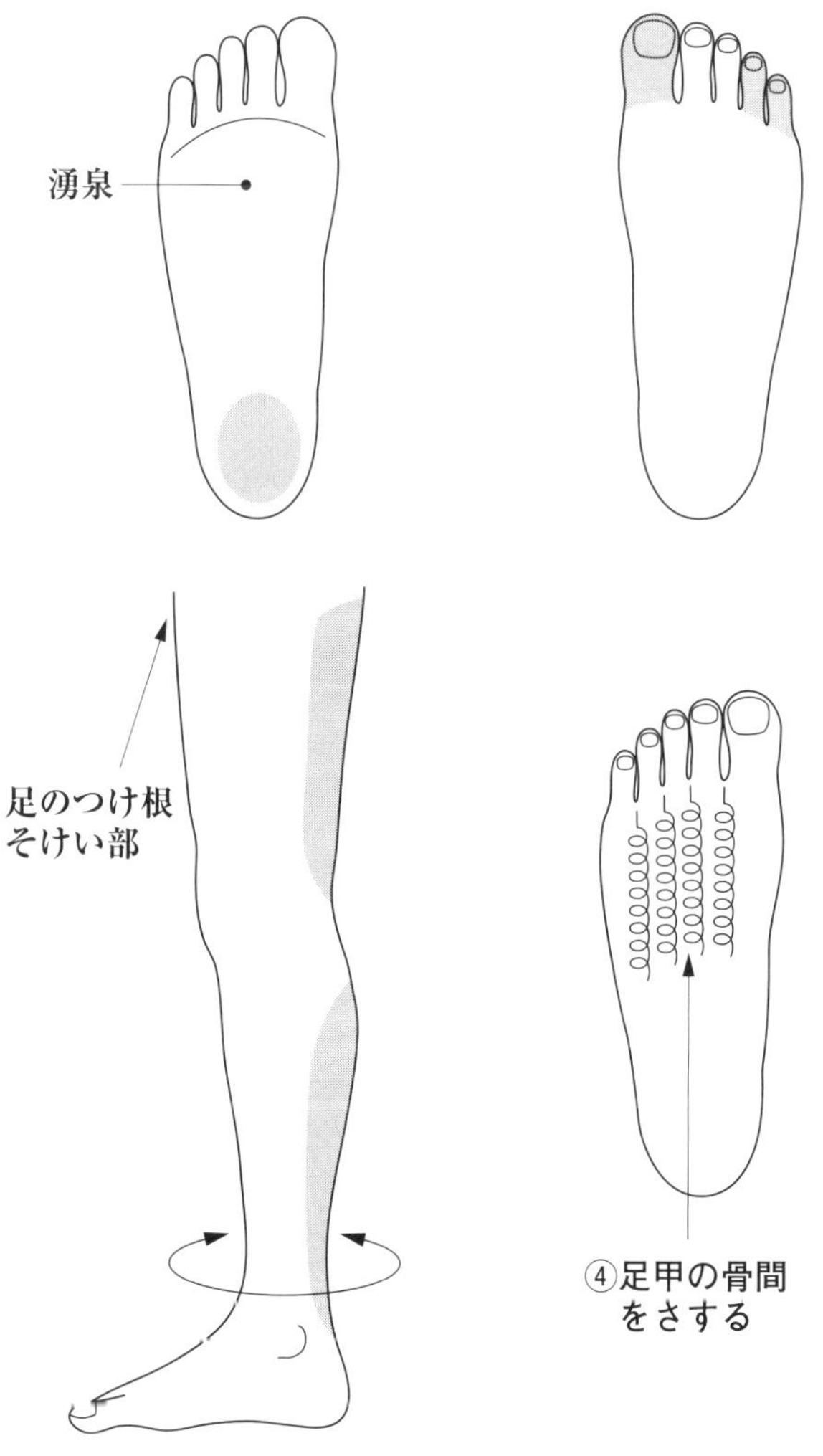

女性の悩み⑱

美容と足

足の美しさは美の現れ

足は内臓と関連していますから、足が美しいことは、内臓が整い血液の循環が良く、気持ちが安らかなことを表しています。健康であれば顔の色つやも良く、表情も穏やかなはずです。

足の美しさを保つことが健康と美につながります。そうした考えから、足心道では、足を見て今の内臓の働きを知り、足をただすことで美につなげていくことを考えます。

＊手当てのポイントは

①足の**親指**が張って**第四指**が縮んだり、歪んだりしていると短気になり、わずかなことでも腹立ちやすくなります。

日ごろは頭の働きが良く何事にも元気で取り組む美人ですが、感情の働きによっては目がきつくなり、顔色は青白く、声が太くなり、気分がいら立ちやすくなります。

また**第四指**が曲がるなど変形すると、神経質になり、ヒステリックになりがちです。

親指と**第四指**を豊かに正しい形に整えましょう。

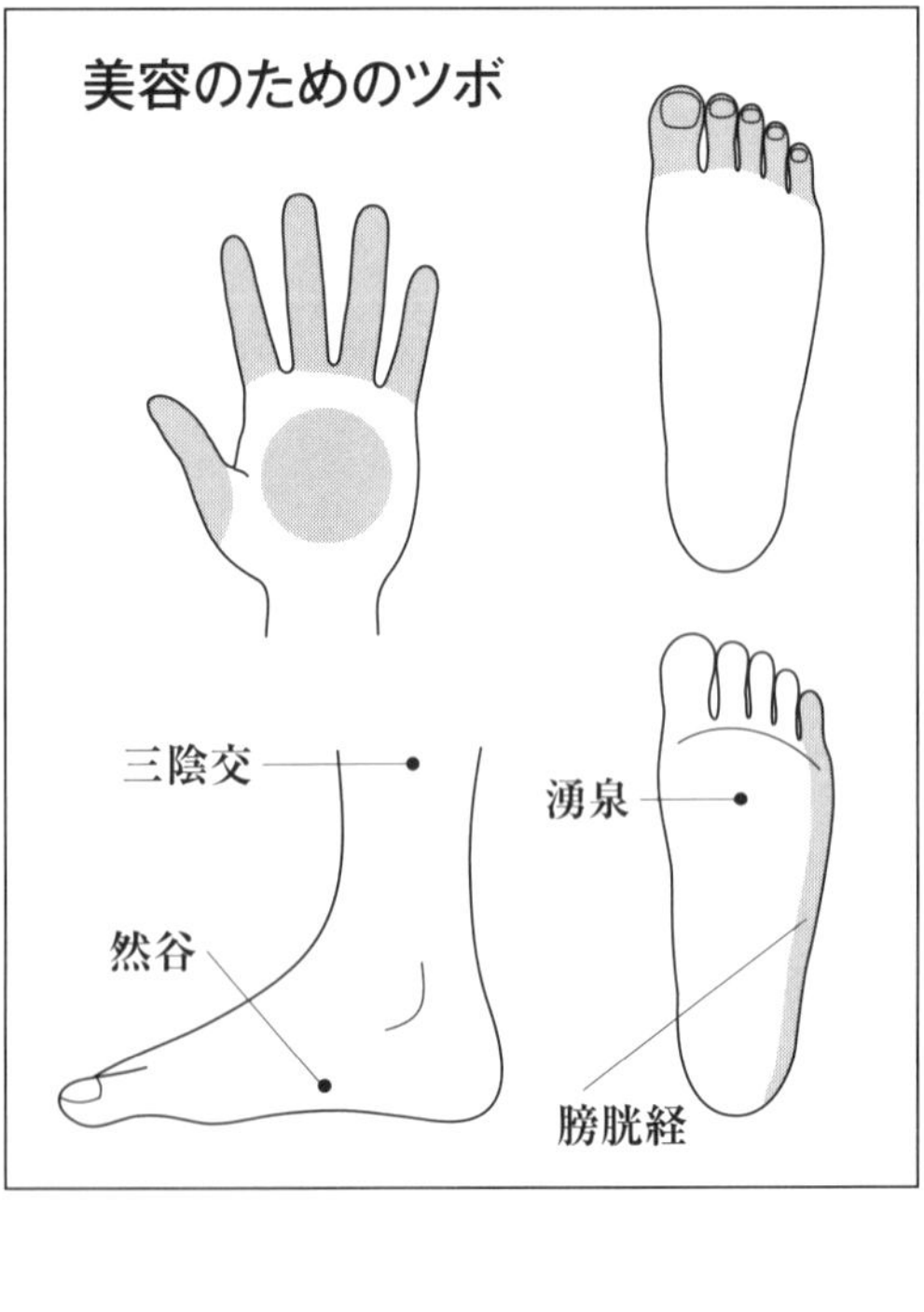

②足の**親指**の先がゆるんで弾力がない人は、脾臓が弱っていると見ます。性質は穏やかですが、やる気、根気にとぼしく疲れやすくて、顔色は黄色く声は沈みがちです。加えて**第二、三指**が吊り上がっていると胃の調子が良くない場合が多いのです。**親指**、**第二、三指**をよくもみます。

③顔色は紅潮していますが、寂しそうに見え、取り越し苦労をしがちで、息切れするのは心臓の疲れです。手足の**第二、三指**と手の**中**、**薬**、**小指**の三指をもみ、**手のひら**を押しましょう。

④何かにつけて悲観的で、顔色は白くつやがなく、生気に乏しい人は呼吸器が弱いので、手の**親指**、**人差し指**をもむこと。親指をいつももんでいると風邪を引きにくくなります。

⑤顔にシミが出たり、色黒になって、精神的には臆病で小心な人は、腎臓に気をつけます。足の**小指**と**外縁**の膀胱経をよくもんでから、足裏の**湧泉**《ゆうせん》、内くるぶしの斜め下の**然谷**《ねんこく》のツボを押しもみます。冷えには**三陰**《さんいん》**交**《こう》を押し、とくに湧泉への刺激はホルモンに関係する脳下垂体に通じるので、美と健康のために有効です。

今に通じる健康法・美容法

百八歳の天寿を全うされた天海僧正は、長寿の秘訣を問われて「粗食、正直、日湯、ダラリ（蛇羅尼）時々ご下風あそばされたし」と伝授されたという。

「粗食」いま玄米菜食や昔ながらの食事の良さが見直され、小食、腹八分目に。

「正直」嘘が重なってくるとストレスになって身体に影響します。正直に生きることが健康に。

「日湯」毎日の入浴は、血行を良くし、リラックスできます。今、半身浴や足湯なども盛んです。

「ダラリ」か「蛇羅尼」かは不明ですが、ダラリならリラックス、蛇羅尼なら信仰心を持って毎日真言を唱えて祈ること、声を出せば有酸素呼吸法にも。

「ご下風」はガス（オナラ）、身体に有毒なものは溜めずに出す、デドックス健康法でしょうか。

そして心の健康、喜怒哀楽にこだわらず、今日を生きることと教えています。

小児喘息

ほとんどは思春期に軽快に向かう

何らかの原因で気道が収縮して狭くなり、同時に痰などの分泌物が増えて詰まり、呼吸が困難になる病気です。

せきの発作は突然起こり、息がうまく吐き出せなくてヒューヒュー・ゼイゼイという喘鳴が聞かれ、苦しみます。

昼間は症状がなくても夜間や早朝に発作が強くなります。また季節の変わり目に多く発症します。

小児の場合は、アレルギー体質が原因になることが多いと言われ、ハウスダスト、ペットの毛、ダニ、花粉などがアレルゲン（アレルギーを起こす物質）になります。

＊手当てのポイントは

①神経質で虚弱体質の子どもがかかりやすく、足は冷たくて弾力なく、厚みがないなどの変化が見られます。小さい子どもの場合は、軽く指を動かし、**足裏**、**甲**などをさすったり握ったりします。

②喘息やアレルギーの症状は水分の代謝異常とみて、足の**小指**を見ます。他の指と比べて細い、硬いなどが見られ、**小指**から**かかと**への**外縁**（膀胱経）が力なくたるんで見えます。指はもみほぐすように回しもみ、**外縁**は押し込むようにしながらもみます。

③うちくるぶし近くの**然谷**《ねんこく》のツボはのどに関連し、丸くふくれて見えます。足裏**湧泉**《ゆうせん》、**足心**《そくしん》のツボとともに押してやわらげます。

④足裏**土踏まず**（足心ムネの部）は呼吸器に関連し、

小児喘息のツボ

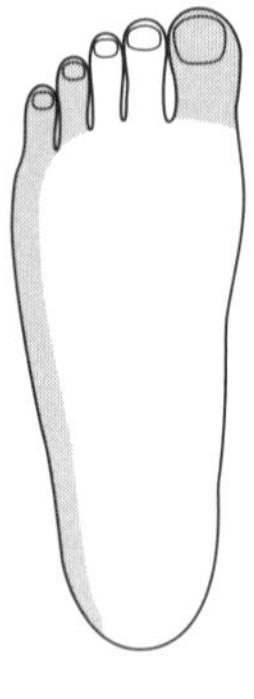

しこりができて押すと痛みます。ほぐすようにもみ込みます。

⑤足の**第四指**は呼吸器に関係しますので硬い、曲がるなどの変化が見られます。よくもみます。

⑥のどに関する手の**合谷**《ごうこく》と**魚際**《ぎょさい》を表裏から指ではさみよくもみ刺激します。肺経の手の**親指**もよくもみます。

⑦発作時には胸の鎖骨から胸骨に沿って四本の指で軽く何度もさすります。背中の肩甲骨のまわりに指を入れてやわらげます。背骨の両側も軽くさすります。

⑧肩甲骨にある**天宗**《てんそう》、**肩貞**《けんてい》のツボはせきに効果がありま す。押すと痛みがありますが、軽く数回押します。

＊こんなことも

喘息は陰性の病気で、慢性の場合治るのに時間がかかります。家族で毎日手足をまんべんなくもんであげることで体力がつき回復を早めます。軽く、時間も短くてよいので何度でも時々もんでください。

東洋医学では、呼吸器は皮膚と関係が深いとされています。**乾布まさつ**などで皮膚を刺激し強くすることも症状緩和に役立ちます。毎日やってみて下さい。

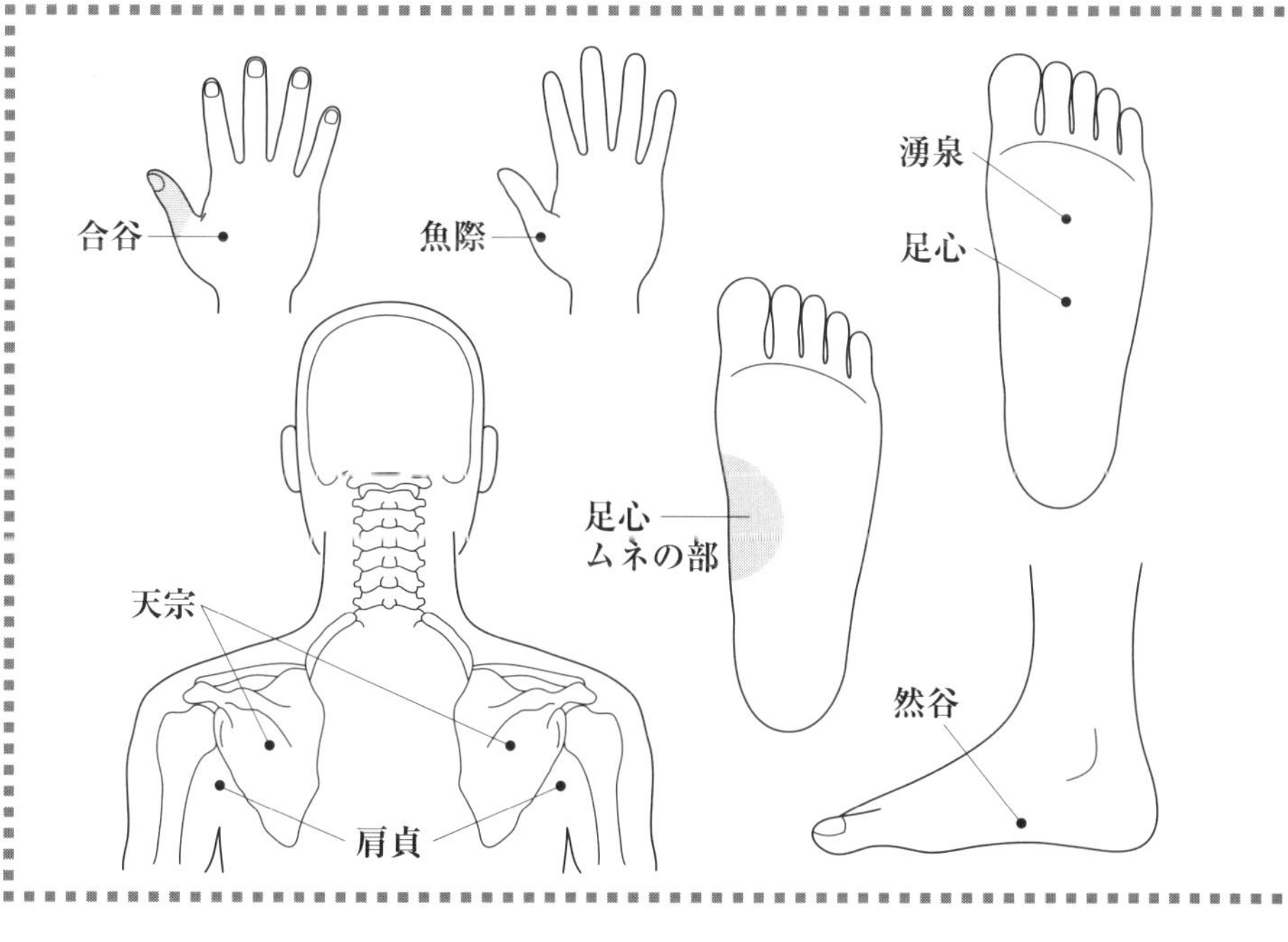

子どもの症状②

アトピー性皮膚炎

身体の中から治していく

慢性的に湿疹、病変を繰り返す皮膚の病気です。アレルギー体質の人にハウスダスト、ダニ、細菌などを誘因に、素因が絡んで発症すると言われます。

幼小児期から始まり、年齢とともに変化していきます。乳幼児期には顔や頭にジクジクした湿疹が見られますが、学童期以降になると、皮膚が乾燥して肘や膝の内側、首などがカサカサした皮膚炎になり、かゆみが強く、掻くと粉くずのように皮膚がはがれ落ちるようになります。症状は慢性的に続きますが、年齢とともに軽減していきます。

喘息、アレルギー性鼻炎などを併発することもあります。

＊手当てのポイントは

①虚弱体質で疲れやすいお子さんの足は、足甲が薄く全体に力がない感じです。アレルギーは肝と腎に関連します。

親指が力なく、**第四指**、**小指**が硬い、細いなどの変化がないか観察します。この三指をとくによくもみ、小指からかかとへの膀胱経をもみます。

②足の**親指**、爪の下の**三毛**《さんもう》を押します。

③内と外のくるぶしのまわりは腎、膀胱のツボが多いので骨の周囲を押しもみます。

④足裏**湧泉**《ゆうせん》のツボは腎に関連します。十〜二十秒押して放すことを五、六回繰り返して気を送ります。

⑤東洋医学では、皮膚は肺経と大腸経が関わっているとします。手の**親指**、**人差し指**、**合谷**《ごうこく》、肘の**曲池**《きょくち》のツボが治療点になります。

＊こんなことも

アレルギーを起こすアレルゲンを生活から排除するように環境を整えましょう。子どもの好きなスナック菓子、インスタント食品などを避けてバランスの良い食生活を心がけるなど、毎日の生活習慣を大事にしましょう。

足もみは子どもの場合、やりすぎに注意し、一回につき両足十〜十五分程度の短時間にして時々行い、毎日続けて身体を整えます。

アトピー性皮膚炎のツボ

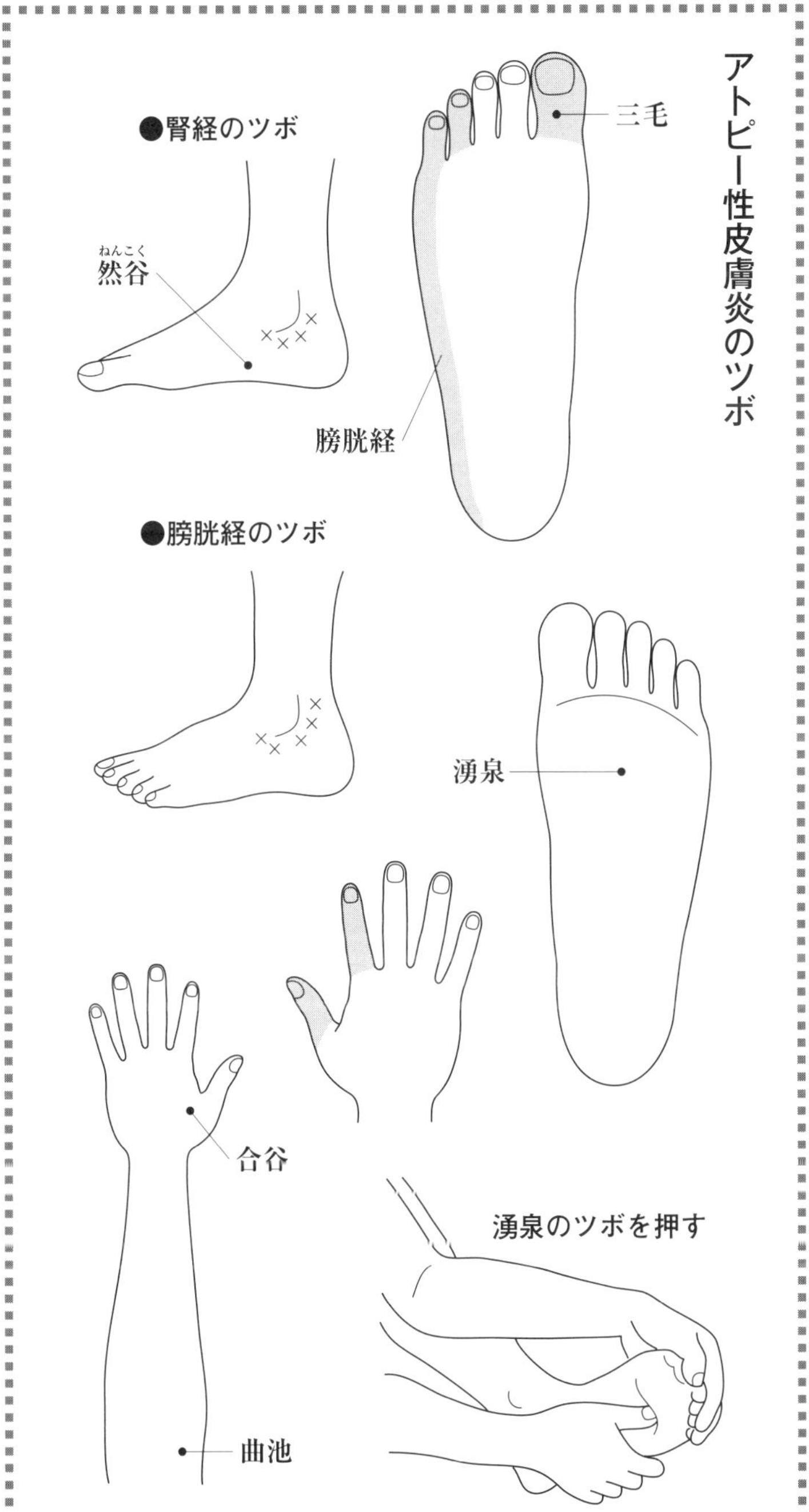

中耳炎

早めに気付いて手当てを

急性中耳炎は細菌性で、風邪やはしかなどに続いて起こり、耳の痛み、発熱、聴覚の低下などの症状が出ます。急性中耳炎が慢性化して、鼓膜に穴があき、耳垂れ、難聴などを引き起こす慢性中耳炎、中耳腔に水がたまって耳の閉塞感、難聴などが起こる滲出性中耳炎があります。小さい子どもの場合は、よく注意して早く気付くことが大切です。早めに耳鼻科の診療を受けましょう。

＊手当てのポイントは

①足もみは身体を整えるために行います。足の**小指**が硬い、変形などの変化が見られたら伸ばすようによくもみます。

②小指足裏側のつけ根にタコやマメができている場合は押して刺激します。

③足裏**湧泉**《ゆうせん》、**足心**《そくしん》のツボやかかとから全体をもんであげます。内くるぶし近くの**然谷**《ねんこく》のツボも押します。

④耳の痛みには、耳たぶと耳の穴の前にある小さな突起、**迎珠**《げいじゅ》をすばやくつまんで放すことを四、五回繰り返します。迎珠の前にある**聴宮**《ちょうきゅう》のツボも軽く何度か押さえます。

中耳炎のツボ

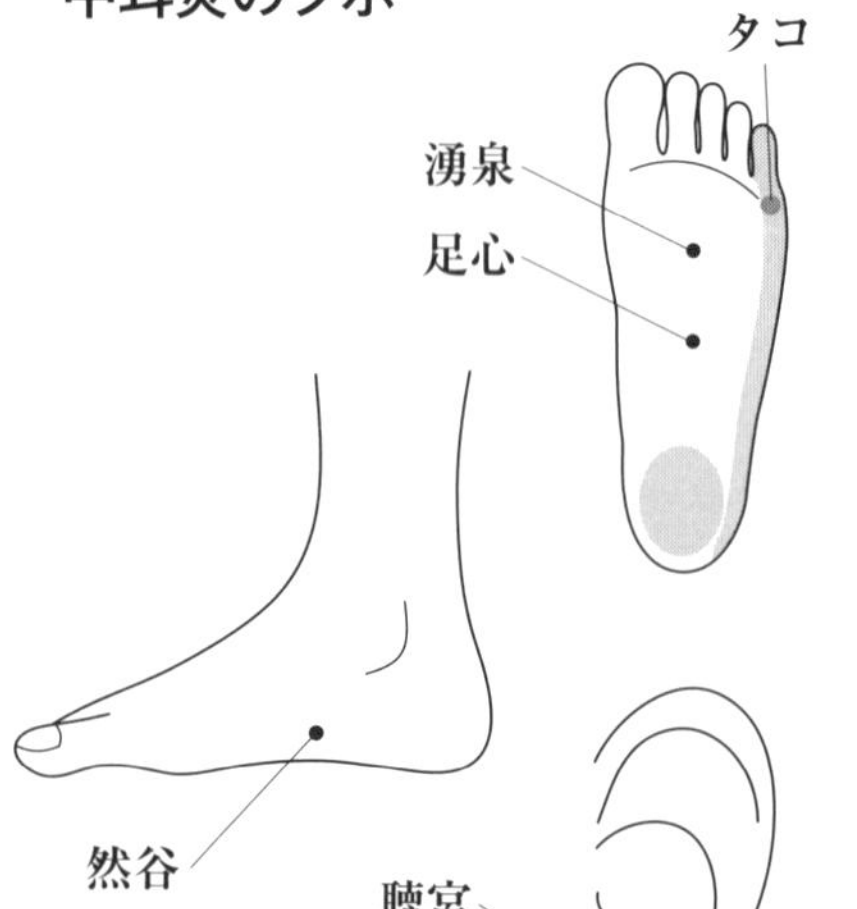

子どもの症状④

ひきつけ

回数が多いときは要注意

発熱とともに全身を突っ張り、震わせる全身けいれんの発作で「熱性けいれん」とも呼ばれます。二、三歳までの子どもに多く見られる症状です。

　けいれんを起こしやすい体質にもよりますが、風邪、扁桃腺炎、中耳炎、便秘、下痢などで急に発熱しけいれんを起こすことが多く、普通は数分でおさまります。高熱が続き短時間の間にけいれんを繰り返す場合は、脳の症状などの場合もありますので注意が必要です。すぐに医者の診察を受けましょう。

＊手当てのポイントは

①ひきつけたら落ち着いて衣類をゆるめ、吐きそうなら顔を横に向けて窒息を防ぎます。舌を噛みそうならガーゼを棒状にまるめて前歯の間に挟みます。

②足裏の**湧泉**《ゆうせん》、**足心**《そくしん》のツボを押し、足裏をまんべんなく軽くもみます。**親指**から**全指**をやさしくもみます。

③寝かせたまま首の後ろの**天柱**《てんちゅう》・**風池**《ふうち》のツボを軽く押さえます。

④ひきつけがおさまったら手足全体を軽くもんで、背中、胸腹部をなでる程度にさすります。ふだんからけいれんを起こしやすい体質を改善するように手足をもんであげましょう。

ひきつけのツボ

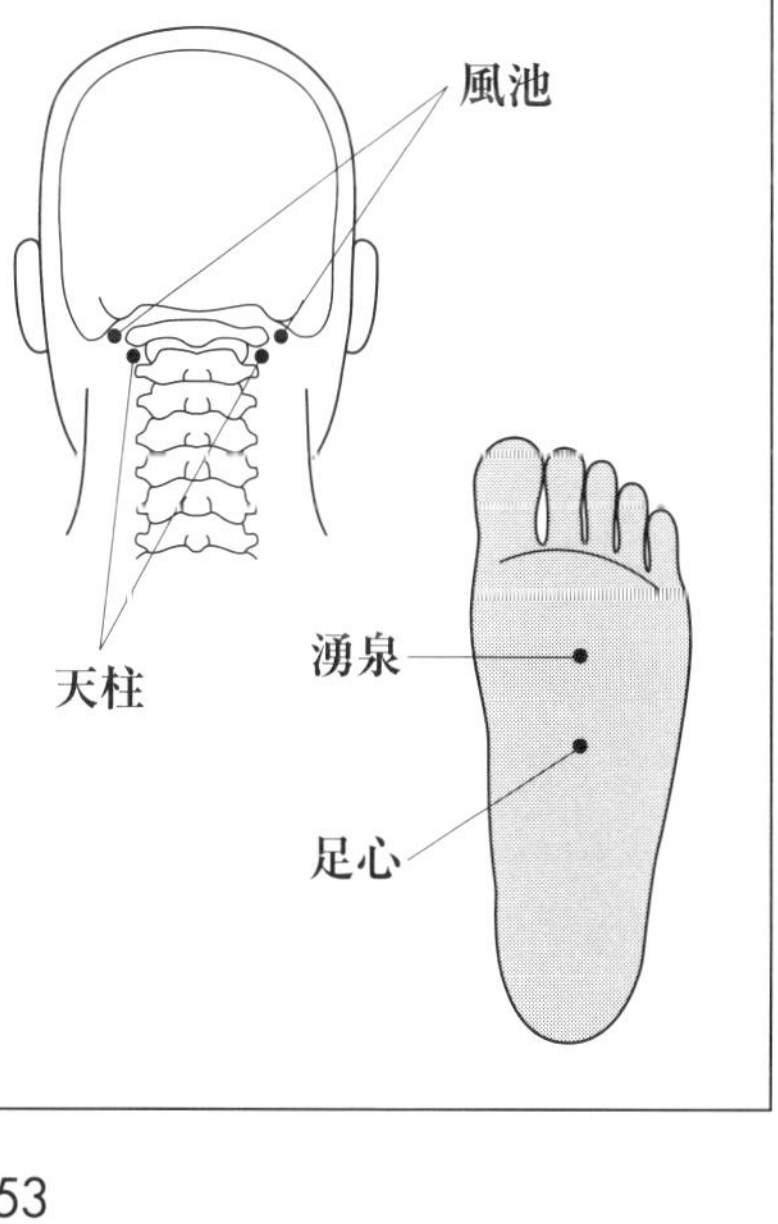

子どもの症状⑤

夜尿症

寝る前に親子のふれあいを

夜尿症は三～四歳になってもおねしょをするもので、多くの場合排尿をコントロールする機能が未熟なために起こります。

生活環境が変わったりして不安感から起こることもあり、比較的神経質な子どもに起こりやすいようです。

大部分は思春期までには治りますが、泌尿器科や精神科の病気が関連していることもあります。

＊手当てのポイントは

①足の**親指**と**第四指**は肝に通じ、膀胱の括約筋にも影響します。

②足の**小指**は膀胱、腎に関連していて、おねしょをする子どもの小指は曲がっていたり、硬かったりなどの変化が見られます。

かかとへの外縁の膀胱経とともにとくによくもみま

夜尿症のツボ

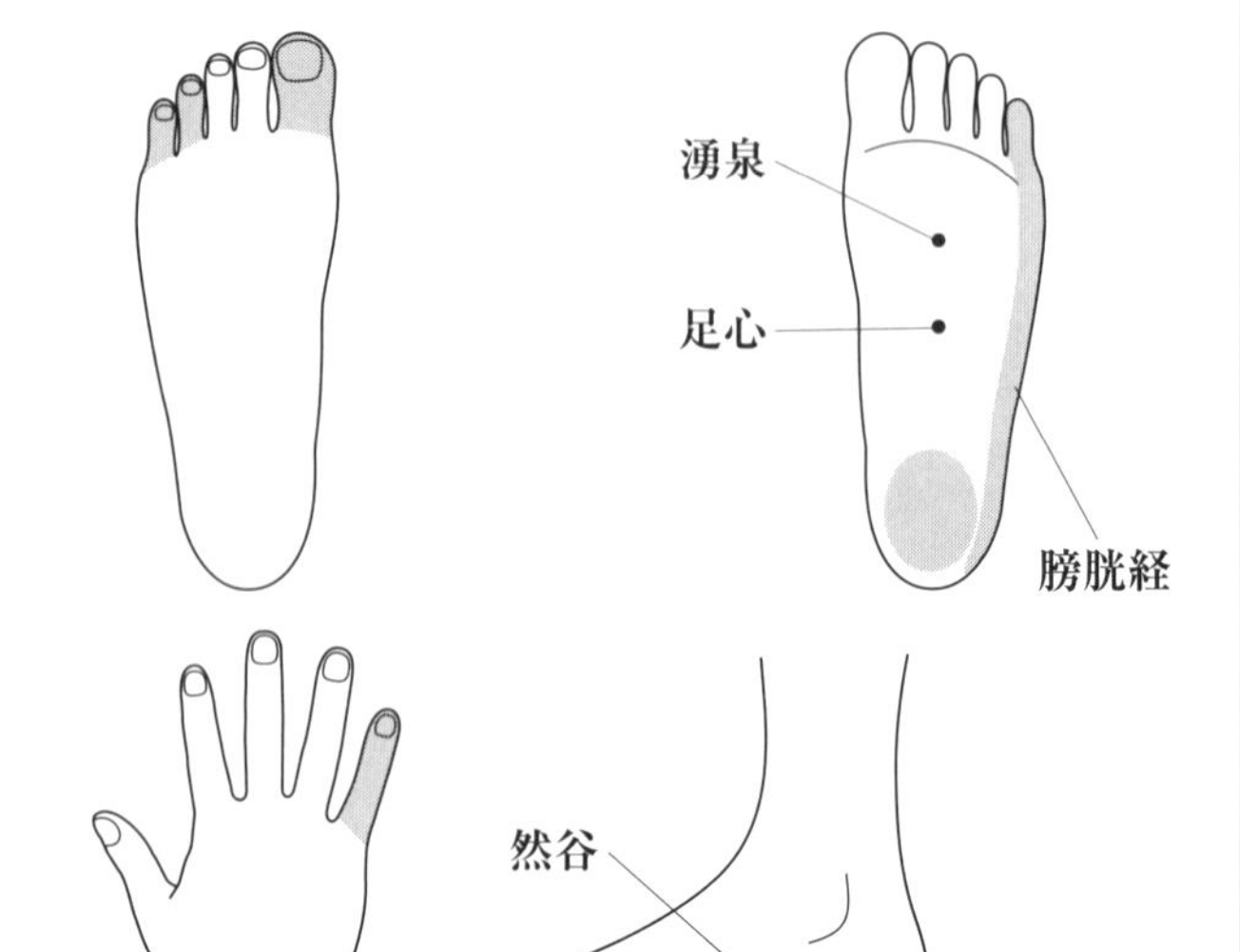

小中学校でも足心道を活用

小学校の遠足や旅行で心配なのが、子どもの体調です。バスに酔う子や、夜中におねしょをする子などなど、子どもにとっても引率の先生にとっても悩みの種になります。そこで出かける前に手足をもむことを教え、実習して、効果を上げることができたと喜んで報告をしてくださった養護の先生が何人もおられます。

ＰＴＡで保護者の方に足心道のお話をしたり、各地の養護の先生の集まりで講演をされていた先生もあります。

また中学校の養護の先生は、女子生徒の薄着、冷えを心配して、保健室に足湯器をおいて足湯をさせ、足もみを教えて喜ばれています。

文化祭でも足湯をして生徒に人気だったとのこと、花粉症の時期などには、足心道が役立てばと学校通信に紹介をしておられます。

す。

②足裏の**湧泉**《ゆうせん》、**足心**《そくしん》のツボ、かかとも泌尿器に関連します。これらのツボを押して、足裏全体を軟らかくもみます。

③内くるぶし近くの**然谷**《ねんこく》のツボを押します。

④足全体を優しくもみ、変形した指があればまっすぐ伸ばす気持ちで徐々にもむようにします。

⑤手の**小指**ももみましょう。

＊こんなことも

寝る三時間くらい前からは、水分や果物などはなるべく控えるようにします。

そして、入浴後寝る前に足をもんであげましょう。親子の会話と肌のふれあいが相乗効果をもたらしてくれます。

気持ちが良いので、子どもが自分から足を出してくるようになりますので、親子で楽しみながらやってみてください。

いままでにも、足もみで効果があったことを喜ばれています。

子どもの症状⑥

夜泣き・疳の虫

原因の見極めも大切

赤ちゃんが夜中に泣いておさまらない状態の夜泣き、わけもなく泣き叫んだりしてむずかり、ヒステリーのような状態になる疳の虫は、脳の発達が未熟なところに新しい刺激が次々にやってくることで情緒不安定になることから起こると言われます。直接の原因はさまざまですが、昼夜を取り違えたり、身体の異常や自分の気持ちをうまく訴えることができないイライラだったりします。

＊手当てのポイントは

①健康な子どもの足は指がそろい、張り切ってふっくらとした武者人形のような足をしています。**第四指**が硬かったり、曲がっていると疳が強い場合が多いようです。また**親指**が上に向いて反っていたりすると短気でイライラしやすくなります。**小指**は恐れ驚く気持ちに関わる腎に関連しています。小さい子どもには指を手の**親指**と**人差し指**で軽くはさみ、やさしく伸ばすようにもみます。

②足全体を包むように握ったりゆるめたりして優しくもみます。強すぎると逆効果になるので注意してください。

③**かかと**と**足裏**を優しくまんべんなくさすります。親子のコミュニケーションが大事です。時々抱いたり、身体をさすったりしてあげましょう。

夜泣き・疳の虫のツボ

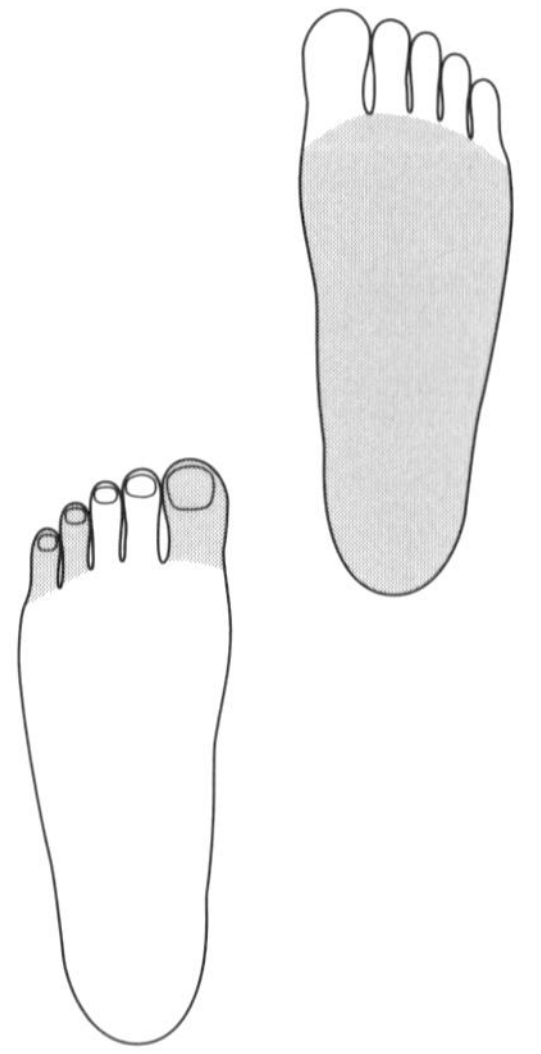

子どもの症状⑦

虚弱体質

足もみで体質改善を

虚弱体質は、生まれつき身体が弱く、疲れやすくて元気がなく、すぐ風邪を引いたり、下痢をしますが、とくに大きな病気は見当たらないことが多い状態です。

成長とともに健康な体質に変わる場合も多いのですが、食事や運動などに気をつけながら、日々の足心道で体質改善をしていきましょう。

＊手当てのポイントは

①足全体が小さくて活力がないか、太めでもブヨブヨして弾力がなく血行が良くなくて冷たい足が多く見られます。足の**親指**に張りがなく、他の指も全体に細く指の間が開いて見えます。足指のすべてと足裏、甲と全体をよくもみほぐし、とくに足裏の胃のツボ、腸のツボをよく刺激します。

②足裏の**湧泉**《ゆうせん》、**足心**《そくしん》、**失眠**《しつみん》のツボは脳下垂体、延髄、副腎、腎に通じ、成長ホルモンの分泌、低血圧、自律神経の働きを正常にするなど大切なツボです。十秒押して放すことを繰り返します。

②とくに手足の**小指**も細く、硬くて小さい感じです。手の小指は小腸経で、小さくて貧弱だと食も細く、栄養吸収ができにくいのでよくもみ、小指から手首への外縁（小腸経）ももんで刺激します。**中指、人差し指、薬指**（神経性）をもんで胃腸の働きを良くします。

③手の**親指**は肺経で、つけ根の骨が突き出しているのは呼吸器が弱い人に多く見られます。風邪を引きやすい人は親指の関節を動かし、もむようにします。

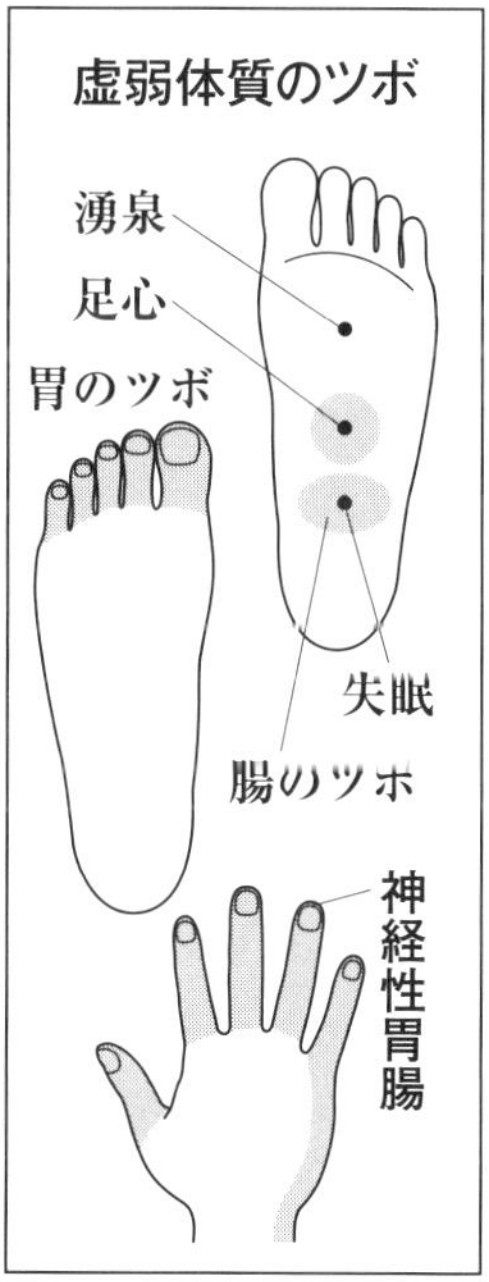

子どもの症状⑧

心室中隔欠損症

もっとも多い先天性疾患

子どもの先天性疾患のなかでもっとも多く、新生児の百人に一人に症状が見られると言います。

左右の心室間の壁である「心室中隔」に穴が開いていて、全身に送り出す動脈血の一部が右心室に流れ込み、肺に送り込む血液の量が増えて、肺と心臓に負担がかかります。

軽いものは、雑音がある程度で症状も現れません。経過を見ながら普通に生活できて自然治癒することも多いようです。

ところが、穴の場所や大きさによっては、疲れやすく、発育障害や呼吸困難、心不全などを起こして手術が必要になる場合もあります。

心室中隔欠損症のツボ

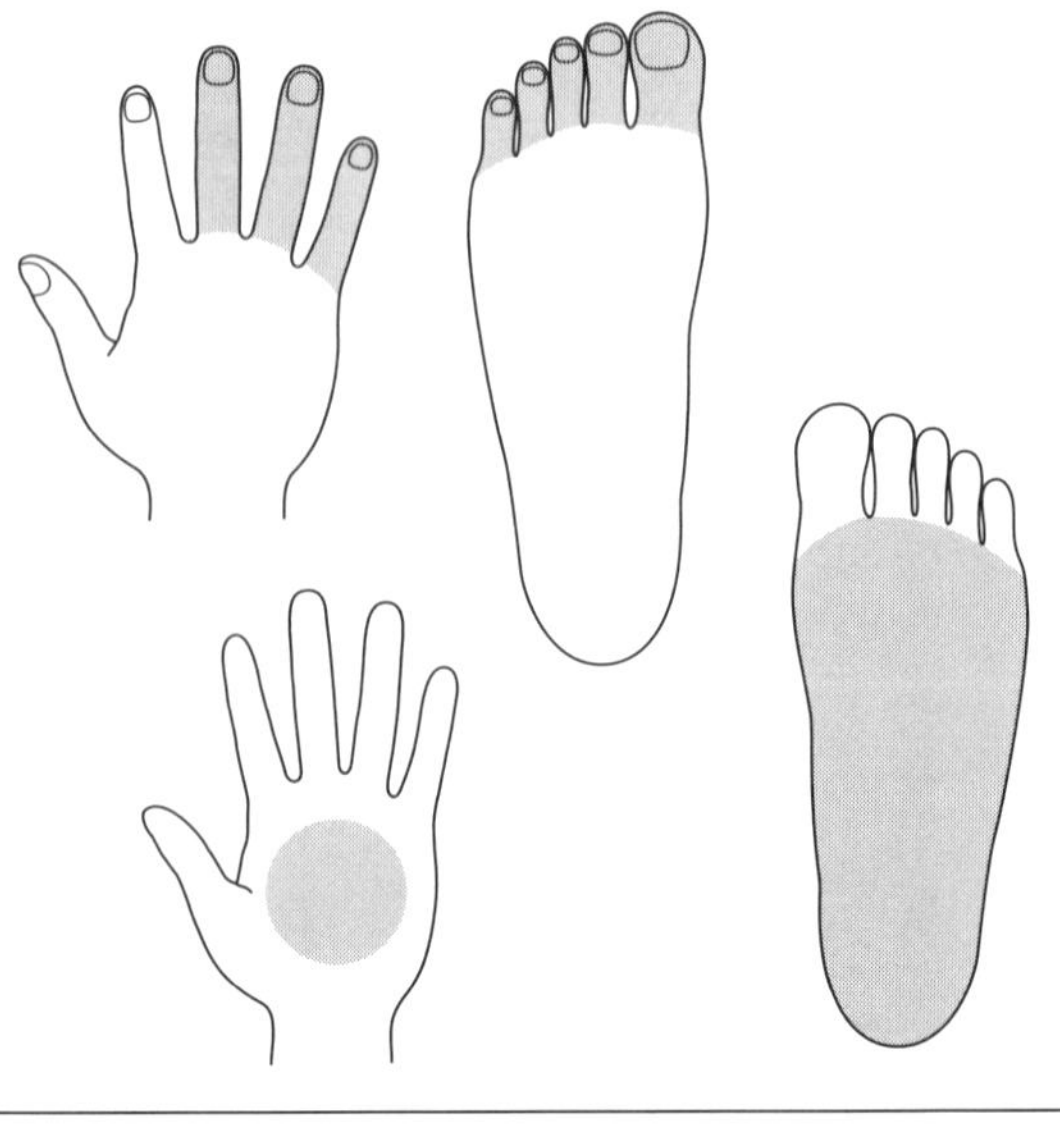

何とか少しずつ体力をつけて、できれば手術が必要でなくなるように手足をもんであげていただきたいと思います。

＊手当てのポイントは

①乳児の場合は足を軽く握ったり放したり、指は軽く

ほぐすように刺激します。少し大きな子どもの場合は、どの指も弾力があって軟らかくなるように一本ずつもみます。

②とくに関連する指は、心臓の膜が閉じないわけですから、肝経が働くように、足の**親指**と**第四指**をよくもみます。

③血液に関わる腎経の**小指**と**足裏**、心臓の**第二、三指**、手の**中**、**薬**、**小指**、**手のひら**を中心にまんべんなく軽くもみます。

＊こんなことも

小さい子どもの場合は一度にやりすぎないように一日に何回か気がついたときに手足に触るようにしてください。毎日続けることで体力がついてきます。お母さんの愛情で継続してもんであげてください。いままでにも良い結果が得られた例が多くあります。

子どもの健康に手をもみましょう

足心道では手足が健康の根本で、病気は手足で治すとの考えに立ちます。どちらかといえば足を主に、手はおろそかになりがちですが、掌（手のひら）の字は手を尚ぶ（とうとぶ＝尊ぶ）と書くように、内臓に通じる経絡が通っている大切なところです。

とくに心臓に関係する経落（中、薬、小指、手のひら）やツボがたくさんあり、母乳の出を良くしたり、虚弱体質の子どもに小腸経（小指）、風邪の予防には肺経（親指）、歯を丈夫にし、便秘にも良い大腸経（人差し指）などがあります。また、手は脳に通じる大切なところとされています。

子どもの健康には、とても大事な手ですから、折りにふれて、小さいお子さんの手指、手のひら、甲などを軽く、握ったりもんだり、さすったりしてあげてください。手は身近で触れやすいですし、足をもめないときでも簡単にできます。手と手のふれあいがコミュニケーションにもなって、子どもも喜び、丈夫に育ちます。足も併せてもみましょう。

しゃっくり

しゃっくりも続くと苦しい

しゃっくりは横隔膜のけいれんで起こります。横隔膜は、胸とお腹の境にあるドーム形の筋肉で、この筋肉が一定間隔でけいれんして起こるのがしゃっくりです。ほとんどは無害なので心配ありませんが、止まらないしゃっくりは苦しいものです。なかには内臓疾患の影響で起こることもあります。

＊手当てのポイントは

①息を吐きながら、手のひらの**労宮**《ろうきゅう》のツボを**親指**で一回五秒程度数回押します。両手交互に行います。

②頭頂の**百会**《ひゃくえ》のツボを押すこと、耳たぶの下のくぼみにある左右の**翳風**《えいふう》のツボに指先を一～二分当てるのも効果があります。

しゃっくりのツボ

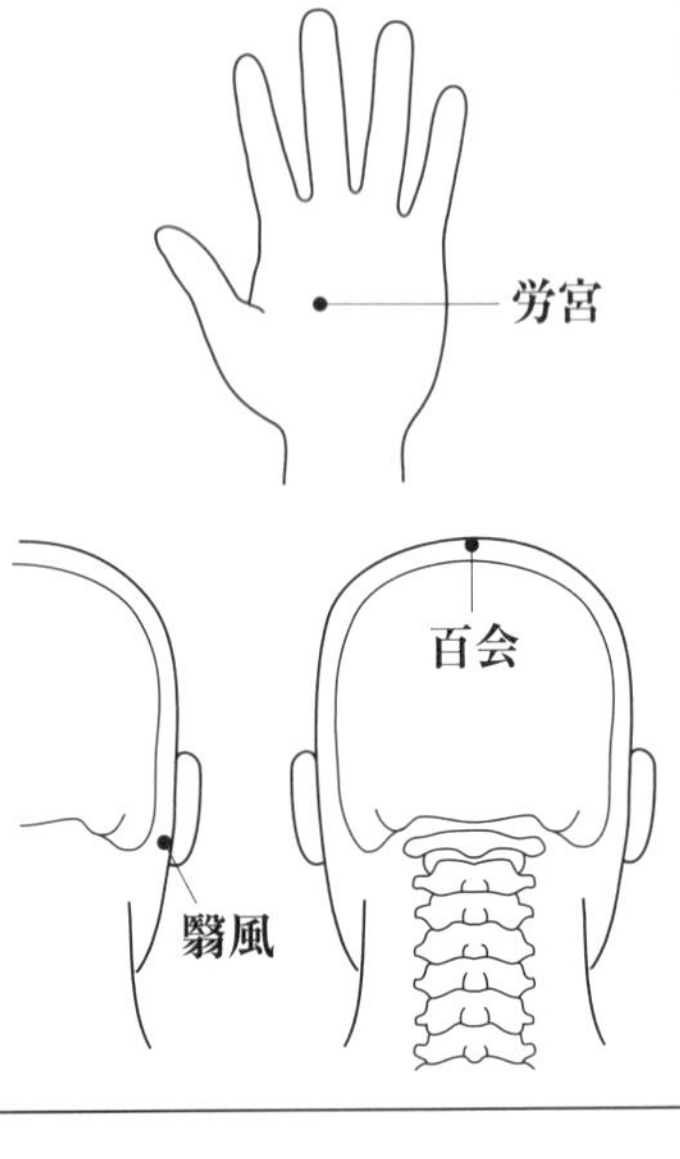

③赤ちゃんがしゃっくりを起こしたときは、手のひらを押したり、足全体を握ったり放したり何回か繰り返します。背中の肩甲骨の間の背骨のあたりを軽くさすります。

＊こんなことも

昔からいろいろな方法が言われています。鼻をつまんで息を止め、水を一気に飲む。蜂蜜を大さじ一杯、一度に飲み込む。後ろから急に肩を叩いてビックリさせる。温かい生姜湯を飲む。などなどです。

病名・症状別索引

●著者
柴田當子（しばた　まさこ）
1933年神戸市生まれ。先代本部長柴田和徳と結婚後、ともに足心道健康法の普及につとめ、1981年より足心道三代目本部長を承継。以来東京本部をはじめ各地支部での講習、講演会、図書の出版、機関紙発行などの普及活動を続けている。

著書に『足心道　究極の足ツボ療法』（元就出版社）、『足ツボ療法　足心道』『足ツボ健康法』(主婦と生活社)、『特効　足のツボ療法』（池田書店）などがある。

柴田和久（しばた　かずひさ）
1962年東京都生まれ。大学卒業後、会社勤めの傍ら、鍼灸・按摩マッサージ指圧師の資格取得。各地での足心道講習会、機関紙の作成など本部長とともに活動している。

●足心道本部
〒174-0063　東京都板橋区前野町5-12-1
TEL：03-3960-4690　　http://www.sokushindo.com

足心道　足ツボ家庭健康術

2011年9月30日　第1刷発行
著　者　柴田當子
　　　　柴田和久
発行人　浜　正史
発行所　株式会社　元就出版社
〒171-0022　東京都豊島区南池袋4-20-9
サンロードビル2F-B
電話　03-3986-7736　FAX　03-3987-2580
振替　00120-3-31078
デザイン・DTP制作　制作舎エム　石黒克夫　唯野信廣
印刷所　シナノ書籍印刷株式会社

ISBN978-4-86106-204-9 C0077